Special Cases Collection of the Pigmentary Dermatoses

少见色素性皮肤病
病例精粹

常建民　主编

北京大学医学出版社

SHAOJIAN SESUXING PIFUBING BINGLI JINGCUI

图书在版编目（CIP）数据

少见色素性皮肤病病例精粹 / 常建民主编. —北京：北京大学医学出版社，2020.8

ISBN 978-7-5659-2214-5

Ⅰ.①少…　Ⅱ.①常…　Ⅲ.①皮肤色素异常—病案 Ⅳ.① R758.4

中国版本图书馆 CIP 数据核字（2020）第 104071 号

少见色素性皮肤病病例精粹

主　　编： 常建民

出版发行： 北京大学医学出版社

地　　址：（100083）北京市海淀区学院路 38 号　北京大学医学部院内

电　　话： 发行部 010-82802230；图书邮购 010-82802495

网　　址： http：//www.pumpress.com.cn

E-mail： booksale@bjmu.edu.cn

印　　刷： 北京金康利印刷有限公司

经　　销： 新华书店

责任编辑： 王智敏　　**责任校对：** 靳新强　　**责任印制：** 李　啸

开　　本： 787mm × 1092mm　1/16　　**印张：** 19.25　　**字数：** 540 千字

版　　次： 2020 年 8 月第 1 版　2020 年 8 月第 1 次印刷

书　　号： ISBN 978-7-5659-2214-5

定　　价： 180.00 元

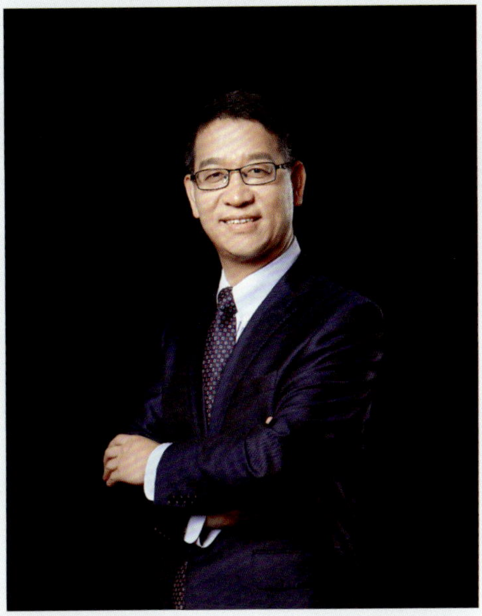

主编简介

常建民，生于内蒙古赤峰市喀喇沁旗，主任医师，医学博士。北京医院皮肤科主任，北京大学医学部教授，北京大学皮肤性病学系副主任，北京协和医学院博士研究生导师，中国医师协会皮肤科医师分会常委，中国医师协会皮肤科医师分会皮肤病理专业委员会主任委员，中国医疗保健国际交流促进会皮肤科分会副主任委员，北京医学会皮肤性病学分会副主任委员，北京市政协委员。1988 年考入北京医科大学（现北京大学医学部），1997 年毕业获医学博士学位。2005 年晋升为主任医师。2001 年至 2003 年在英国卡迪夫大学医学院作访问学者，2016 年 12 月至 2017 年 3 月在美国加州大学洛杉矶分校（UCLA）作访问学者。2011 年被中国医师协会皮肤科医师分会评为优秀中青年医师，2012 年被评为北京市优秀中青年医师。担任《中华皮肤科杂志》《临床皮肤科杂志》、*British Journal of Dermatology*、*International Journal of Dermatology and Venerology* 等杂志编委，*British Journal of Dermatology* 中文版常务副主编。已经在皮肤病专业国内外核心杂志上发表论文 350 余篇。主编《皮肤病理入门图谱》《皮肤黑素细胞肿瘤病理图谱》《皮肤附属器肿瘤病理图谱》《色素增加性皮肤病》《色素减退性皮肤病》《色素性皮肤病临床及病理图谱》《女性外阴疾病》等专著。重点专业领域：白癜风及其他色素性皮肤病，女性外阴性皮肤病，皮肤病理诊断。

编者名单

主　编　常建民

副主编　傅　裕　刘　琬　高小曼

参编人员（按参编章节排序）

北京医院皮肤科　常建民　傅　裕　杨　敏　鲍迎秋　刘　琬　高小曼　张秋鹂
刘　霞　韩　玉　孙凯律　王　晶　邵雅昆　李　明　吕嘉琪
孙玉华　白　央　张　航

郑州市人民医院皮肤科　韦旭华

郑州大学第一附属医院皮肤科　张江安　于建斌

北京大学人民医院皮肤科　杜　娟　李文海

中国医学科学院皮肤病研究所　宗文凯　姜祎群　张　莹　陈　浩

复旦大学附属儿科医院皮肤科　叶　莹

四川大学华西医院皮肤科　汪　盛

武汉市第一医院皮肤科　陈柳青

北京协和医院皮肤科　左亚刚　刘　薇　马东来

四川省人民医院皮肤病性病研究所　万慧颖

武汉协和医院皮肤科　王　明　黄长征

西安交通大学附属第二医院皮肤科　徐　磊　曾维惠　耿松梅

云南省曲靖市第一人民医院皮肤科　乔　娜

上海市皮肤病医院皮肤病理科　陈　佳

首都儿科研究所皮肤科　邓　维　高　莹

重庆市中医院皮肤科　高　涛

南京市第二医院皮肤科　蒋洁瑶

江苏省人民医院皮肤科　张美华

序

色素性皮肤病是一类常见、多发的皮肤病。虽然大多数色素性皮肤病不直接影响生命健康，但无论是色素增加或是色素减少都会对患者造成很大的痛苦，对患者精神、心理造成伤害，甚至影响家庭关系。特别是近年来，随着经济的发展、生活水平的不断提高，广大人民群众对健康的要求不断提高——不仅要求健康的皮肤，同时也期待更高的颜值。

常建民教授长期从事皮肤色素病研究，积累了丰富的临床经验，同时收集了大量的资料，对色素病的诊断和治疗具有独特的见解。常教授在认真总结经验的基础上，曾经出版过《色素增加性皮肤病》《色素减退性皮肤病》等多部有关色素病的专著，这次又特别推出了《少见色素性皮肤病病例精粹》一书，进一步丰富了色素性皮肤病的图书品种。

作者花了大量精力，从临床病例中筛选了稀有少见的色素性皮肤病病例，展示给大家。本书资料珍贵、图文并重、临床病理结合、叙述简单扼要。更难能可贵的是：作者对某些病或现象还能大胆提出不同的学术观点，并提出了自己独立的见解。

相信本书的出版，对于患者和临床皮肤科医生都是一个好消息，对提高临床皮肤科医生的色素性皮肤病诊治水平一定会有帮助。也希望有更多的临床医生能在医疗实践中有意识地仔细观察，收集更多的资料，创造性、创新性地认真总结，这样皮肤科学的整体水平才能不断提高。

祝贺本书出版，愿今后有更多更好的书出现。希望临床医生多总结、研究，进一步提高我国色素性皮肤病的诊治水平。

北京大学人民医院

朱铁君

2020.6.26

前言

所谓色素性皮肤病，主要为皮肤上出现的“黑白之事”，乃皮肤科临床常见之疾。皮肤或白或黑，或又白又黑，种类庞杂。此类疾病虽无关痛痒，更无性命之虞，然溢于体表，显斑驳之色，造成视觉不雅，影响患者生活质量。

日日于临床工作，总会见到少见、特殊、有趣的病例。犹如漫步在海滩上，会遇到色彩斑斓值得收藏的贝壳。如果你俯下身躯，欣喜地将之拾起，日积月累，突然有一天你会发现这些大小、颜色、形状迥异的贝壳放在一起竟是那么光彩夺目。如果每天早晨您坐在诊桌前，怀着会拾到美丽的“贝壳”或者“珍珠”的期待心情去看门诊，我想您的门诊时光是愉快的，也是有收获的。

本人1993年于北京医科大学（现北京大学医学部）本科毕业，考取了皮肤病专业研究生，师从朱铁君教授。朱教授一直从事色素性皮肤病的诊治及研究。承蒙教诲，我对色素性皮肤病也产生了兴趣。自1997年博士毕业后20多年来我一直有意识地积累色素性皮肤病的临床资料，尤其是积累了一定数量的少见、特殊色素性皮肤病的病例。本书中大部分病例均是我多年积累的“小贝壳”。今天将这些“贝壳”串成一个花环，奉献给大家。

本书病例收录有两个原则：临床相对少见，诊断有一定的难度；临床虽然常见，但是有某些特殊的表现。希望通过这些病例的展示，能提高大家对少见色素性皮肤病的诊断水平，拓展、丰富对疾病的认识和理解。

文中的一些观点可能存在争议，仅供大家参考。错误及不妥之处敬望大家不吝指正。

常建民
北京医院皮肤科
2020年春

目录

01 病例

炎症性白癜风

Inflammatory vitiligo

临床资料

- 患者男，26 岁。
- 因背部色素减退斑 2 个月就诊。
- 2 个月前无明显诱因背部出现色素减退斑，伴有轻度瘙痒。
- 部分色素减退斑的边缘出现线状或环状红斑。
- 既往体健，无特殊系统疾病史。
- 家族中无白癜风病史。
- 系统检查未见异常。
- 皮肤科检查：背部可见多个不规则色素减退斑，边界不清，部分色素减退斑边缘可见环状或线状红斑，可见少许鳞屑，部分红斑有轻度隆起。

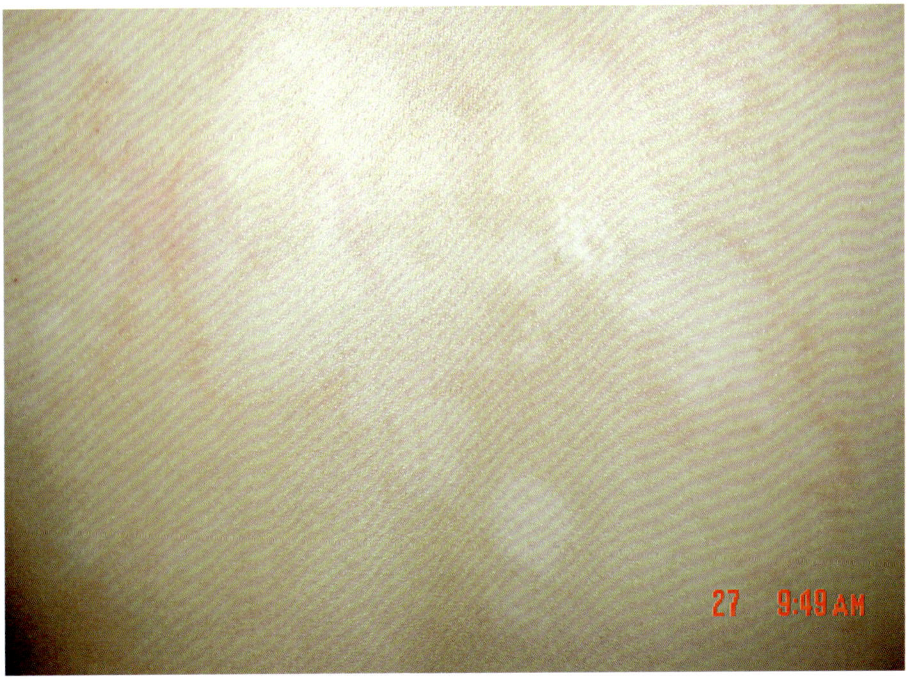

▲ **临床特征：**背部可见片状色素减退斑，部分白斑边缘有线状红斑

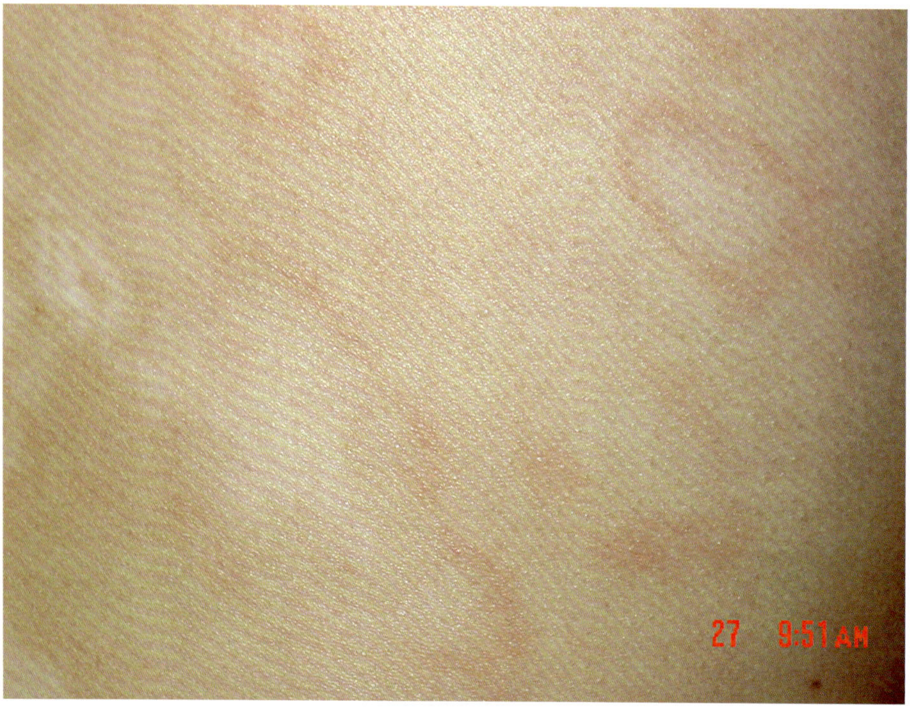

▲ **临床特征：**部分色素减退斑边缘可见线状或环状红斑，部分红斑轻度隆起

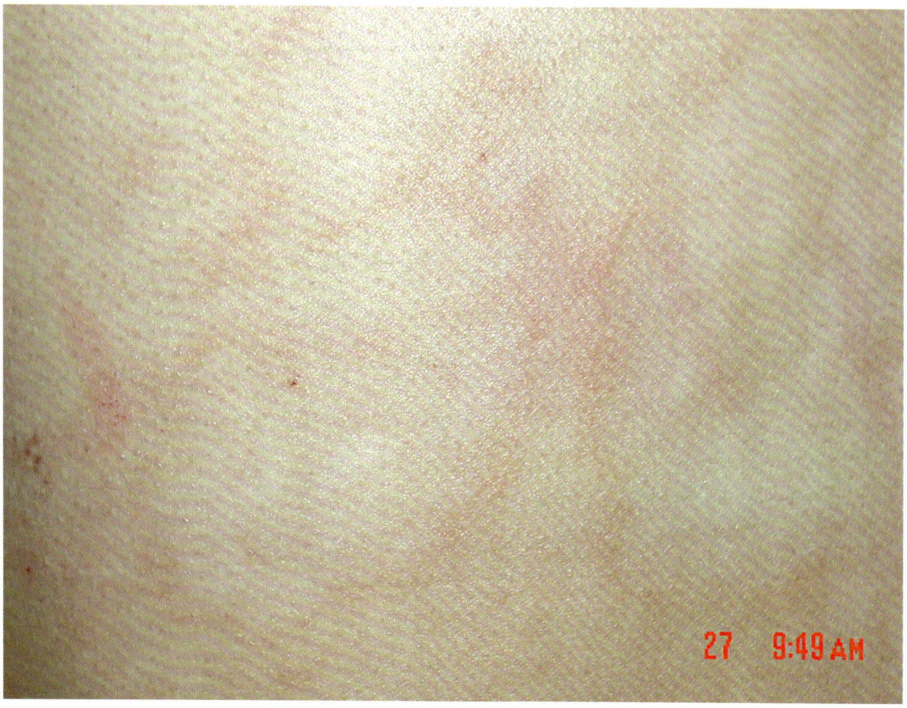

▲ **临床特征：**部分色素减退斑边缘可见线状或环状红斑，可见少许鳞屑

临床要点

- 炎症性白癜风又称隆起边缘的炎症性白癜风，是白癜风很少见的类型。
- 本病的病因和发病机制未明，其发生可能是由于淋巴细胞在真皮中浸润所致。
- 可发生于任何年龄。
- 无明显的性别差异。
- 临床表现为白斑的边缘隆起，呈淡红色。
- 炎性边缘的表面常有鳞屑，可伴有轻重不一的瘙痒。
- 少数患者炎性边缘的表面没有鳞屑。
- 偶尔可见同形反应。
- 有人认为白癜风皮损周围出现炎性边缘是疾病活动的一个标志，但也有人认为两者之间并没有联系。
- 组织病理学特征：皮损色素脱失区表皮基底层黑素细胞消失，炎性隆起边缘表皮可有海绵水肿形成，基底细胞液化变性，黑素细胞减少或消失，真皮浅层有多少不等的淋巴细胞、组织细胞浸润。

（北京医院皮肤科 常建民）

02 病例

线状白癜风

Blaschkolinear vitiligo

临床资料

- 患者男，8 岁。
- 因躯干、四肢、面部线状色素减退斑 2 年余就诊。
- 2 年余前患者无明显诱因右背部及右上肢出现色素减退斑，并呈线状分布。
- 半年前左面部及上胸部也出现了线状白斑。
- 无自觉症状。
- 既往体健。
- 家族中无白癜风病史。
- 皮肤科检查：左面部、胸部、右侧躯干、右上肢可见沿 Blaschko 线分布的白斑。

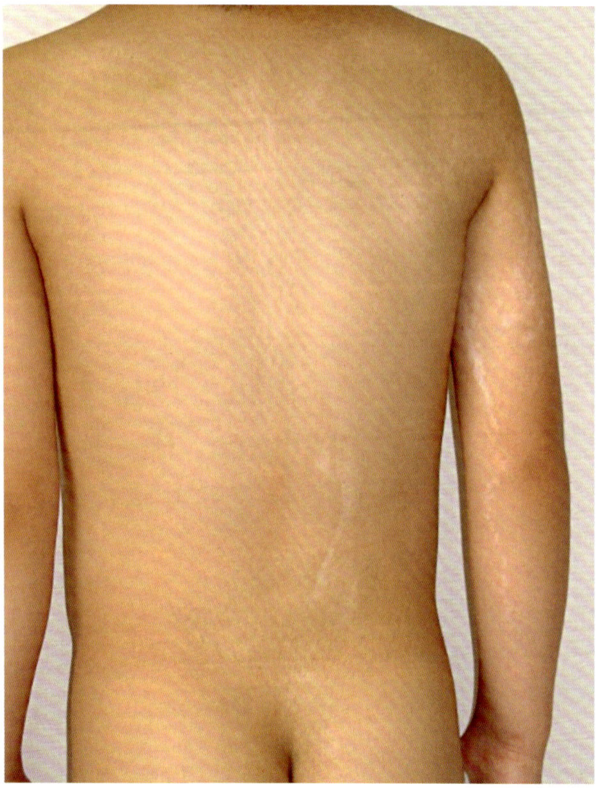

▲ **临床特征：**右侧躯干、右上肢可见沿 Blaschko 线分布的白斑

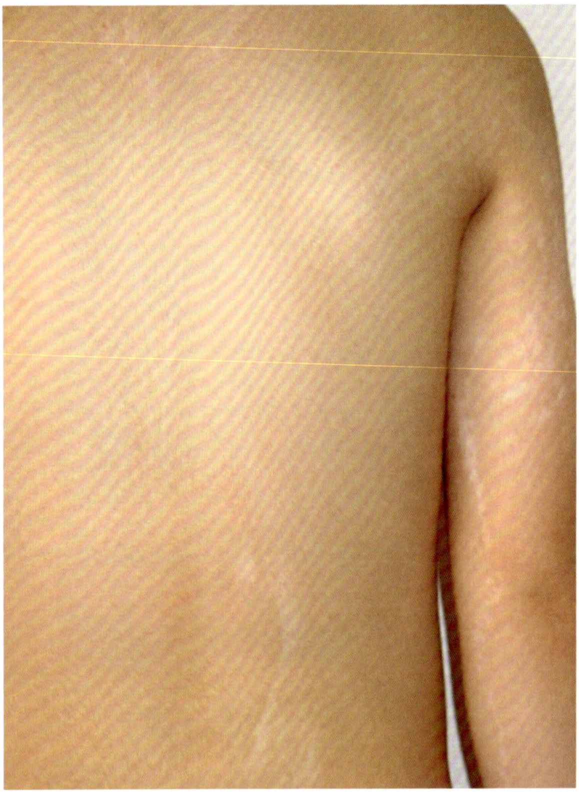

◀ **临床特征：**右侧躯干、右上肢可见沿 Blaschko 线分布的白斑

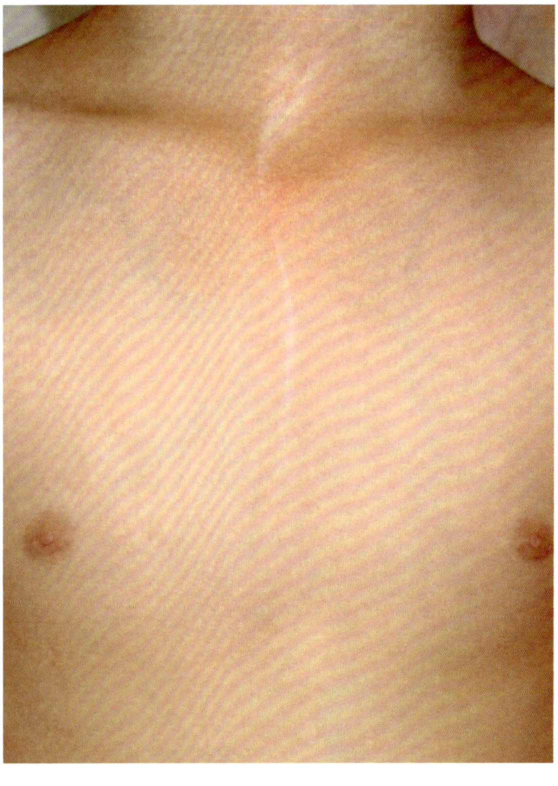

▶ **临床特征：**胸部可见沿 Blaschko 线分布的白斑

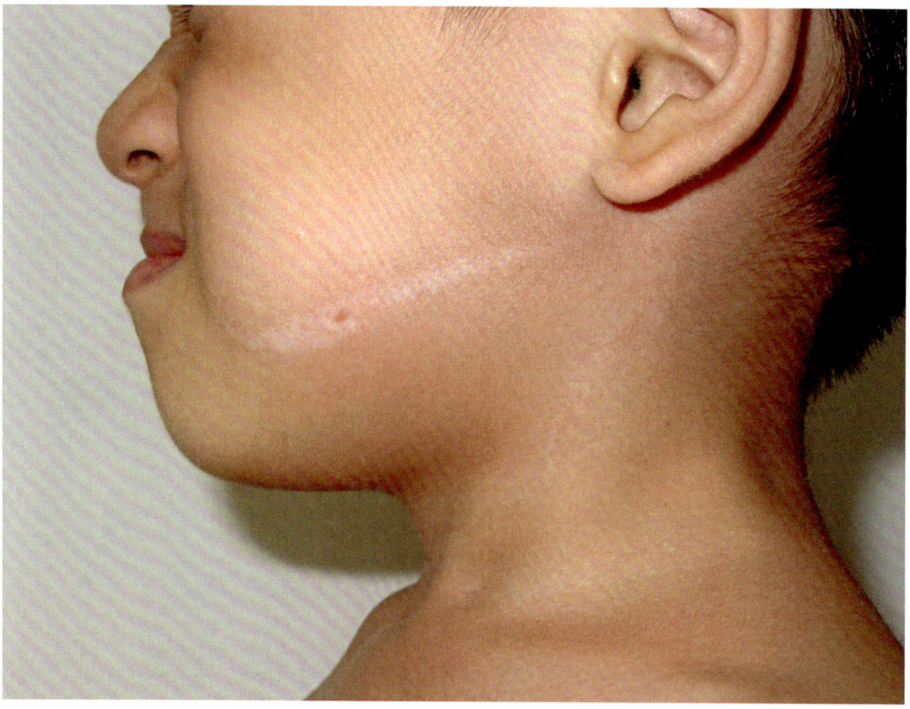

▲ **临床特征：**左面部可见线状分布的白斑

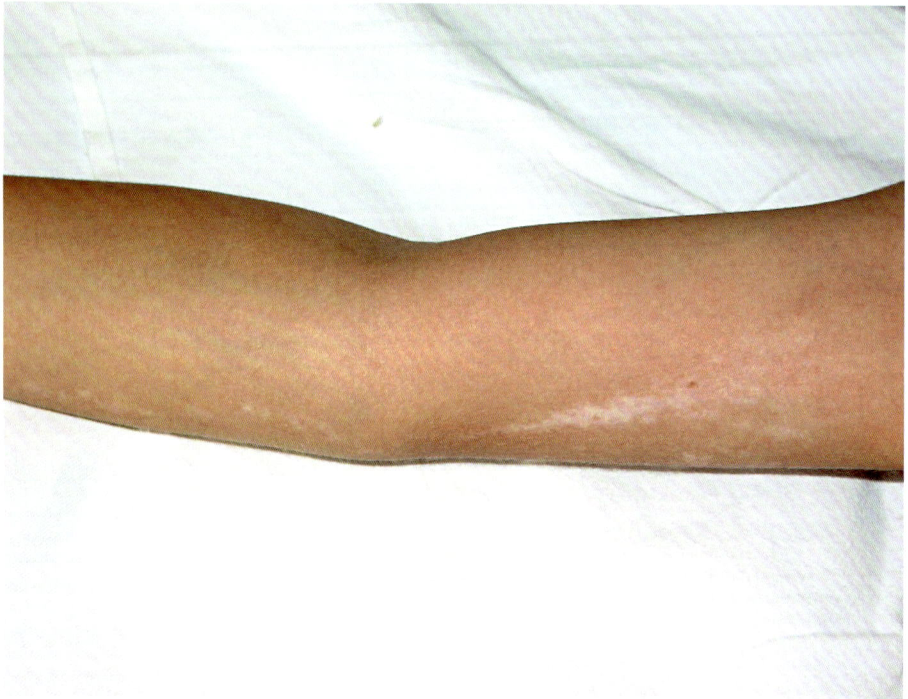

▲ **临床特征：**右上肢屈侧可见线状分布的白斑

临床要点

- 沿 Blaschko 线分布的线状白癜风临床罕见。
- 2007 年 Karin 首次报道。
- 可能是节段型白癜风的一个亚型。
- 儿童好发，成人也可以发病。
- 主要特点是沿 Blaschko 线分布的白斑。
- 多单侧发生，也可以双侧发生。
- 白斑的颜色特点与常见白癜风的特点相同。
- 临床上需要与脱色素痣及伊藤色素减少症鉴别。

（北京医院皮肤科 常建民）

03 病例

蓝色白癜风

Blue vitiligo

临床资料

- 患者男，26 岁。
- 因面部散在色素脱失斑 10 余年，变蓝灰色 7 年就诊。
- 患者 10 余年前面部出现散在色素脱失斑，当地医院给予治疗（具体不详）2 年。7 年前唇部、颞部逐渐出现蓝灰色。
- 既往有药物引起的光毒性药疹史。
- 既往体健。
- 家族中无类似疾病。
- 皮肤科检查：左侧上唇、颞部可见蓝灰色色素沉着，形状不规则，境界清楚，唇部皮损中可见白色毛发。
- 皮肤镜检查：左侧上唇部可见蓝灰色斑，色斑深浅不一，形状不规则，局部与白斑相间，白斑内见白发。
- 病理检查：表皮黑素细胞减少，局部仍见黑素细胞，基底层、基底上层色素沉着，真皮浅层血管周围可见少量淋巴细胞浸润及噬黑素细胞。

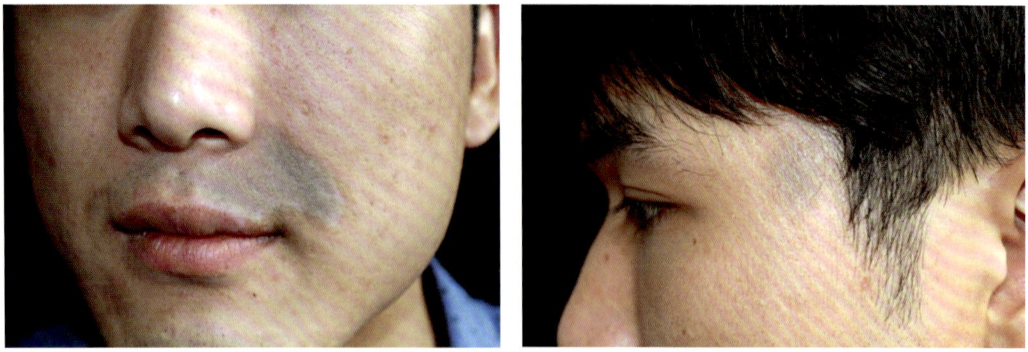

▲ **临床特征：**左上唇及颞部可见蓝灰色色素沉着，形状不规则

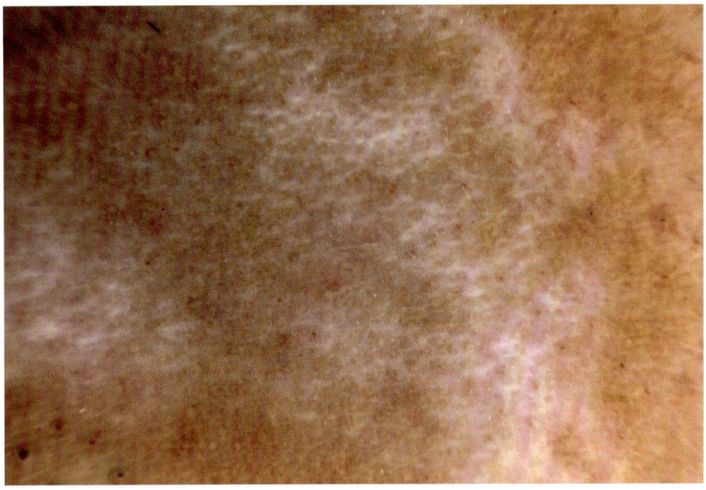

▶ **左侧唇部皮肤镜检查：** 蓝灰色斑，色斑深浅不一，形状不规则，局部与白斑相间，白斑内见白发

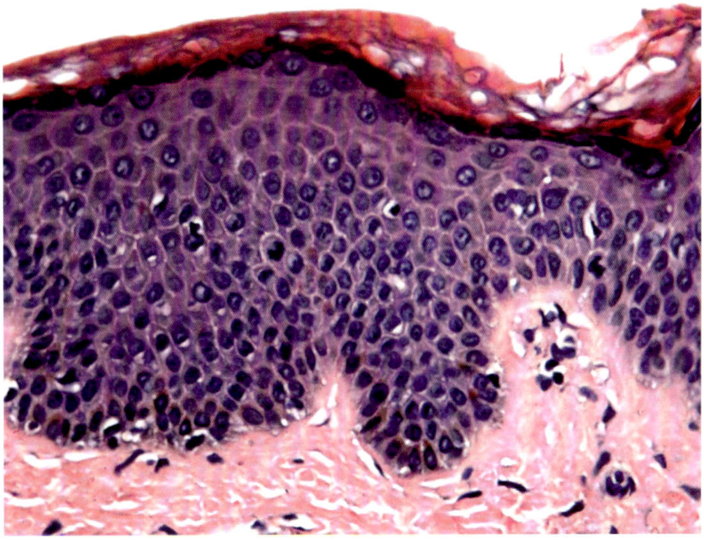

▶ **病理特征：** 表皮局部黑素细胞减少，基底层、基底上层色素沉着

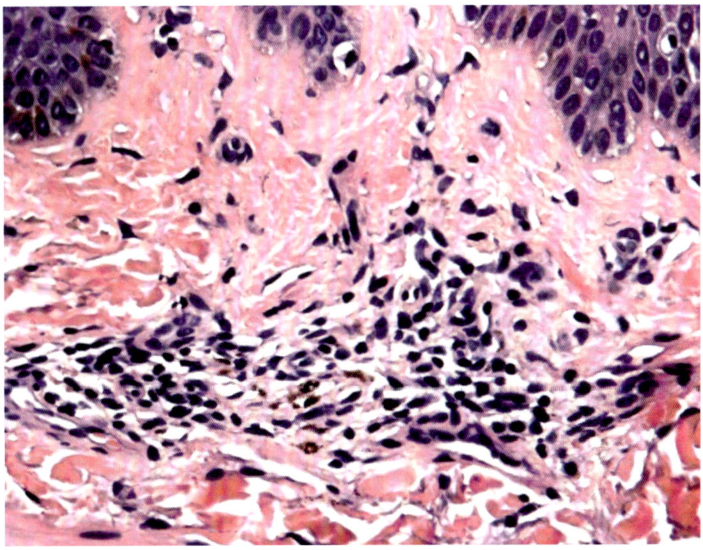

▶ **病理特征：** 真皮浅层血管周围可见少量淋巴细胞浸润及噬黑素细胞

临床要点

- 白癜风可分为节段型白癜风、非节段型白癜风和未定类型白癜风。
- 混合型白癜风是指节段型白癜风伴发非节段型白癜风，通常先表现为节段型白癜风，之后出现非节段性皮损。
- 蓝色白癜风多继发于非节段型白癜风。
- 蓝色白癜风临床罕见。
- 多见于中青年人。
- 皮损多表现为白癜风皮损上出现蓝灰色斑。
- 蓝灰色斑多在光疗之后出现，停止光疗，蓝灰色斑多可自行缓慢消退。
- 病理特征为表皮黑素细胞缺失，真皮内噬黑素细胞浸润。

（郑州市人民医院皮肤科 韦旭华；
郑州大学第一附属医院皮肤科 张江安 于建斌）

04 病例

烫伤诱发白癜风，皮肤移植处不出现白斑

Vitiligo induced by scald

临床资料

- 患者男，44 岁。
- 因双足内侧白斑 3 年就诊。
- 患者于 3 年前开水烫伤双足内踝上方，左侧为Ⅱ度烫伤，面积约为 4cm×3cm，右侧为Ⅰ度烫伤，于外院住院治疗。
- 左侧皮损经清创抗感染治疗 1 周后，进行植皮手术。自左侧大腿内侧取皮，行点状皮肤移植。
- 2 个月后，左侧皮损皮肤完全愈合。右侧小腿烫伤皮肤经局部抗炎处理 3 周后完全愈合。
- 4 个月后右侧烫伤处出现白斑，初为乳白色，边界不清，逐渐扩大。
- 右侧小腿白斑出现 3 周后，左侧移植皮肤周围出现浅淡白斑，白斑逐渐明显，似成环状，围绕移植皮肤周围，白斑逐渐扩大。
- 左侧大腿供皮区无白斑出现。
- 既往体健，家族中无白癜风及自身免疫病史。
- 系统检查无异常。
- 皮肤科检查：右侧小腿内踝上方一椭圆形完全性白斑，面积约 3cm×4cm，白斑区部分毳毛变白；左侧小腿内踝上方可见一半环状白斑，环的宽度约 0.8cm，中心部位可见瘢痕，色素较深。身体其他部位未见白斑。

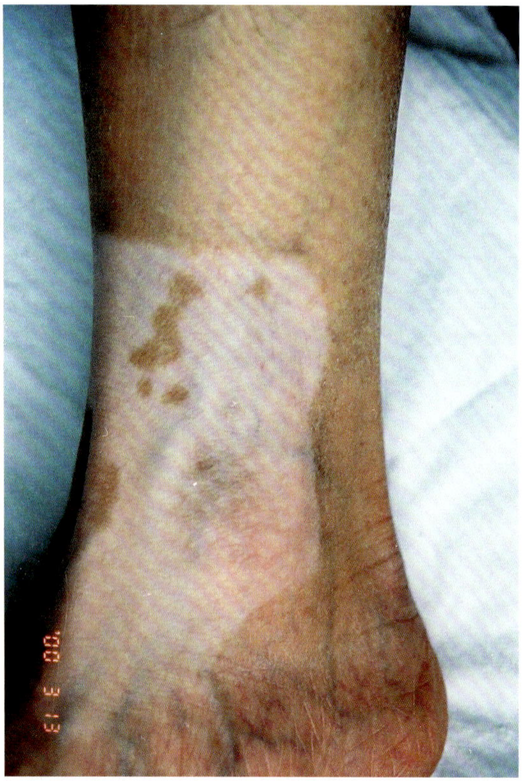

◀ **临床特征：**右侧小腿内踝上方白斑

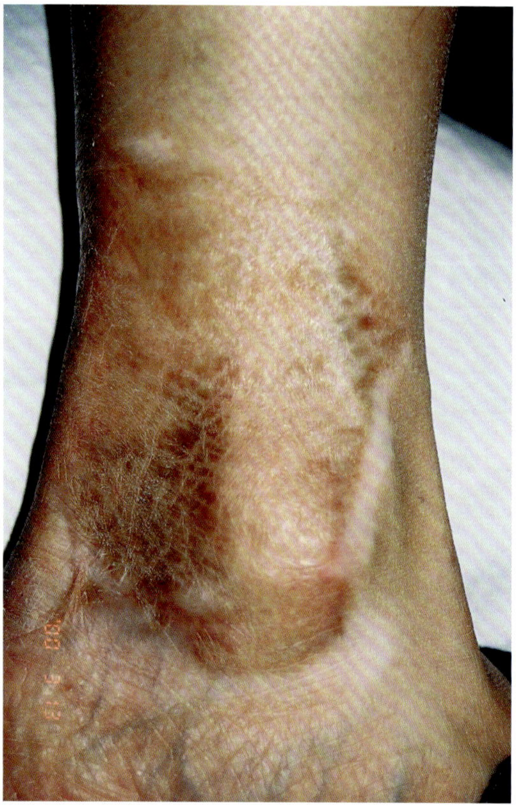

▶ **临床特征：**左侧小腿内踝上方可见一半环状白斑，中心部位可见瘢痕，色素较深

临床要点

- 皮肤外伤尤其烫伤诱发的白癜风在临床上并不少见。
- 该患者在烫伤约 4 个月后烫伤部位出现白癜风。
- 特殊的是该患者在从它处移植的皮肤处不出现白癜风而是在移植的皮肤周围出现白斑。
- 白癜风不发生在移植皮肤处，是一偶然现象还是与白癜风的发病机制有关？
- 本人推测，这一现象出现的原因有以下两种可能：①首先烫伤部位黑素细胞微环境可能存在异常，或烫伤改变了黑素细胞某些特性，从而导致烫伤诱发了白癜风。而从它处移植而来的皮肤黑素细胞未受烫伤刺激而未发生改变或不存在缺陷。因此移植处虽被烫伤而没有发生白癜风。既往研究发现黑素细胞内在缺陷可能是白癜风发生的一重要因素。②皮肤烫伤后，皮肤内局部的微环境或免疫环境发生改变，从而引发白癜风。而皮肤移植可能影响了由烫伤引起的皮肤的组织结构或免疫环境的改变，使白癜风发生的局部因素遭到破坏。既往有人认为白癜风的发生可能与皮肤局部微环境异常有关。
- 从这例白癜风的发生来看，局部因素或黑素细胞可能在白癜风的发生中起重要作用。
- 进一步了解烫伤引发白癜风的机制对于研究白癜风的发病机制具有重要意义。

（北京医院皮肤科 常建民）

05 病例 巨大先天性色素痣合并白癜风

Vitiligo associated with giant congenital melanocytic nevus

临床资料

- 患者男，26 岁。
- 因躯干、四肢白斑 4 年就诊。
- 患者 4 年前于下腹部两侧出现白斑，无自觉症状，逐渐扩大。
- 后来上胸、臀沟及双手背陆续出现白斑。
- 患者自出生即发现腹部、腰部以及上胸部出现黑痣，逐渐扩大。
- 1 年前白斑在腹部黑痣的皮肤上出现。
- 既往体健，家族中无巨大色素痣及白癜风病史。
- 皮肤科检查：下腹部可见大片黑褐色斑片，表面色素不均匀，部分区域上有粗毛，在斑片的周围可见小的斑点，在黑褐色斑片的外侧可见不规则的白斑；在黑褐色斑片中可见不规则的白斑，白斑中可见青色斑；在背部可见一褐色斑，中央可见白斑；上胸部有一黑褐色斑，周围可见对称白斑。

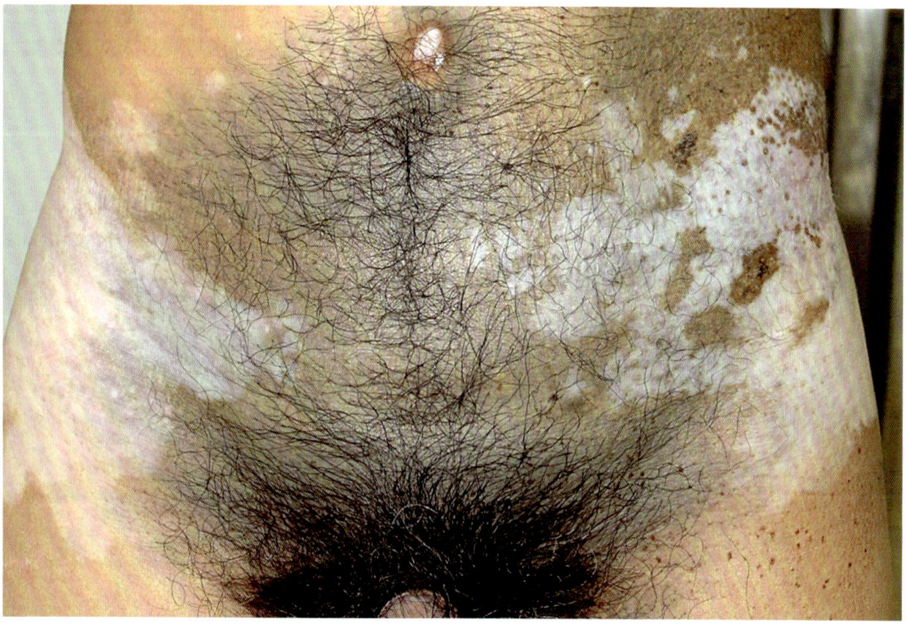

▲ **临床特征：**下腹部巨大先天性色素痣，双髂部出现白癜风

▶ **临床特征：** 左背部巨大先天性色素痣皮损中出现白癜风

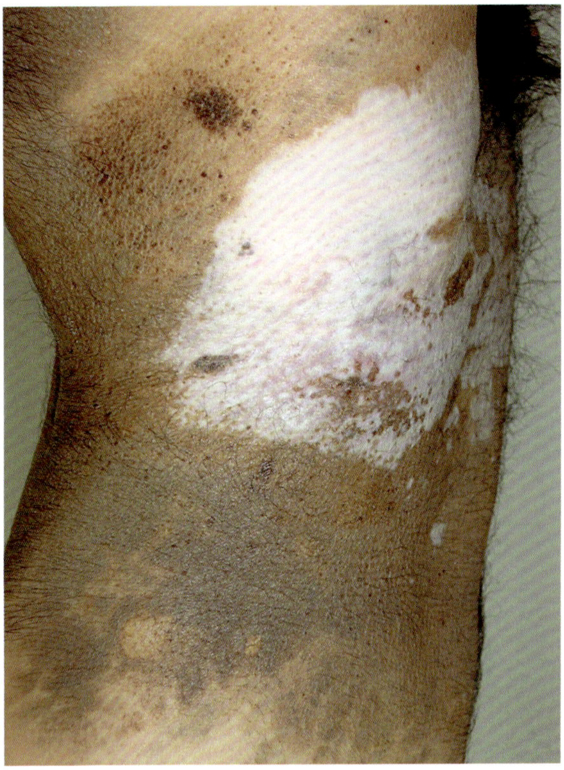

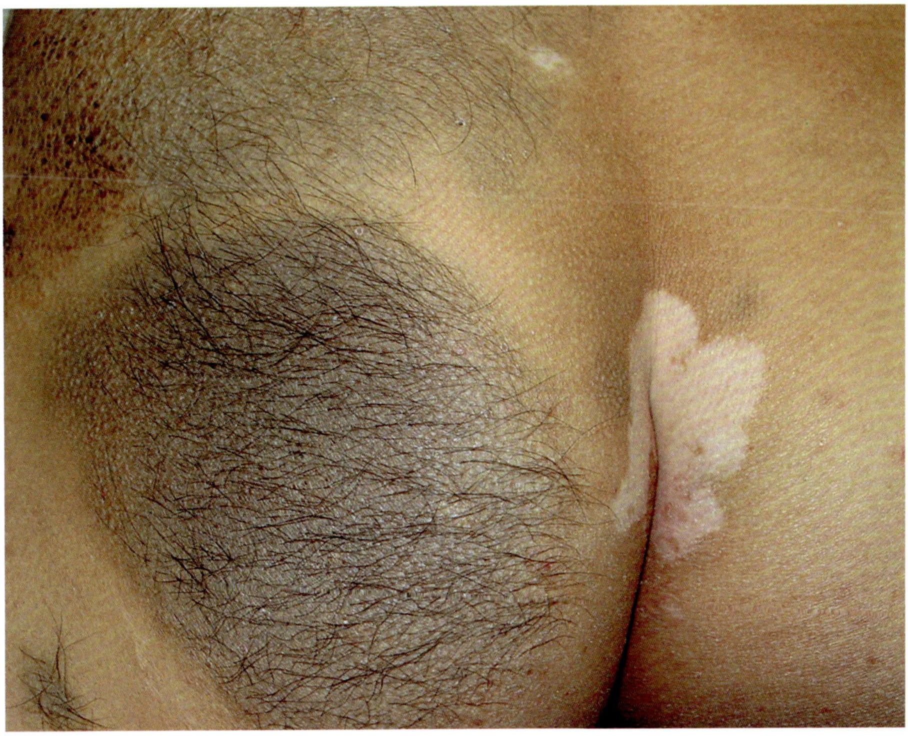

▲ **临床特征：** 臀部巨大色素痣周围出现白癜风

临床要点

- 巨大先天性色素痣合并白癜风国内外均有报道。
- 在既往关于巨大先天性色素痣合并白癜风的报告中，均为色素痣发生在前而白癜风发生在后。
- 初发白斑的发生部位有的在色素痣的边缘，有的在色素痣皮肤上，有的是在远离色素痣外观正常的皮肤上。
- 色素痣是色素增加性疾病，而白癜风是色素减少性疾病。先天性色素痣与白癜风合并发生，关于二者的关系，目前尚不明了。
- 有人推测色素痣可能是白癜风的诱发因素，色素痣细胞在某种状态下诱导人体产生了抗黑素细胞的抗体，该抗体既可与巨大色素痣的痣细胞产生反应也可与正常的黑素细胞产生反应，因此会在色素痣皮肤上及正常皮肤上产生白斑。
- 也有人认为这类患者的黑素细胞可能存在先天缺陷，使得这类患者的黑素细胞或者易于受到破坏出现白癜风，或者易于出现增殖或转化，产生色素痣或恶性黑色素瘤。
- 一般认为直径大于 20cm 的先天性色素痣有 6%~10% 的恶变概率，而先天性色素痣患者出现白癜风可大大降低色素痣恶变的概率。

（北京医院皮肤科 常建民）

06 病例 先天性色素痣周围出现白癜风

Congenital melanocytic nevus associated with vitiligo

临床资料

- 患者女，20 岁。
- 因右肩部、右上肢及右足背白斑半年就诊。
- 半年前无明显原因右肩部、右上肢出现白斑，白斑发展迅速，1 个月内遍及右上肢外侧，呈带状分布。
- 3 个月前右足背外侧亦出现白斑。
- 患者自诉出生后不久发现右足背有一黑色斑，随年龄增长逐渐扩大。
- 皮肤科检查：右肩部可见散在多个大小不一的白斑，右上肢外侧自上臂至拇指可见呈带状分布的白斑，右足背外侧及第Ⅳ、Ⅴ足趾伸侧均匀的白斑。右足背可见一圆形的色素斑，边缘呈锯齿状。色素斑的前缘与白斑相连。

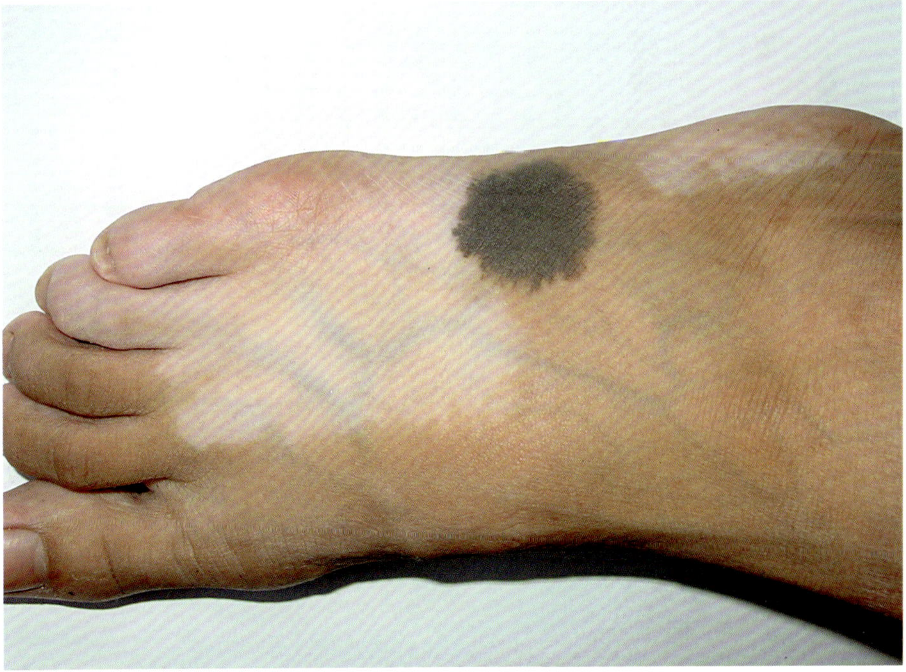

▲ **临床特征：**右足背色素痣及痣周围白癜风

临床要点

- 在色素痣周围出现白斑是晕痣和痣周围白癜风的临床特点。
- 晕痣是指在中心痣的周围出现白斑，白斑以痣为中心远心性扩展。
- 痣周围白癜风是指白癜风波及色素痣周围而形成。
- 本文病例临床表现符合痣周围白癜风。
- 色素痣是色素增加性疾病，而白癜风是色素减少性疾病，病理特征上截然相反的两种疾病发生在同一患者的同一部位皮肤是非常有趣的现象。
- 国内外均有先天性巨痣合并白癜风的报告。
- 先天性色素痣与白癜风合并发生，关于二者的关系，目前尚不明了。
- 有人认为色素痣可能是白癜风的诱发因素，但也有人认为这类患者的黑素细胞可能存在先天缺陷，使得这类患者的黑素细胞或者易于受到破坏出现白癜风，或者易于出现增殖或转化，产生色素痣或恶性黑色素瘤。

（北京医院皮肤科 常建民）

07 病例

Becker 痣色素斑上出现白癜风

Vitiligo associated with Becker's nevus

临床资料

- 患者男，43 岁。
- 因全身散在白斑 10 年就诊。
- 患者 10 年前无明显诱因腰部、胸部及颈部出现白斑，逐渐扩大。
- 10 年来，白斑逐渐增多。
- 患者自诉自出生开始即发现左大腿内侧有一色素斑，缓慢扩大，并发现色素斑上的毛发明显增多，曾诊为 Becker 痣。
- 2 年前在 Becker 痣上开始出现白斑。
- 既往体健，曾有磺胺类药物过敏史。
- 皮肤科检查：腰部、胸部、双手背及颈部可见大小不一、形状各异的白斑。在左大腿屈侧可见大片的黑褐色斑片，约 16cm × 13cm 大小，上有较多毳毛。在黑褐色斑片上可见多个大小不一的白斑。

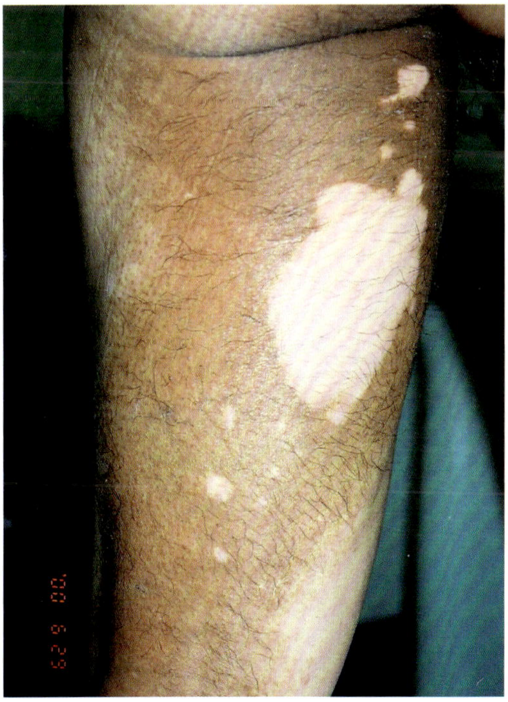

◀ **临床特征：**左大腿屈侧 Becker 痣及其上白斑

临床要点

- Becker 痣又称为色素性毛表皮痣。
- Becker 痣一般自儿童期开始发病，为不规则的斑状色素沉着。
- 本病好发于肩胛部位，其他部位如前臂、下肢亦可发生。
- Becker 痣的主要病理特征是表皮基底层黑素细胞及色素增加。
- 本文的患者患 Becker 痣 20 余年后出现白癜风，在身体其他部位出现白斑 8 年后在 Becker 痣上出现白癜风的白斑，但在 Becker 痣的边缘没有白斑出现。
- Becker 痣是色素增加性疾病，而白癜风是色素减少性疾病，病理特征上截然相反的两种疾病发生在同一患者皮肤的同一部位是非常有趣的现象。
- 关于二者的关系，目前尚不明了。有人认为色素痣可能是白癜风的诱发因素，但也有人认为这类患者的黑素细胞可能存在先天缺陷，使得黑素细胞或者易于受到破坏出现白癜风，或者易于出现增殖或转化，产生色素痣或恶性黑色素瘤。

（北京医院皮肤科 常建民）

08 病例 进行性筛孔样带状色素沉着伴发白癜风

Progressive cribriform and zosteriform hyperpigmentation along with vitiligo

临床资料

- 患者男，13 岁。
- 因左侧胸背部出现色素异常斑 3 年就诊。
- 3 年前患者左胸部出现白斑，诊断为节段型白癜风，伴随左背部出现筛孔样的褐色斑片，呈节段性分布。
- 色斑发生前皮肤无红斑、水疱、瘙痒。
- 既往体健，发育正常。
- 无类似疾病家族史。
- 皮肤科检查：左胸部带状分布的不规则的色素脱失斑，呈节段性分布，白斑中央可见部分色素性皮岛，左背部筛孔样带状褐色斑片，呈节段性分布。

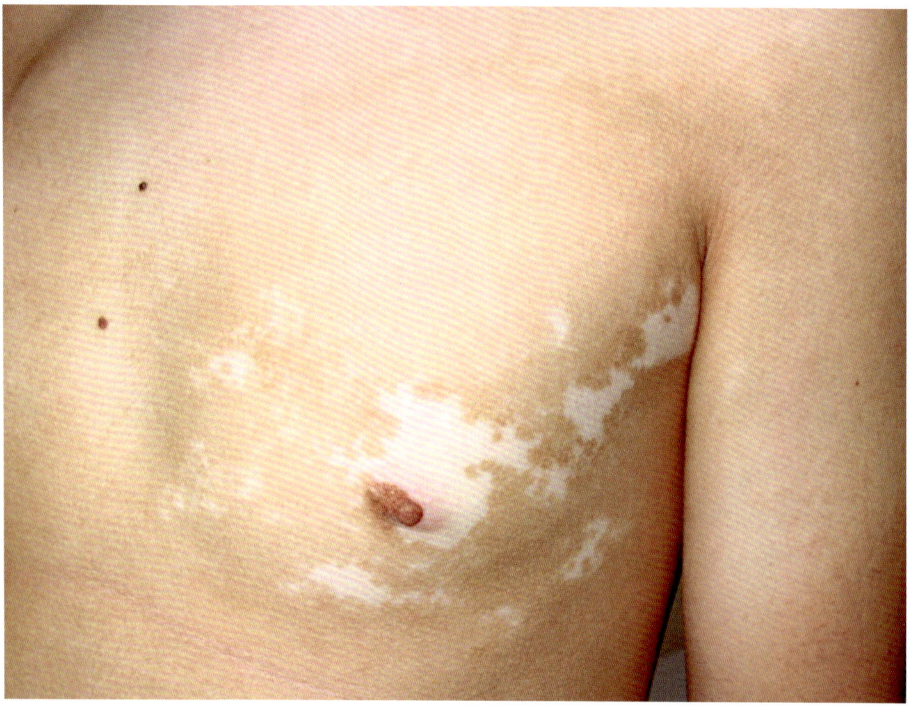

▲ **节段型白癜风的临床特征（左胸部）：**带状分布的不规则的色素脱失斑，呈节段性分布

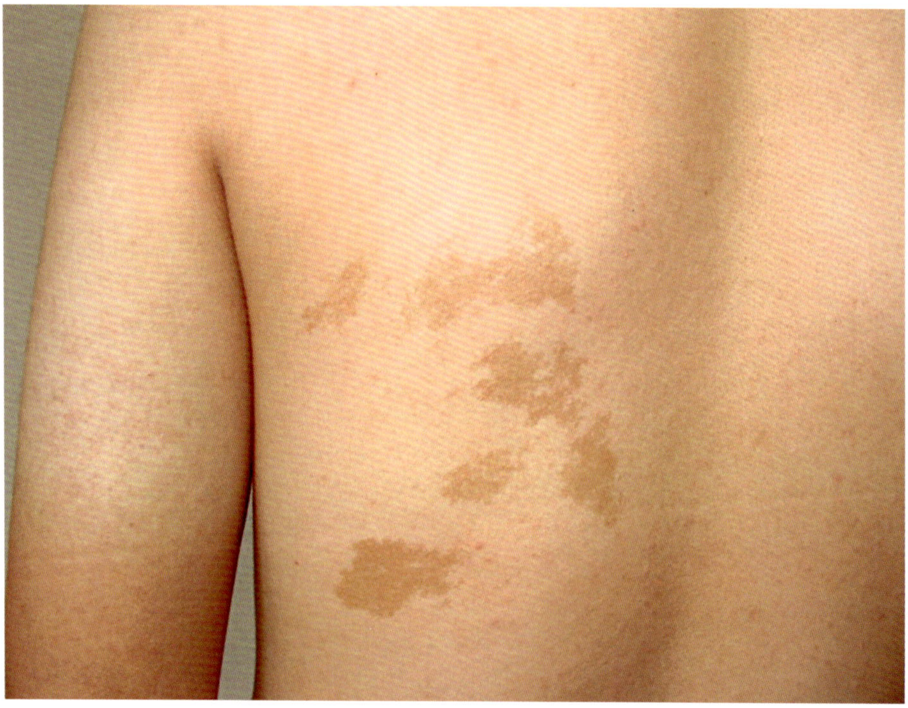

▲ **临床特征：**左背部筛孔样带状褐色斑片，呈节段性分布

临床要点

- 进行性筛孔样带状色素沉着（progressive cribriform and zosteriform hyperpigmentation）首次于1978年由Rower等人命名。
- 表现为沿Blaschko线分布的筛孔样带状的色素沉着斑。
- 多于10～20岁出现。
- 组织病理可见基底细胞的色素增加，黑素细胞数量正常，真皮中散在的噬黑素细胞。
- 临床上需要与咖啡斑鉴别，后者表现为颜色均一的褐色斑片。
- 部分学者认为它是线状和漩涡状痣样过度黑素沉着病的迟发类型，但后者更多伴有先天性发育异常。
- 该病例的有趣之处在于，同侧躯干出现前后对称性的一黑一白现象，既往未有报道。
- 胚胎发育过程中的体细胞嵌合学说可解释同时沿Blaschko线分布的色素沉着斑和色素减退斑的现象。

（北京医院皮肤科 韩玉 常建民）

09 病例 恶性黑色素瘤出现晕痣样色素减退

Melanoma with halo nevus-like hypomelanosis

临床资料

- 患者女，55 岁。
- 因左臀部黑痣 30 余年就诊。
- 2 年前无明显诱因，黑痣表面出现淡红色结节。
- 结节逐渐增大，周围出现色素减退晕。
- 近 10 个月结节反复破溃、出血、结痂。
- 既往体健。
- 家族中无黑色素瘤病史。
- 皮肤科检查：左臀部 2cm × 3cm 隆起暗红色结节，表面有破溃、结痂；结节周围绕以约 1cm 宽的边界清楚的色素脱失晕。

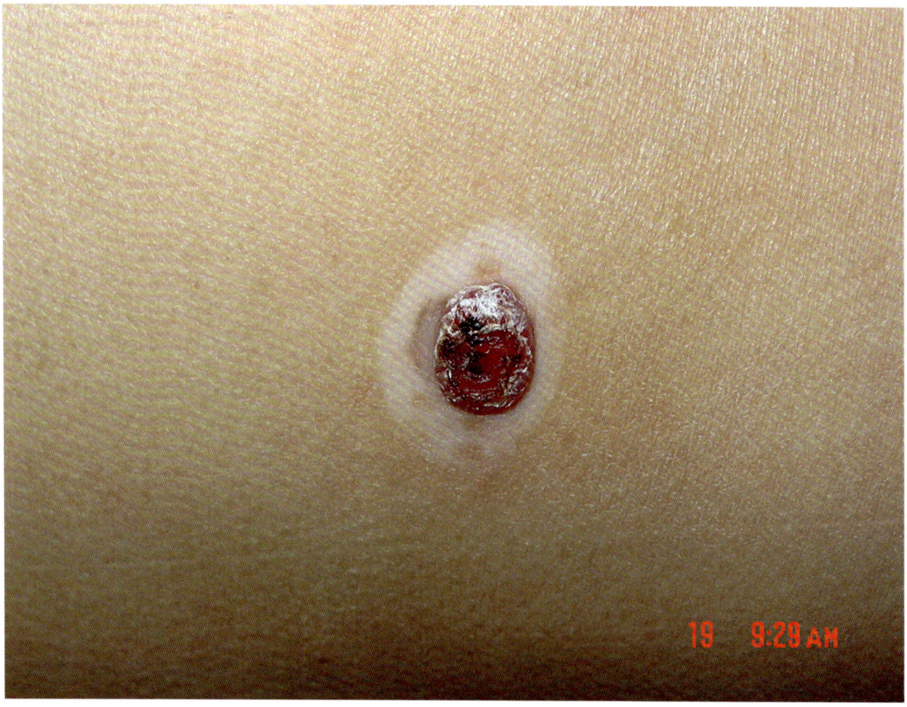

▲ **临床特征：**暗红色肿瘤结节周围绕以约 1cm 宽的边界清楚的色素脱失晕

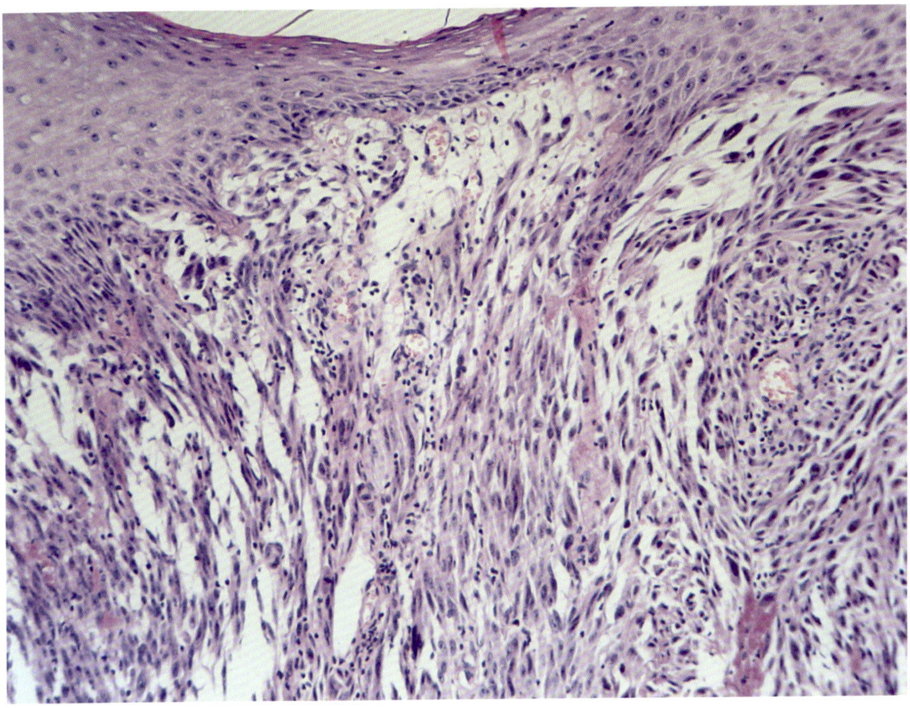

▲ **病理特征（结节切除后病理检查）：** 真皮中上部由多数梭形细胞和上皮样细胞组成的肿瘤团块，与表皮相连

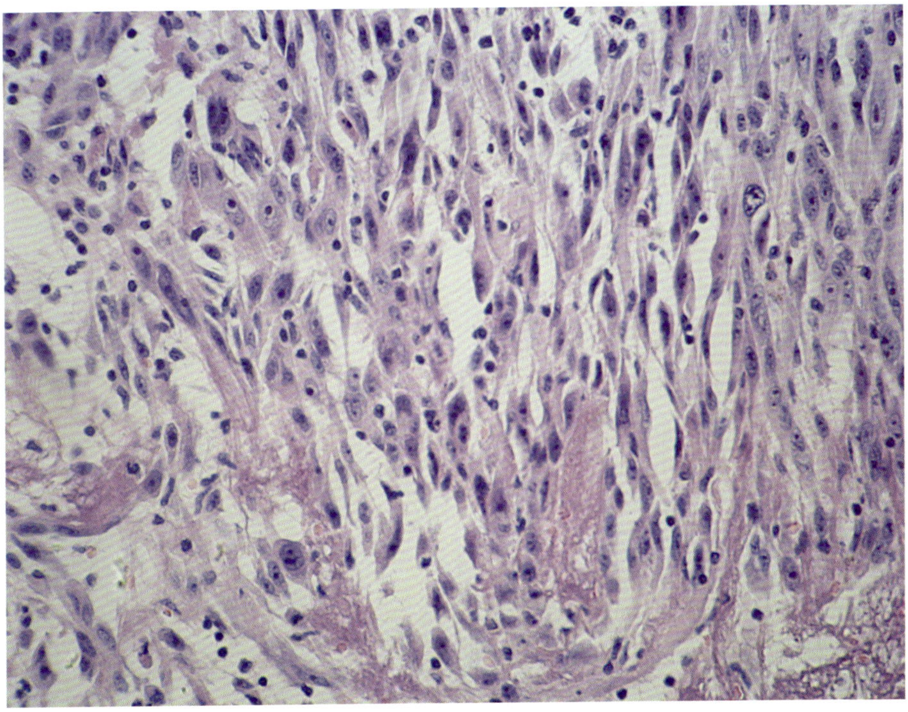

▲ **病理特征（结节切除后病理检查）：** 肿瘤细胞可见核异形及有丝分裂，少数细胞内有黑素颗粒

临床要点

- 患者皮损最初为色素痣，后出现结节、破溃、出血、结痂，病理检查示真皮中上部可见梭形细胞和上皮样细胞组成的团块，细胞有明显的异型性，符合结节性黑色素瘤诊断。
- 本患者结节性黑色素瘤周围出现了晕痣样色素减退斑。
- 恶性黑色素瘤发展过程中可出现色素减退斑。
- 色素减退斑可在肿瘤周围出现，类似晕痣样反应。
- 色素减退斑也可以在远离黑色素瘤的部位出现，类似白癜风的表现。
- 恶性黑色素瘤相关的色素减退斑被认为是一种机体自身抗肿瘤反应。
- 恶性黑色素瘤周围出现晕痣样色素减退或远离部位出现白癜风提示预后相对较好。

（北京医院皮肤科 常建民）

10 病例

鲍恩病皮损周围出现白癜风

Perilesional vitiligo of Bowen's disease

临床资料

- 患者男，62 岁。
- 因腹部皮肤糜烂及皮肤出现白斑就诊。
- 患者自 2 年前发现下腹部出现一黄豆大小的皮疹，色红，逐渐增大。
- 表面经常结痂，洗浴后容易出现表面糜烂渗出，糜烂时有轻微疼痛。
- 曾于本市某医院就诊，诊为“湿疹”，给予曲安奈德益康唑乳膏（派瑞松）外用，未见明显疗效。
- 2 个月前，在皮损周围出现白斑，白斑逐渐向周围扩大，无自觉症状。
- 除了在腹部皮损周围出现白斑外，在胸部也出现多个白斑。
- 患高血压 8 年。
- 家族中无白癜风患者，无皮肤恶性肿瘤病史。
- 皮肤科检查：下腹部可见一淡红色斑块，呈类圆形，直径约 3cm，表面有糜烂渗出，上有少许结痂。皮损周围可见不规则的白斑，呈乳白色，白斑的边缘位于糜烂皮损的边缘。胸部可见 3 个大小不一的白斑。
- 腹部糜烂皮损活检病理检查：表皮轻度糜烂，少许结痂，表皮角质形成细胞排列紊乱，细胞大小不一，可见较多的异形细胞。真皮浅层可见淋巴细胞浸润。

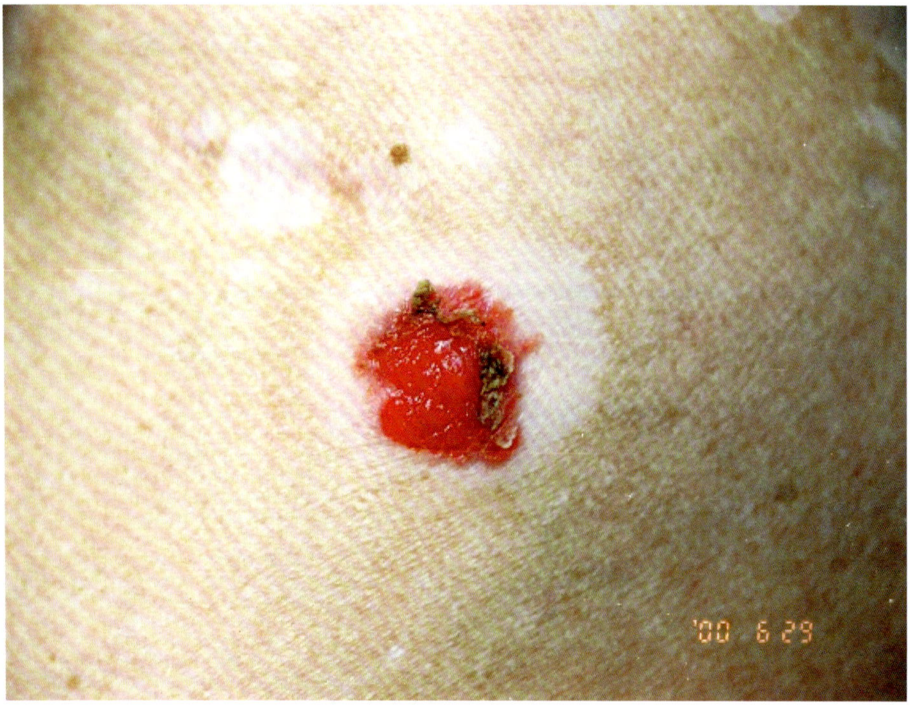

▲ **临床特征：**在糜烂的皮损周围出现白斑

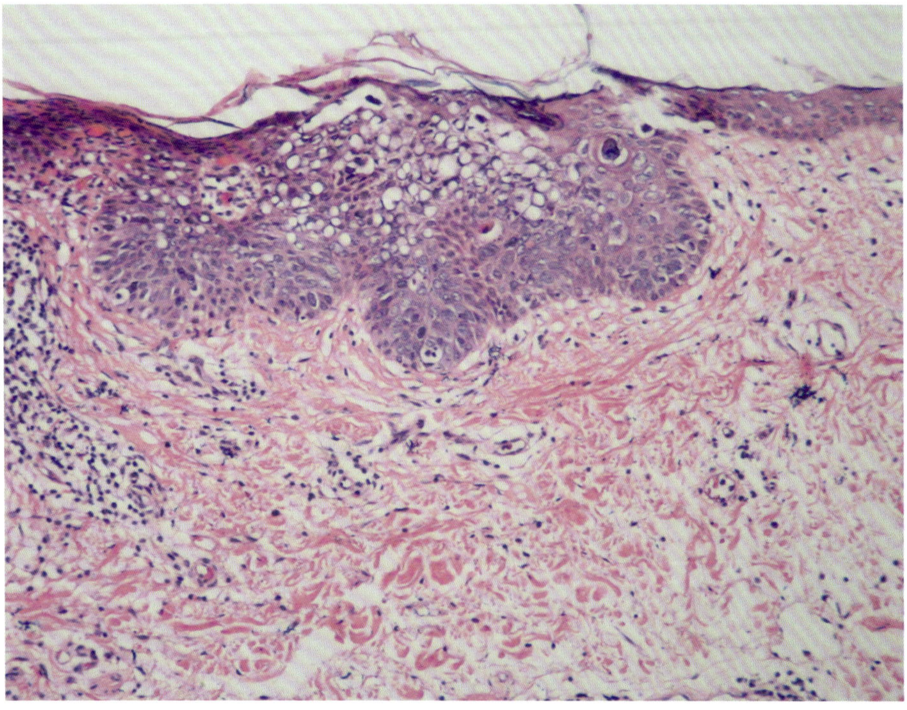

▲ **病理特征：**表皮角质形成细胞排列紊乱，细胞大小不一，可见较多的异形细胞

临床要点

- 本文报告的患者腹部鲍恩病出现近2年后在皮损周围出现了白癜风，而且鲍恩病皮损周围为白癜风的首发部位。
- 既往也有鲍恩病与白癜风合并发生的报道，但均是鲍恩病发生在多年白癜风的白斑的基础上。
- 白癜风首先在鲍恩病的皮损周围出现，这是一个有趣的临床现象。
- 二者可能存在一定的联系。其发生可能有以下机制：①进展期的白癜风容易发生同形反应，即在受伤的皮肤处出现白斑。该患者的鲍恩病皮损经常出现糜烂渗出，类似于皮肤的外伤。②患者皮肤出现了鲍恩病后，引起局部或全身免疫反应，这种免疫反应的出现导致白癜风的发生。

（北京医院皮肤科　常建民）

11 病例

皮角周围出现白癜风

Perilesional vitiligo of cutaneous horn

临床资料

- 患者女，70 岁。
- 因全身多发色素减退斑 6 年余，面部肿物 1 年就诊。
- 患者 6 年余前出现全身多发色素减退斑，诊断白癜风，间断外用糖皮质激素及口服中药治疗，皮损无明显进展。
- 1 年前面部出现一绿豆大小肿物，逐渐增大，无自觉症状，后肿物周边皮肤出现色素减退斑。
- 既往有高血压病史，余无特殊。
- 家族中无类似患者。
- 皮肤科检查：左面部可见皮角，周围可见色素减退斑。

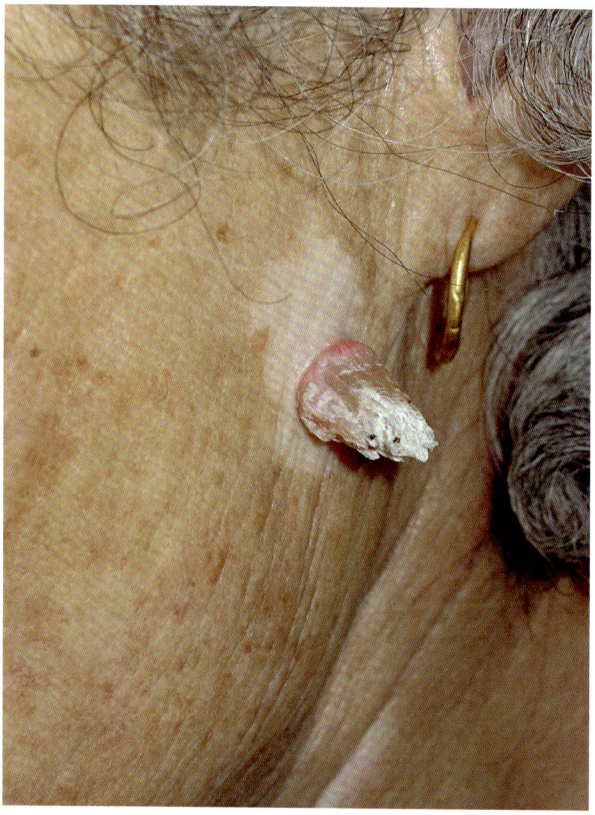

▶ **临床特征：**左面部可见皮角，周围可见色素减退斑

临床要点

- 白癜风是局限性或泛发性的皮肤黏膜色素脱失性皮肤病，患病率约0.5%～2%。
- 皮损可累及任何部位皮肤，暴露及摩擦部位相对多见。
- 按照皮损范围和分布可分为节段型和非节段型，后者又可分为肢端型、泛发型、黏膜型等。
- 皮角是角质物异常增多形成的突起状角化性损害，多发生于病毒疣、脂溢性角化病、日光性角化病等基础之上。
- 既往未见皮角继发白癜风的相关报道，推测其机制与晕痣类似，可能由于某些因素产生抗原，引起机体的免疫反应，使表皮内黑素细胞受到破坏从而引起皮损周边出现白斑。

（北京医院皮肤科 孙凯律 常建民）

12 病例 白癜风合并特发性滴状色素减退症

Vitiligo associated with idiopathic guttate hypomelanosis

临床资料

例 1

- 患者男，67 岁。
- 因四肢、背部白斑 1 个月就诊。
- 1 个月前开始右上肢、左下肢及背部出现白斑，逐渐扩大。
- 全身散在豆样小白点 5 年，逐渐增多。
- 家族中无白癜风患者。
- 皮肤科检查：下背部、右上肢及左小腿伸侧散在不规则乳白色白斑，部分白斑边界不清。全身可见散在点状瓷白色白斑，数目达 26 个，直径均小于 1cm。背部大的白斑中可见点状瓷白色的点状白斑。

例 2

- 患者男，62 岁。
- 因背部、腰腹及双手背白斑 9 年就诊。
- 9 年前无明显诱因背部及左腰部出现白斑，逐渐扩大，4 个月后双手背部亦出现白斑。
- 自 40 岁左右开始全身出现点状白斑，逐渐增多。
- 家族中无白癜风患者。
- 皮肤科检查：背部、左腰部及双手背可见散在不规则乳白色白斑。背部乳白色白斑中可见瓷白色点状白斑，全身散在瓷白色点状白斑 18 个。

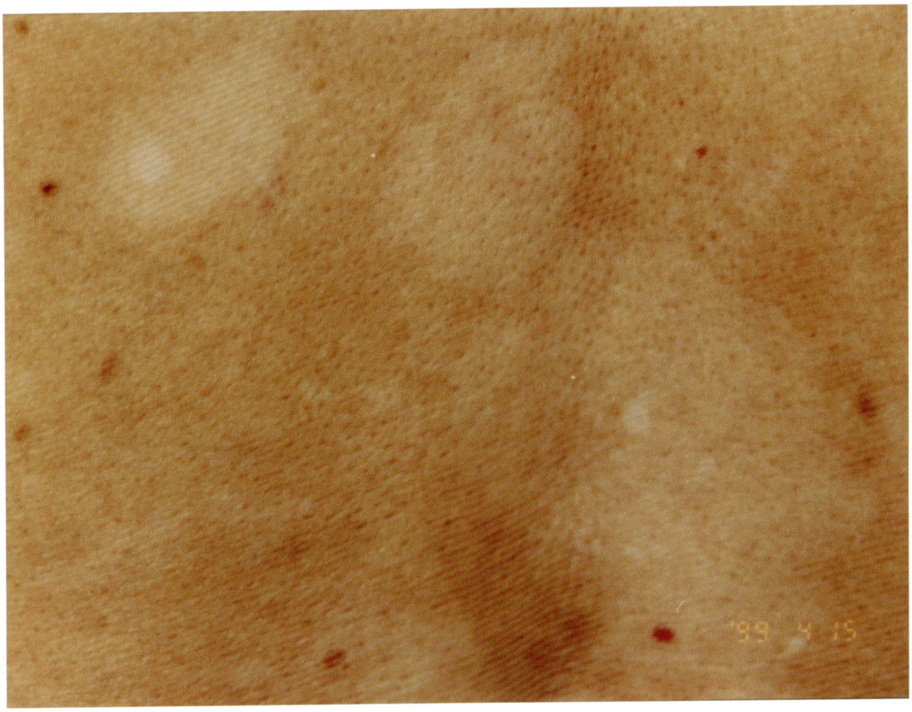

▲ **临床特征（例 1）：** 背部乳白色白斑中可见瓷白色点状白斑

▲ **临床特征（例 2）：** 背部乳白色白斑中可见瓷白色点状白斑

临床要点

- 白癜风和特发性滴状色素减退症均是皮肤科常见的色素减退性皮肤病。
- 特发性滴状色素减退症又称为特发性滴状白斑，好发于躯干和四肢，为瓷白色的白斑。
- 特发性滴状色素减退症病理特征为白斑区表皮的黑素细胞减少。
- 白癜风的病理特点是表皮内的黑素细胞消失。
- 本文报告的 2 例患者均在特发性滴状色素减退症发生多年后发生白癜风。
- 有趣的是特发性滴状色素减退症和白癜风可在同一患者的同一部位发生。
- 特发性滴状色素减退症的白斑为瓷白色，白癜风的白斑为乳白色，两种白斑在同一部位发生，形成一种“白中有白”的现象。
- 白斑的表现不同，提示这两种色素减退性皮肤病的发病机制可能不同。
- 有人认为白癜风患者的黑素细胞可能存在先天缺陷，使得这类患者的黑素细胞或者易于受到破坏出现白癜风或其他色素减退性皮肤病，或者易于出现增殖或转化，产生色素痣或恶性黑色素瘤。
- 曾有脱色素痣的患者发生了白癜风的报道。
- 本文报告的患者出现白癜风和特发性滴状色素减退症是否为黑素细胞存在缺陷的不同表现，有待于进一步研究。

（北京医院皮肤科 常建民）

13 病例

假性黑棘皮病合并白癜风

Vitiligo associated with acanthosis nigrans

临床资料

- 患者男，32 岁。
- 因全身散在白斑 2 年就诊。
- 患者在 2 年前发现左颈部出现一指甲大小的白斑，逐渐扩大。
- 2 个月后在颈部其他部位及双侧腋窝也出现多个白斑，无自觉症状。
- 半年前发现肛周、脐周、背部也出现白斑。
- 自 5 年前开始患者发现颈部、腋窝、腹股沟明显变黑，并逐渐加重，曾于院外诊为“黑棘皮病”。
- 既往体健，家族中无白癜风病史。
- 体格检查：身高 1.72m，体重 87kg，BMI=29.4，其他系统检查未见异常。
- 皮肤科检查：颈部皮肤较周围皮肤颜色明显变黑，皮纹加深，颈部可见多个白斑，双侧腋窝可见多个白斑，白斑及周围的皮肤增厚，白斑周围皮肤色素明显增加，肛周有一较大的白斑，周围皮肤色素增加，脐周一白斑，周围色素增加。双侧腹股沟色素增加，可见天鹅绒样皮肤增生。

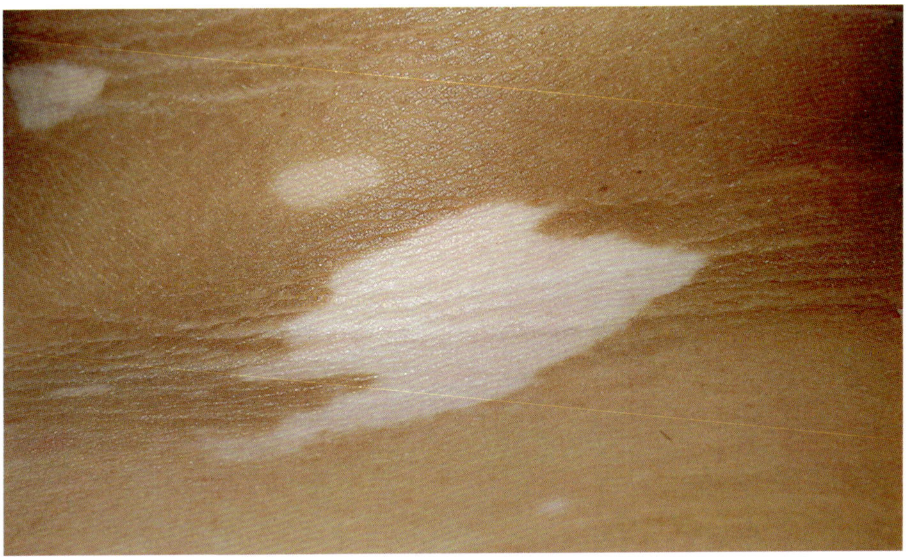

▲ **临床特征：**左颈部皮肤明显变黑，皮纹加深，颈部多个白斑

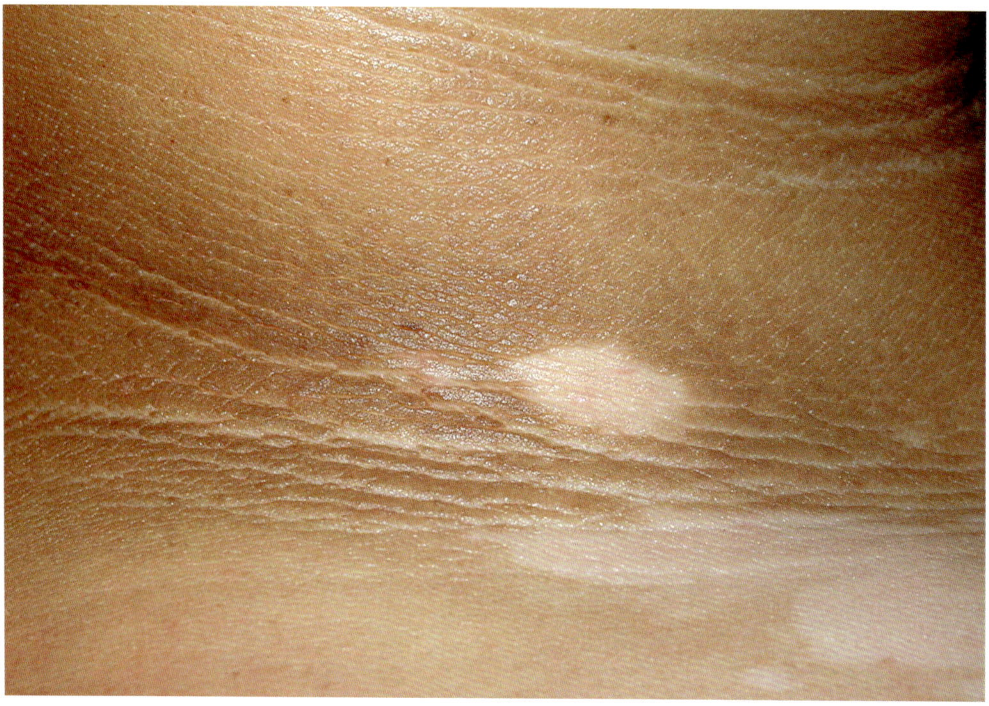

▲ **临床特征：**右颈部皮肤明显变黑，皮纹加深，颈部多个白斑

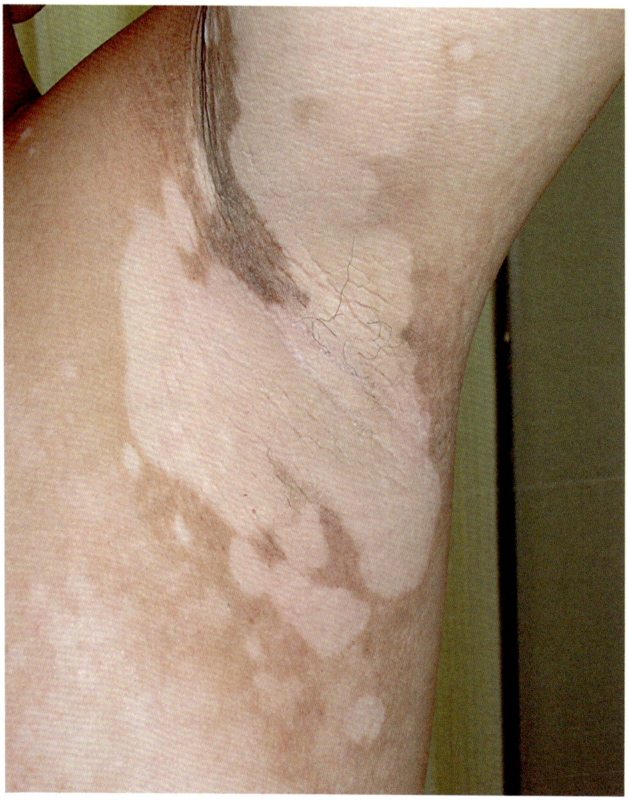

▶ **临床特征：**右腋窝可见多个白斑，白斑及周围的皮肤增厚，白斑周围皮肤色素明显增加

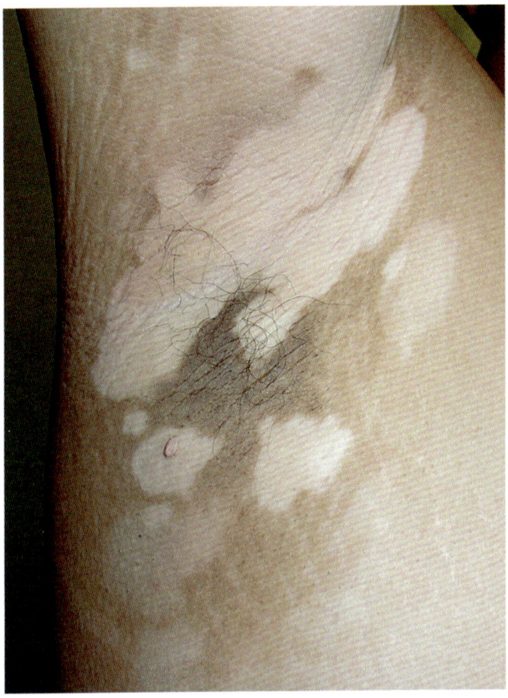

▲ **临床特征：**左腋窝可见多个白斑，白斑及周围的皮肤增厚，白斑周围皮肤色素明显增加

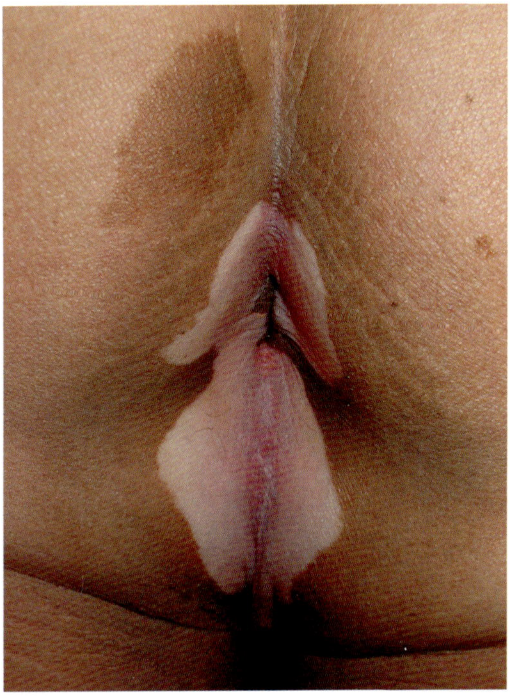

▲ **临床特征：**肛周白斑，周围皮肤色素增加

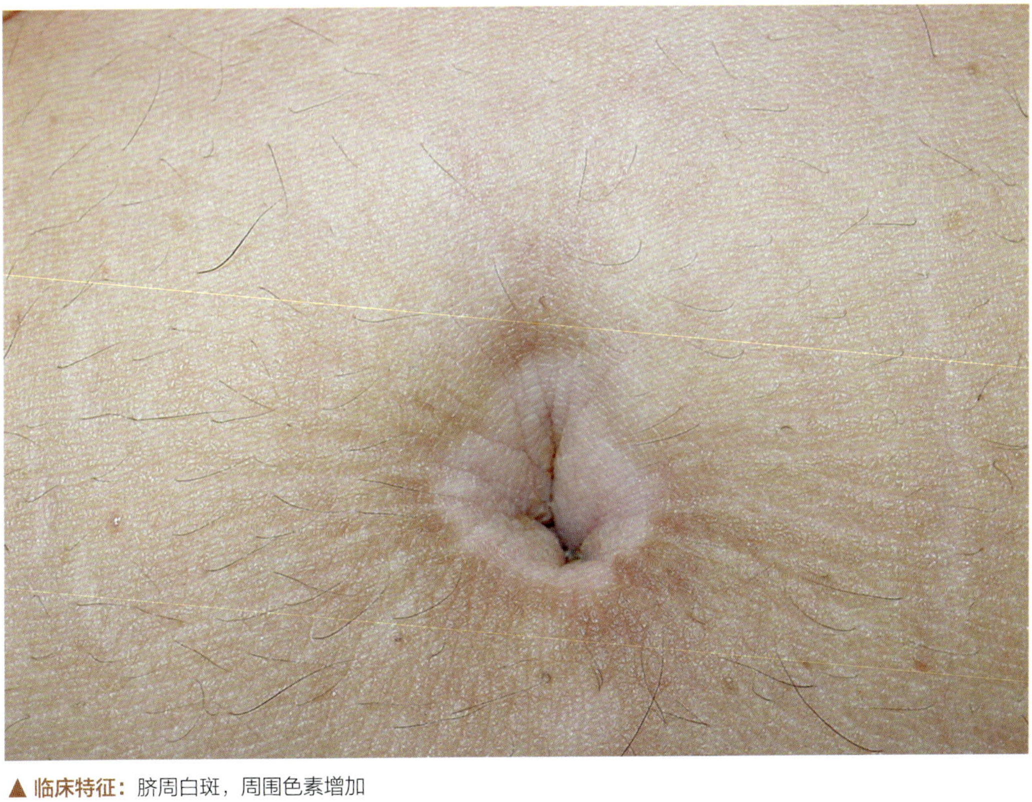

▲ **临床特征：**脐周白斑，周围色素增加

临床要点

- 本病例特点是患者出现假性黑棘皮病 5 年后出现白癜风，而白癜风的白斑主要出现在黑棘皮病色素增加的部位如颈部、腋窝、肛周及脐周。
- 假性黑棘皮病和白癜风均是色素性皮肤病，前者表现为皮肤色素增加，后者表现为皮肤色素减退，两种临床表现截然相反的疾病在同一患者的相同部位发生是非常有趣的临床现象。
- 既往也有文献报道色素较深皮肤如面部、腋窝、腹股沟、乳头周围容易发生白癜风，其机制可能是深色皮肤黑素细胞代谢比较旺盛，从而加速黑素细胞的消耗，同时由于旺盛的黑素代谢，其中间产物过分堆积反过来会杀伤黑素细胞。
- 既往曾有黑棘皮病合并白癜风的报道。报道均为黑棘皮病发病在前，白癜风发病在后，白癜风的白斑主要发生在黑棘皮病皮肤特征突出的部位如颈部、腋窝、腹股沟。
- 患者先后出现假性黑棘皮病和白癜风也可能是体内免疫紊乱的两种不同表现。

（北京医院皮肤科　常建民）

14 病例

寻常性银屑病合并白癜风

Psoriasis vulgaris with vitiligo

临床资料

例 1

- 患者男，42 岁。
- 因头皮、躯干、下肢和双手背红斑鳞屑 6 年伴皮肤色素脱失斑 1 年就诊。
- 患者 6 年前无明显诱因头皮开始瘙痒脱屑，后躯干、下肢相继出现散在的红斑鳞屑。
- 2 年前手背发生类似皮疹，病理检查诊断为寻常性银屑病。
- 1 年前在患者下肢、躯干和手背的原银屑病皮损处及其周围出现大小不一色素脱失斑，无自觉症状。
- 既往体健，无银屑病、白癜风的家族史。
- 皮肤科检查：头皮可见弥漫性银白色鳞屑性斑片，躯干、下肢及手背均见散在或簇集约黄豆大小的点滴状红色丘疹，上覆银白色鳞屑。在部分皮损周围可见大小不一、边缘不规则的色素脱失斑。

例 2

- 患者男，45 岁。
- 因皮肤色素脱失斑近 30 年就诊。
- 既往银屑病病史 12 年，伴瘙痒，无明显季节性，皮疹时好时坏。
- 母亲患白癜风多年，无银屑病家族史。
- 一般情况好，系统检查未见异常。
- 皮肤科检查：手背、躯干、四肢散在大小、形状不一的红色丘疹或斑块，上覆较厚的白色鳞屑，躯干及双手背可见形状不规则的色素脱失斑。

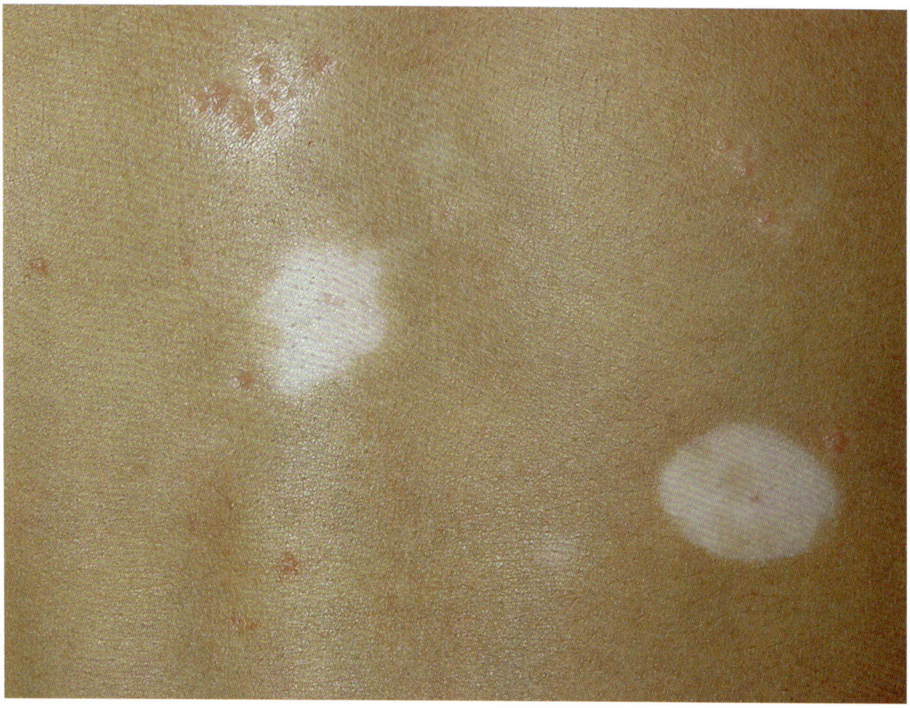

▲ **临床特征（例 1）：**背部散在或簇集黄豆大小的点滴状红色丘疹，基底及周围可见大小不等的色素脱失斑

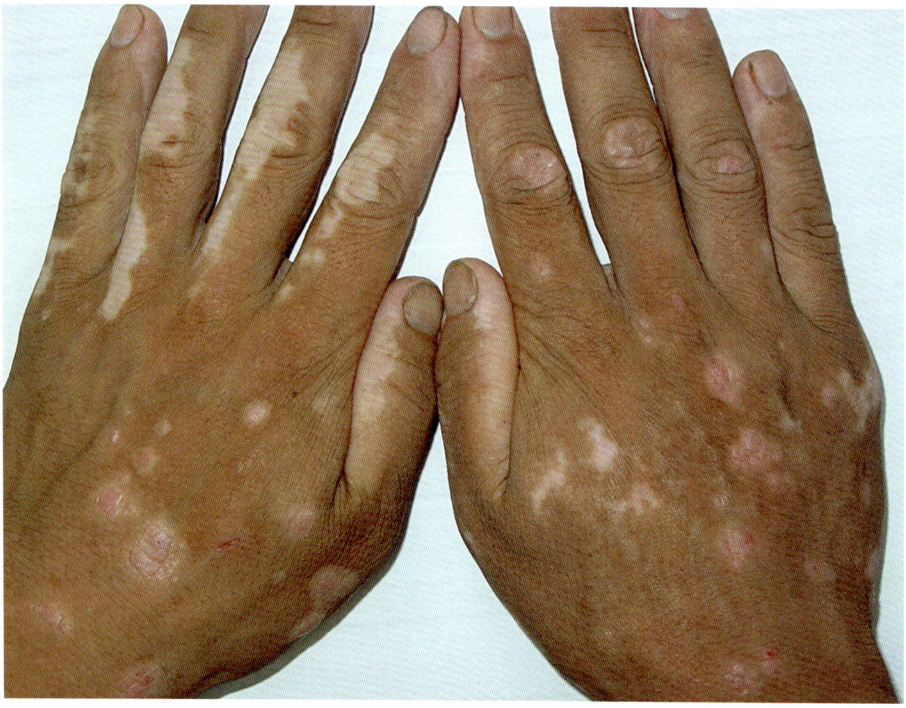

▲ **临床特征（例 1）：**双手背散在点滴状红色丘疹，部分皮疹处及周围可见多个色素脱失斑

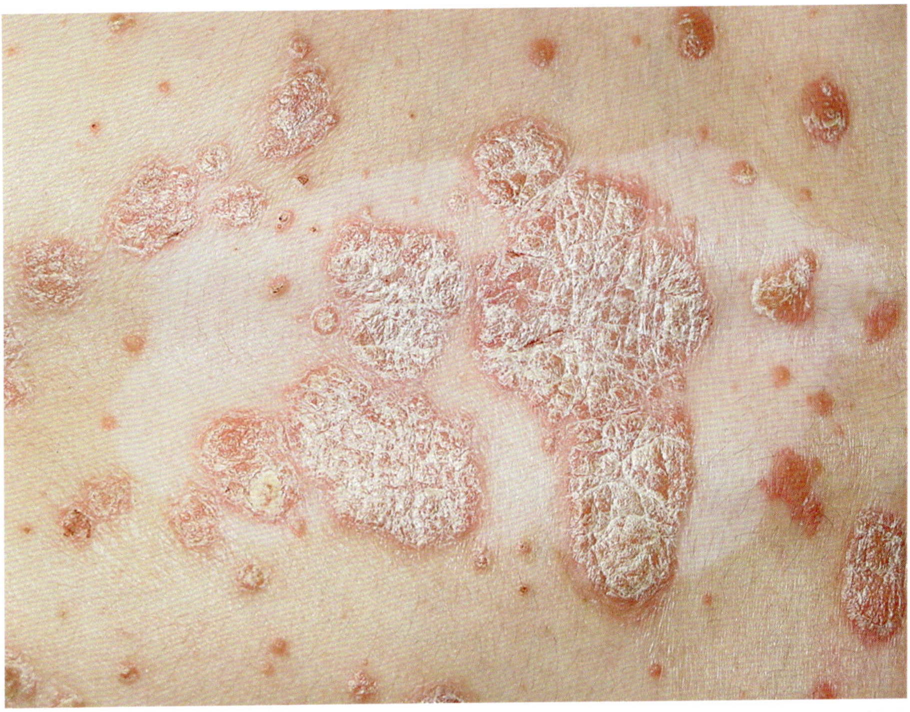

▲ **临床特征（例 2）：** 背部散在大小、形状不一的红色丘疹或斑块，上覆较厚的白色鳞屑，斑块周围可见不规则的色素脱失斑

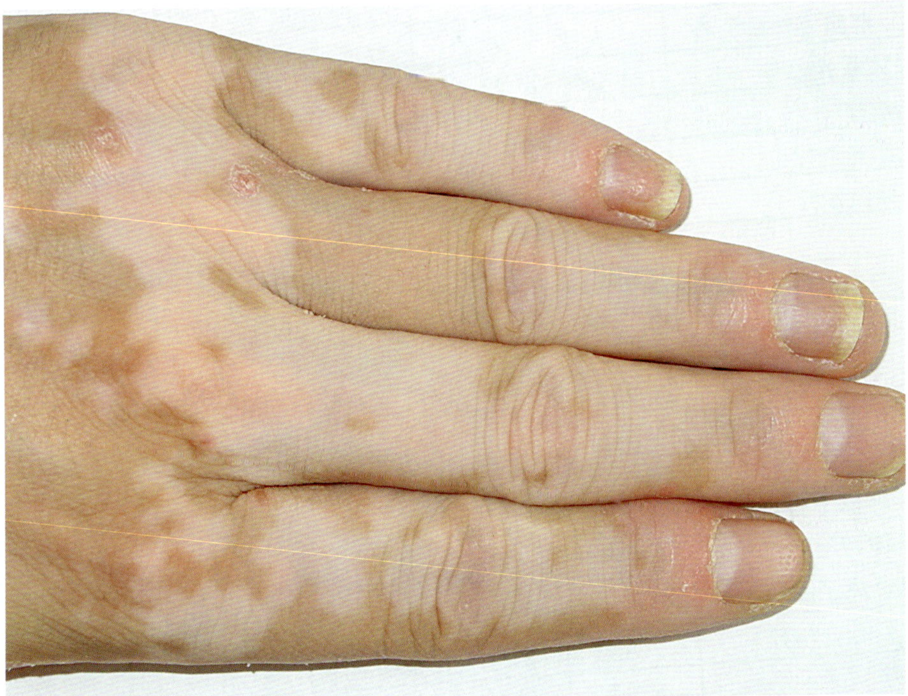

▲ **临床特征（例 2）：** 左手背散在红色鳞屑性丘疹，手背及手指伸侧可见多个色素减退斑

临床要点

- 银屑病和白癜风皆为与遗传及环境有关、病因不清、T 细胞介导的皮肤病。
- 二者有许多相似的诱发因素如情绪紧张、精神创伤等。
- 二者均可出现同形反应。
- 国内有人回顾了 1996—2006 年 10 年间国内 43 例寻常性银屑病合并白癜风的报告，发现白癜风先于银屑病发生的有 26 例，银屑病先于白癜风发病的有 17 例，没有 1 例是两种疾病同时发生的。
- 国外曾报道了 4 例寻常性银屑病的皮损严格局限地发生于白癜风患者的白斑内，这种少见现象有人用“同形反应”来解释。
- 既往发现银屑病合并白癜风时通常白癜风在前；银屑病更易发生于肤色较浅的个体。
- 有人认为皮肤内的黑素减少可能是银屑病发病的易感因素之一，从而导致白癜风并发银屑病。
- 曾有文献报道用 NB-UVB 治疗银屑病 9 个疗程后在原银屑病皮损部位出现了白癜风。
- 曾有报道应用 IFN-α 治疗慢性乙型肝炎的过程中诱发了银屑病合并白癜风。

（北京医院皮肤科 常建民）

15 病例

白癜风患者出现线状白甲

Vitiligo associated with leukonychia striata

临床资料

- 患者男，65 岁。
- 因胸部及双手指皮肤白斑 2 年就诊。
- 患者自 2 年前始无明显诱因胸部出现一白斑，白斑逐渐扩大。
- 3 个月后双手手指末端皮肤逐渐变白。
- 患者近 1 年来发现双手指甲出现白色条纹。
- 20 岁时曾患淋巴结结核，2 年后治愈；5 年前曾发现患有甲状腺肿物，具体诊断不详。
- 皮肤科检查：左胸上部可见一乳白色的白斑，3.0cm×2.5cm 大小，双手除左拇指外其余指甲周围可见白斑，双手指白斑基本对称。右手背可见 2 个直径 1.5cm 的类圆形白斑。10 个指甲甲板上可见纵行白色条纹，双足趾甲未见异常。

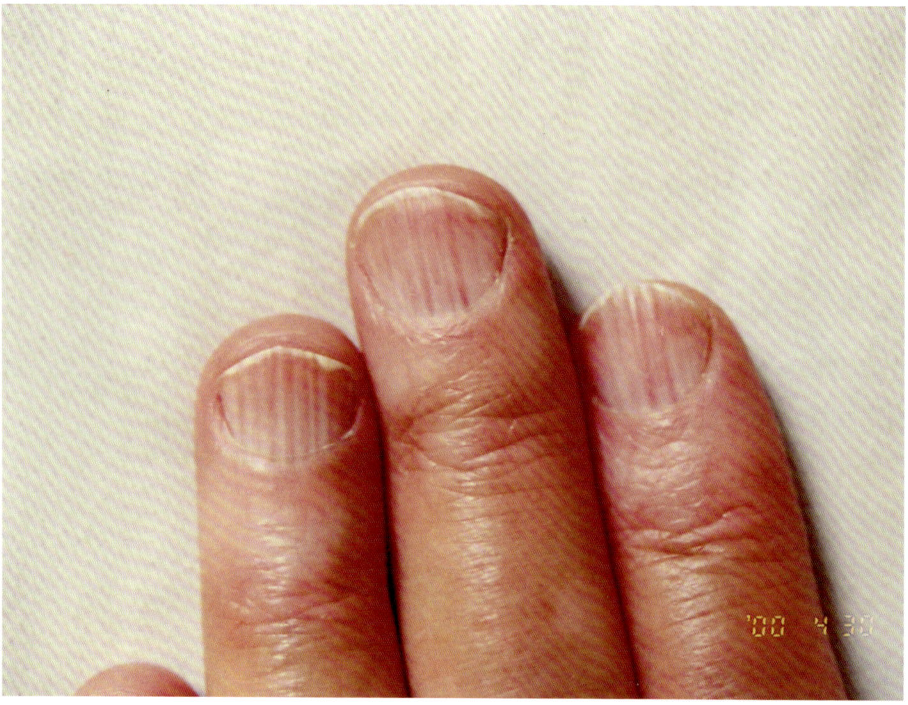

▲ **临床特征：**左手指甲甲板上纵行白色条纹

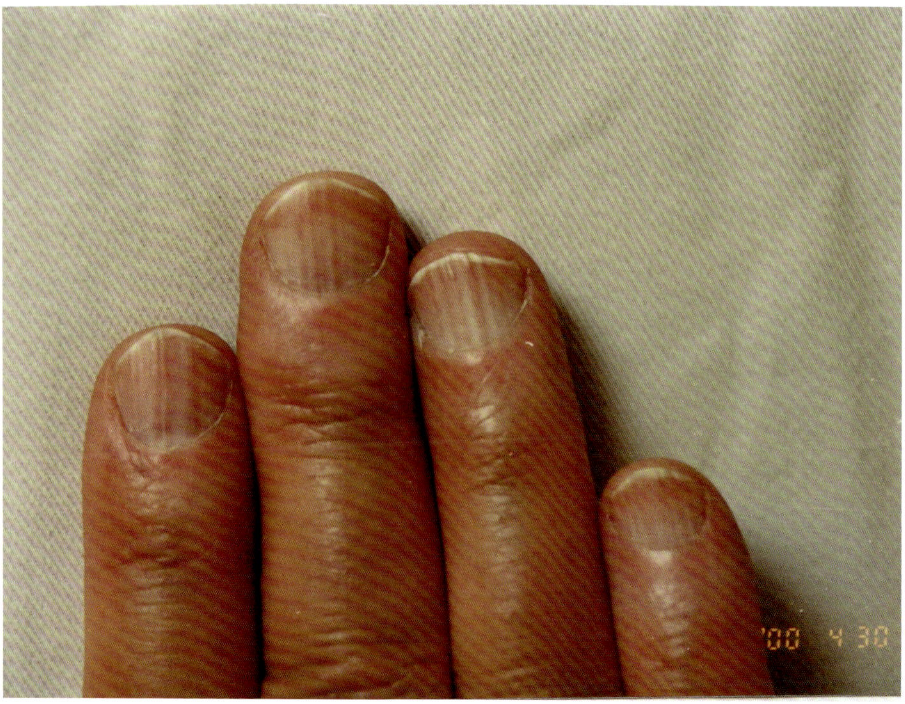

▲ **临床特征：**右手指甲甲板上纵行白色条纹

临床要点

- 白癜风的主要病理特点是表皮内黑素细胞消失。
- 白癜风除了累及皮肤表皮内的黑素细胞外，还可累及人体其他部位如眼、耳部位的黑素细胞。
- 既往已经证实甲母质中存在黑素细胞，主要位于甲母质上皮的基底层。
- 曾有报道白癜风患者出现 20 甲营养不良改变。
- 既往认为白甲的发生是甲母质受到损伤所致。
- 曾有报道毛发扁平苔藓、系统性红斑狼疮、斑秃时出现了白甲，并推测白甲的出现可能是因为这些疾病损伤了甲母质的黑素细胞所致。
- 肿瘤患者在应用某些化疗药物治疗时可出现点状或线状白甲，是化疗药物对甲母质黑素细胞损伤所致。
- 本病例白癜风患者出现线状白甲，是否为白癜风累及甲母质的黑素细胞，导致黑素细胞受到破坏，值得研究。

（北京医院皮肤科 常建民）

16 病例 面部节段型白癜风患者同侧出现白发

Facial segmental vitiligo associated with same lateral poliosis of scalp

临床资料

- 患者女，28 岁。
- 因右面部白斑 2 年就诊。
- 患者于 2 年前右面部出现白斑，未引起患者重视，缓慢逐渐增多。
- 1 年前出现右眼睫毛以及右侧胡须变白。
- 患者自诉发病前半年因生活问题心情不佳。
- 近半年来右侧头部出现散在白发，白发处皮肤无变白。
- 既往体健，家族中无白癜风患者。
- 系统检查未见异常。
- 皮肤科检查：右前额、右上眼睑以及右上唇部片状白斑，白斑均不超过人体中线，右面颊可见 3 个小的白斑，大小不一；右侧眼睫毛以及右侧上唇处胡须部分变白，头部右侧散在白发，白发处皮肤未见白斑，头部左侧未见白发。

▶ **临床特征：** 右前额、右上眼睑以及右上唇部片状白斑

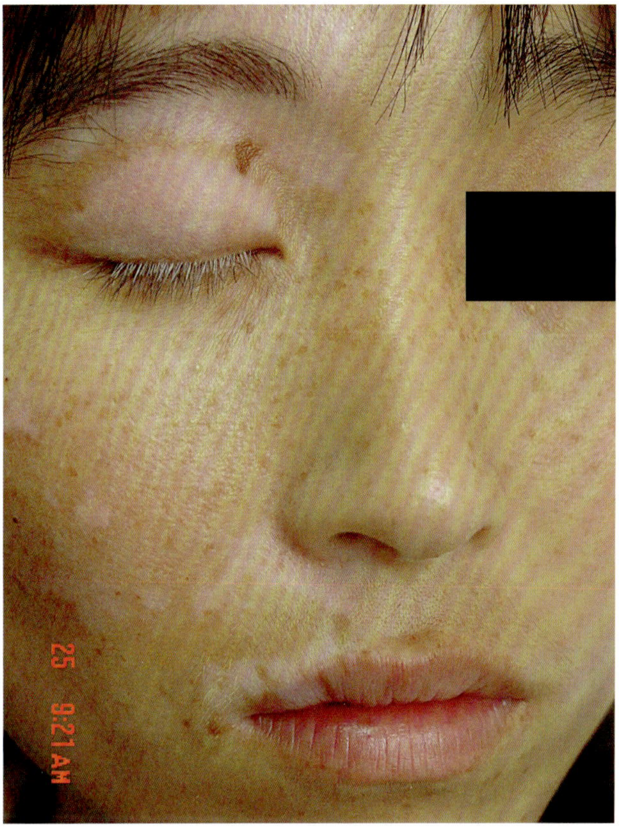

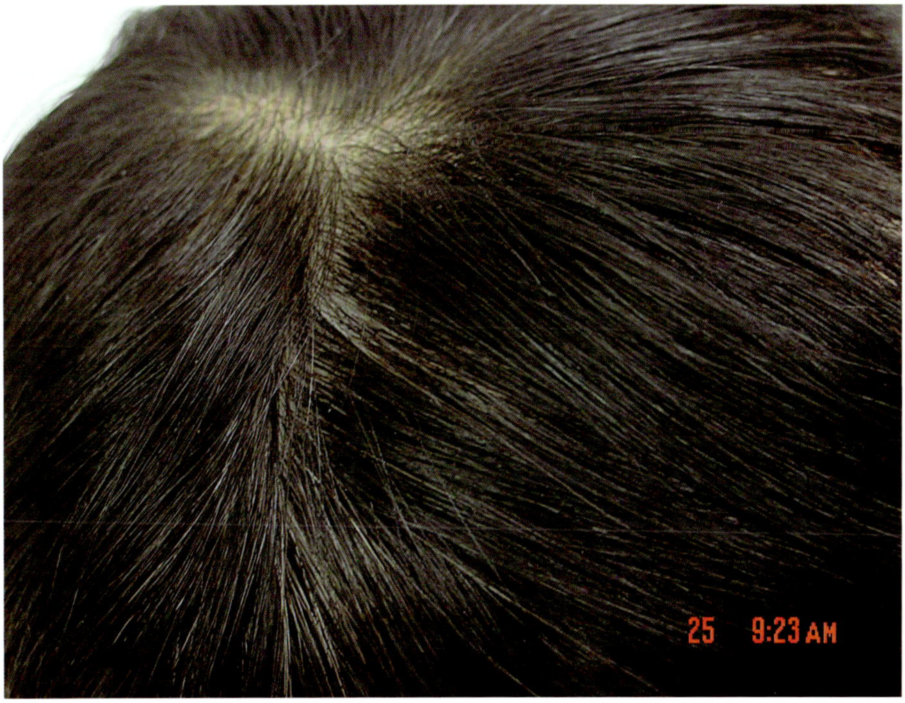

▲ **临床特征：** 头部右侧散在白发，未见该处皮肤白斑

临床要点

- 白发在白癜风中较常见，头发、眉毛、睫毛、腋毛、阴毛以及全身毳毛均可受累。
- 白癜风患者出现毛发变白，说明毛囊的黑素细胞受到破坏。
- 很多观察已经证实白发出现与白癜风的类型无关，节段型和非节段型均可发生。
- 白发出现的数量在不同的患者不同。有的患者全身毛发均可变白，有的患者只是数根毛发受累。
- 在同一白斑区，有的毛发为白色，有的毛发为黑色。甚至在很多患者中皮肤完全变白，而毛发的颜色完全正常。
- 白癜风患者出现的头部白发，有的表现为局限性白发，有的表现为散在白发，有的则全部头发变白。
- 头部白发可伴皮肤白斑，也可仅为白发而无白斑。
- 有的白癜风患者皮肤无白斑，但是毛发变白。这种现象说明即使在同一患者的同一部位，表皮的黑素细胞和毛囊的黑素细胞可不同时受累。有文献将这种情形称为“表皮和毛囊黑素细胞分离现象”(dissociated behaviour of epidermal and follicular melanocytes)。
- 有研究发现白癜风患者的毛发变白并不与病情平行，有白发出现的患者并不比毛发正常者的病情严重。
- 人正常老化过程头部出现的白发与白癜风患者的白发发生机制不同，前者毛囊上黑素细胞存在但功能异常，而后者则是毛囊黑素细胞受到破坏并消失。
- 本病例患者患有节段型白癜风，在面部白斑的同侧头部出现白发，在白发处无皮肤变白，而在对侧头部不出现白发，提示同侧头部出现白发可能是节段型白癜风的一个表现。

（北京医院皮肤科 常建民）

17 病例 先天性色素痣皮损处出现白发

Congenital melanocytic nevus associated with poliosis

临床资料

例 1

- 患者男，44 岁。
- 因右颈部肿物 44 年就诊。
- 患者自出生开始发现右颈部有一褐色黑斑，逐渐增大，其上有黑色毛发，无自觉症状。
- 近 3 年来肿物上部分毛发变白。
- 既往体健，家族中无类似患者。
- 皮肤科检查：右颈部可见一黑褐色斑块，为 4cm×2cm 大小，色素分布比较均匀，表面有较多黑毛，散在白发。

例 2

- 患者女，25 岁。
- 因头部肿物 25 年就诊。
- 患者自出生发现右头部有一褐色斑，逐渐增大，颜色逐渐加深，并突出皮肤表面。
- 近 2 年来肿物上部分毛发变白。
- 既往体健，家族中无类似患者。
- 皮肤科检查：右头部可见一黑褐色斑块，为 8cm×5cm 大小，色素分布比较均匀，表面粗糙不平，散在白发。头部其他部位未见白发。

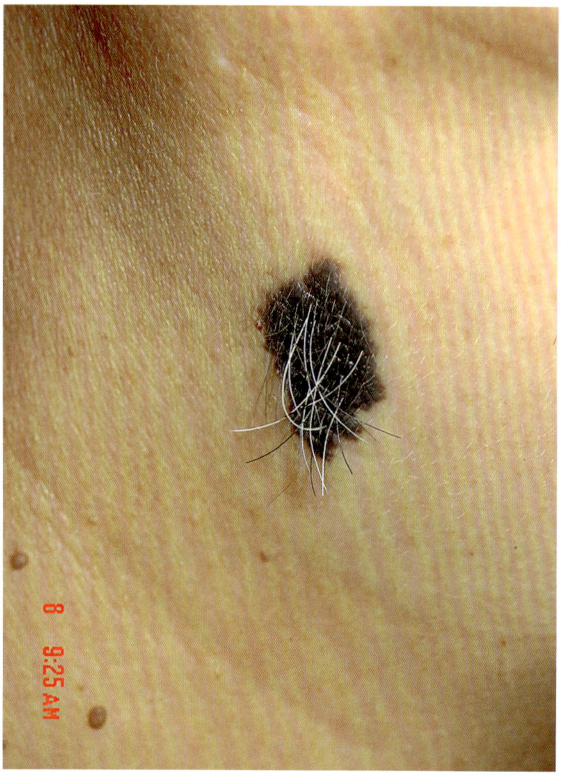

◀ **临床特征（例 1）：** 右颈部可见一黑褐色斑块，表面有较多黑毛，散在白发

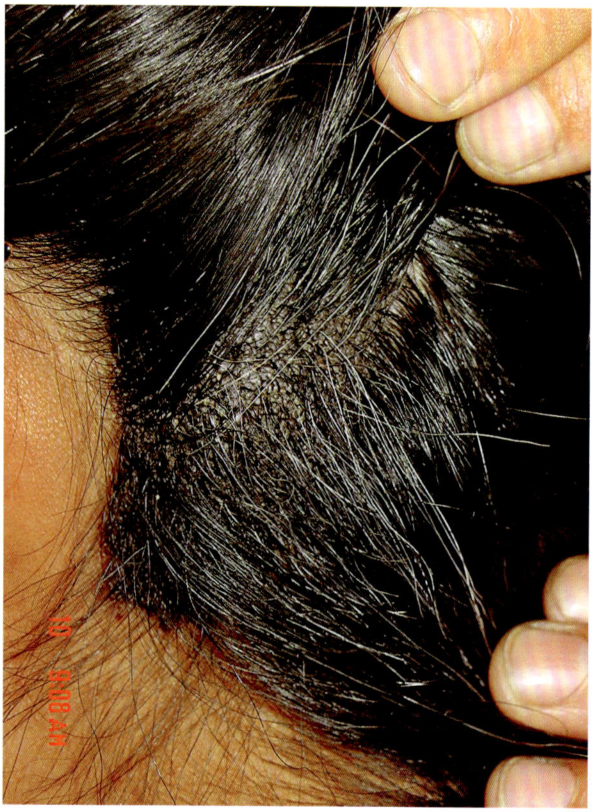

▶ **临床特征（例 2）：** 右头部可见一黑褐色斑块，表面粗糙不平，其上散在白发

临床要点

- 先天性色素痣多于出生时即存在，表现为黑褐色至黑色的斑块。
- 先天性色素痣皮损处可出现黑色粗毛，随着年龄的增长，毛发可增多、增粗、变黑。
- 在先天性色素痣皮损处出现白发，较为少见，其发生机制值得研究。
- 晕痣除在痣周围出现白斑外，皮损处毛发常可变白，这种现象临床上相对常见。其发生机制目前认为是细胞毒性 T 细胞介导的免疫反应不仅破坏了色素痣细胞以及痣周围皮肤表皮基底层黑素细胞，同时也破坏了皮损处毛囊上的黑素细胞，导致白发的发生。
- 本文的 2 例患者除了在色素痣皮损处出现白发外，色素痣及周围皮肤并无色素减退斑出现。
- 有人推测色素痣处白发的发生可能是毛囊上黑素细胞凋亡所致。
- 既往有许多报道恶性黑色素瘤可出现白癜风和白发。
- 巨大先天性色素痣出现白发是否为色素痣的恶变信号，提示应该密切随访，及早发现可能的恶变。

（北京医院皮肤科 常建民）

18 病例 巨大先天性色素痣皮损处出现白发

Poliosis arising from lesion of giant congenital melanocytic nevus

临床资料

- 患者男，34 岁。
- 因胸部黑斑 34 年就诊。
- 患者自出生开始发现胸部有一婴儿手掌大小的黑斑，逐渐增大，无自觉症状。
- 大约自 5 岁开始胸部黑斑出现较多黑色毛发，并逐渐增多。
- 自 32 岁开始胸部黑斑区部分毛发逐渐变白。
- 近 5 年来发现背部先后出现 3 个皮下肿块，切除后病理证实为皮肤纤维瘤。
- 既往体健，家族中无类似患者。
- 体格检查：患者发育正常，系统检查未见明显异常。
- 皮肤科检查：胸部有一巨大的色素痣，为 15cm × 24cm 大小，色素分布比较均匀，色素痣皮损上除了有黑色毛发外，还有较多白发。

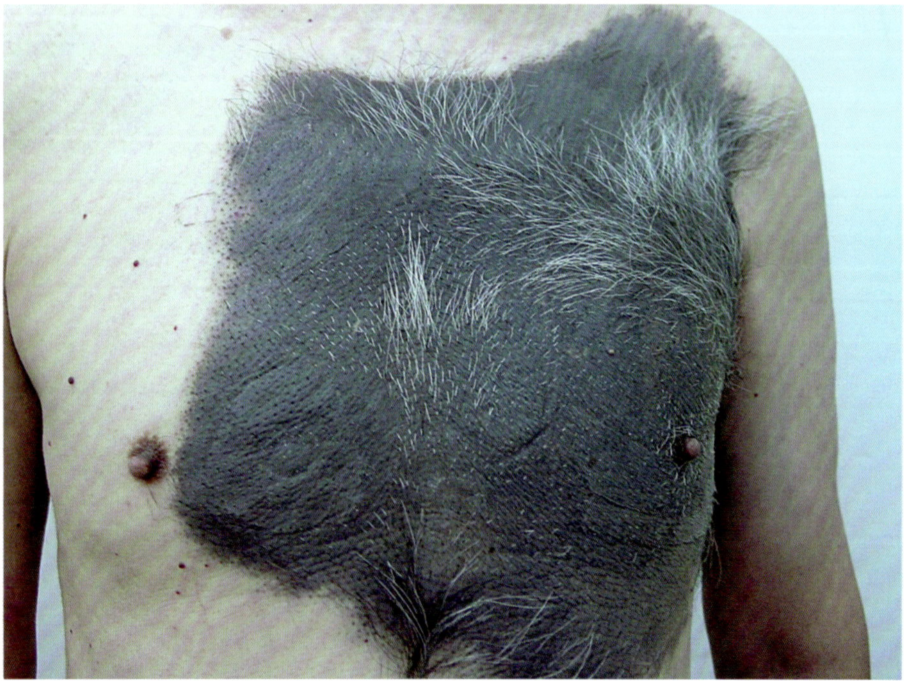

▲ **临床特征：**胸部巨大色素痣上许多白发

临床要点

- 巨大先天性色素痣多于出生时即已经存在。
- 往往较后天性色素痣大，表现为黑褐色至黑色的斑块，表面不规则，通常有小的乳头状隆起。
- 大小由几厘米至波及部分躯体、头皮或整个肢体。
- 巨大先天性色素痣位于脊柱部位时，可合并脊柱裂，位于肢体时，其深部组织可增生或萎缩。有的患者可合并血管瘤、脂肪瘤或神经纤维瘤。
- 巨大先天性色素痣有恶变倾向，约为 4%~10%。
- 在巨大色素痣皮损处出现白发，较为罕见，其发生机制值得研究。
- 既往曾有国外学者报道巨大先天性色素痣的患者在色素痣皮损处出现了白发，在白发及周围区域皮肤无白癜风及皮肤色素减退。作者通过病理检查发现患者白发处毛囊黑素细胞减少，但毛囊周围以及色素痣细胞周围无类似晕痣的炎症细胞浸润反应。因此作者推测色素痣处白发的发生可能是毛囊上黑素细胞凋亡所致。

（北京医院皮肤科 常建民）

19 病例

伏格特－小柳－原田综合征

Vogt-Koyanagi-Harada syndrome

临床资料

- 患者男，61 岁。
- 因面部白斑 2 个月就诊。
- 患者就诊 3 个月前无明显诱因出现头痛、发热（38.5℃）、恶心、呕吐，并出现失明。于眼科诊为双眼急性葡萄膜炎，收住院治疗。
- 入院 2 天后出现听力减退。
- 入院后患者被诊断为原田综合征，给予泼尼松 40mg/d 治疗。
- 3 天后体温恢复正常，1 周后听力恢复正常，双眼能够视物，但仍然模糊，4 周后视力恢复正常。9 周后泼尼松逐渐减量并停服。
- 患者发病 1 个月后双下眼睑下部、口周、前额以及鼻周出现白斑，并出现较多白发。
- 患者发病以来无明显毛发脱落。
- 患者 23 岁时曾患风湿性关节炎。
- 家族中无类似病史患者。
- 皮肤科检查：头部较多白发；双下眼睑、鼻孔周围双口角及下颌白斑。

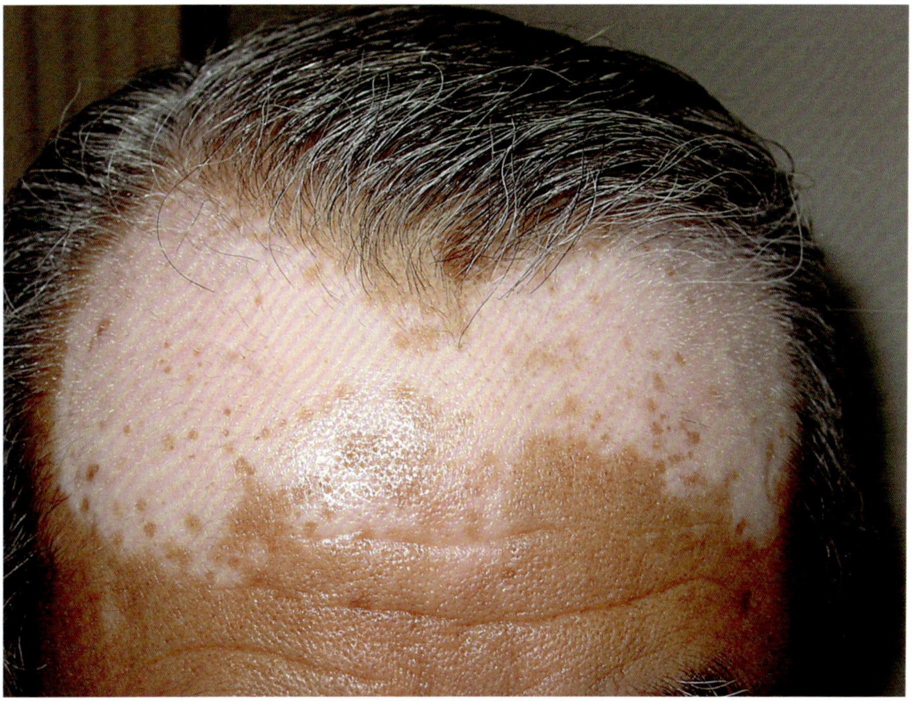

▲ **临床特征：** 前额白斑，头部白发

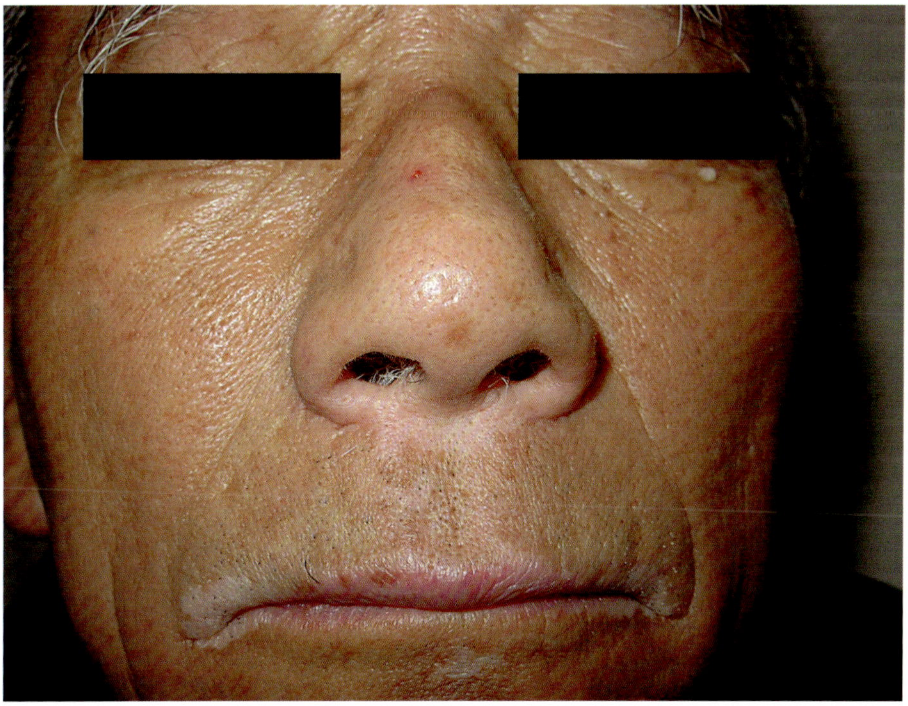

▲ **临床特征：** 双下眼睑、双口角以及鼻孔周围白斑

临床要点

- 伏格特－小柳－原田综合征又称双眼葡萄膜炎白癜风综合征、原田病。
- 是一种罕见的多系统黑色素细胞障碍性疾病。
- 伏格特－小柳－原田综合征常与一些自身免疫性疾病伴发，如桥本甲状腺炎、肾上腺皮质功能减退等。
- 一些学者认为针对黑素细胞的自身免疫反应由病毒感染所诱发，并可引起全身黑素细胞的破坏。
- 伏格特－小柳－原田综合征临床分为3期。第一期为脑膜脑炎期，通常起病急，以不同程度的头痛、发热、恶心及呕吐为特征；第二期为眼病期，以眼及眶上疼痛、畏光、眼部刺激症状、视敏度突然或逐渐降低为特征，此期主要的表现是葡萄膜炎，在这一阶段50%~80%的患者可发生短暂性听力减退，通常是双侧的；第三期为恢复期，此时葡萄膜炎消退，出现白发、脱发、皮肤色素脱失。
- 白发可累及头发、睫毛和眉毛，脱发可为广泛脱落或片状脱落。
- 伏格特－小柳－原田综合征的皮肤色素脱失在临床和组织学上与白癜风无区别。
- 伏格特－小柳－原田综合征应该与Alezzandrini综合征鉴别。后者好发于青少年，表现为单侧视网膜炎并发生视力不良，数月或数年后同侧面部出现白癜风，同侧的头发、睫毛可变灰或变白。有人认为伏格特－小柳－原田综合征与Alezzandrini综合征是同一发病机制的不同临床表现。

（北京医院皮肤科 傅裕）

20 病例 脱色素痣合并咖啡斑

Nevus depigmentosus associated with café au-lait spot

临床资料

- 患者男，13 岁。
- 因背部散在白斑 12 年就诊。
- 患者自 1 岁时左背部出现 4 个小的色素减退斑。
- 12 年来白斑数量无增加，面积逐渐扩大。
- 无自觉症状。
- 出生时即发现左背部色素减退斑的上方有一黑斑，初为五分硬币大小，缓慢扩大，亦无自觉症状。
- 既往体健，曾有青霉素过敏史。
- 家族中无类似患者。
- 皮肤科检查：左背部可见 4 处大小不一、形状各异的白斑，均在左背部沿皮节分布，边界基本清楚，边缘呈锯齿状；在白斑上方可见一褐色椭圆形的色素斑，6cm × 4cm 大小，边界清楚，色素均匀，表面无毛发增加。

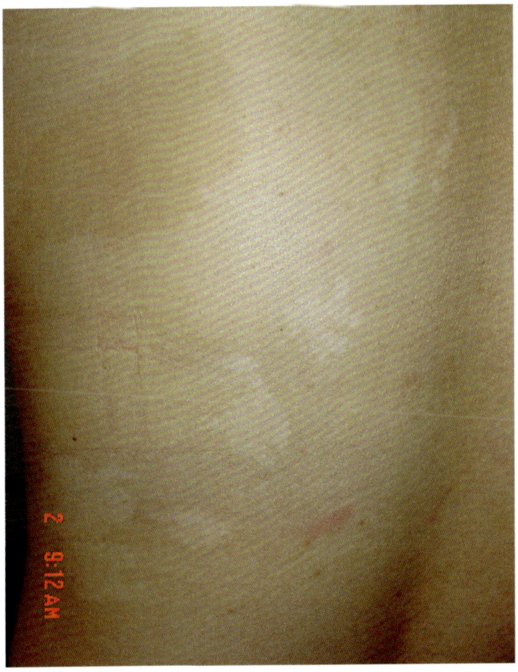

◀ **临床特征：**左背部可见 4 处大小、形状不一的白斑，边缘呈锯齿状；在白斑上方可见一褐色椭圆形的色素斑，边界清楚，色素均匀

临床要点

- 有学者认为脱色素痣的发病是因为黑素细胞树突发育缺陷，影响了正常黑素小体的合成及向邻近角质形成细胞的转运。
- 脱色素痣多于出生时或生后不久即发病，多数病例于 3 岁前发病。
- 本病好发于躯干和四肢近端，皮损往往沿神经节段或Blaschko线分布。
- 发生于躯干处者多呈圆形或椭圆形，四肢的皮损多呈条状或带状分布。
- 皮损大小不一，为局限性不完全性色素减退斑。
- 白斑的境界模糊，边缘可呈锯齿状。
- 在白斑区毛发可以变白。
- 皮损可随身体发育按比例扩大,形态及分布相对稳定，持续终身不变。
- 白斑区内色素一般不会再生。
- 临床上本病可分为三型，即局限型、节段型、旋涡型。
- 咖啡斑临床上较为常见，多为神经纤维瘤病的一个表现，也可单独发生。
- 脱色素痣是色素减退性疾病，而咖啡斑是色素增加性疾病，病理特征上截然相反的两种疾病在同一患者皮肤的相邻部位发生是非常有趣的现象。
- 既往有脱色素痣与雀斑样痣、黑素细胞痣合并发生的报道。
- 脱色素痣与咖啡斑合并发生，二者在发生上是否存在一定的关联，目前尚不明了。
- 有人认为这类患者的黑素细胞可能存在先天缺陷，使得这类患者的黑素细胞或者易于受到破坏出现色素减退性疾病如白癜风、脱色素痣等，或者易于出现增殖或转化，产生色素痣、恶性黑色素瘤或其他色素增加性疾病。

（北京医院皮肤科 常建民）

21 病例

伊藤色素减少症

Hypomelanosis of Ito

临床资料

- 患者男，11 岁。
- 因躯干、四肢色素减退斑 7 年就诊。
- 患者 7 年前躯干、四肢出现色素减退斑，无自觉症状。
- 色素减退斑随着年龄增长逐渐增多扩大，呈线状或带状分布。
- 皮损发生前无红斑、水疱和瘙痒。
- 既往体健，无智力低下及发育异常等。
- 家族中无类似患者。父母非近亲结婚。
- 系统检查未见异常。
- 皮肤科检查：躯干及四肢色素减退斑，呈线状或带状分布，双侧不对称，左侧为重。

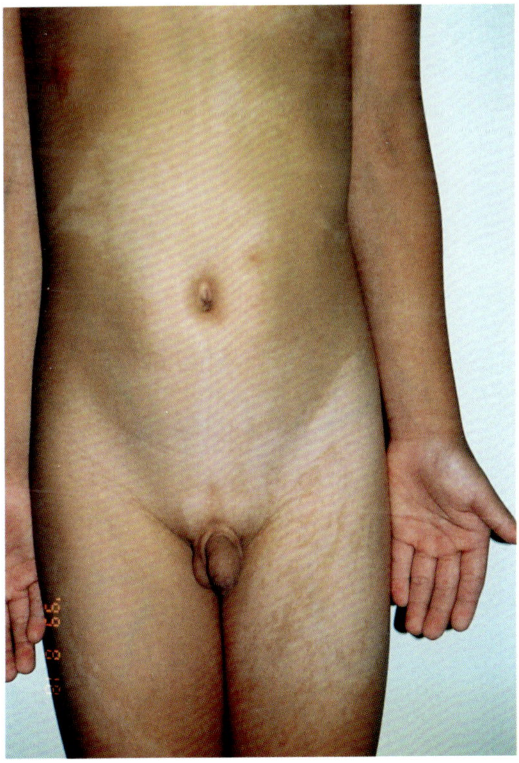

◀ **临床特征：**躯干及四肢色素减退斑，呈线状或带状分布，双侧不对称

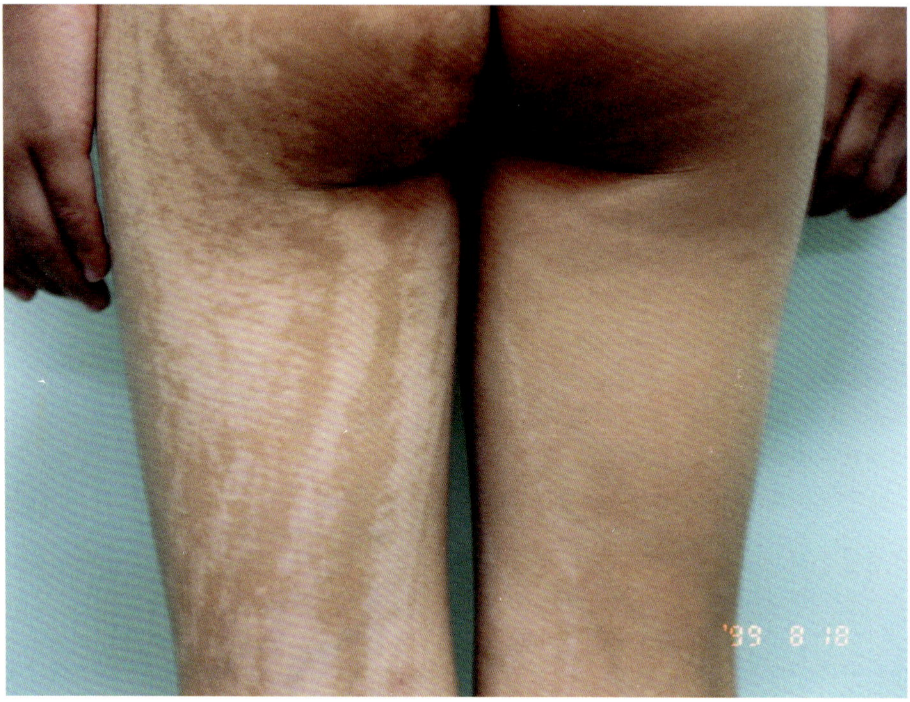

▲ **临床特征：**双大腿屈侧带状分布的色素减退斑，双侧不对称，左侧为重

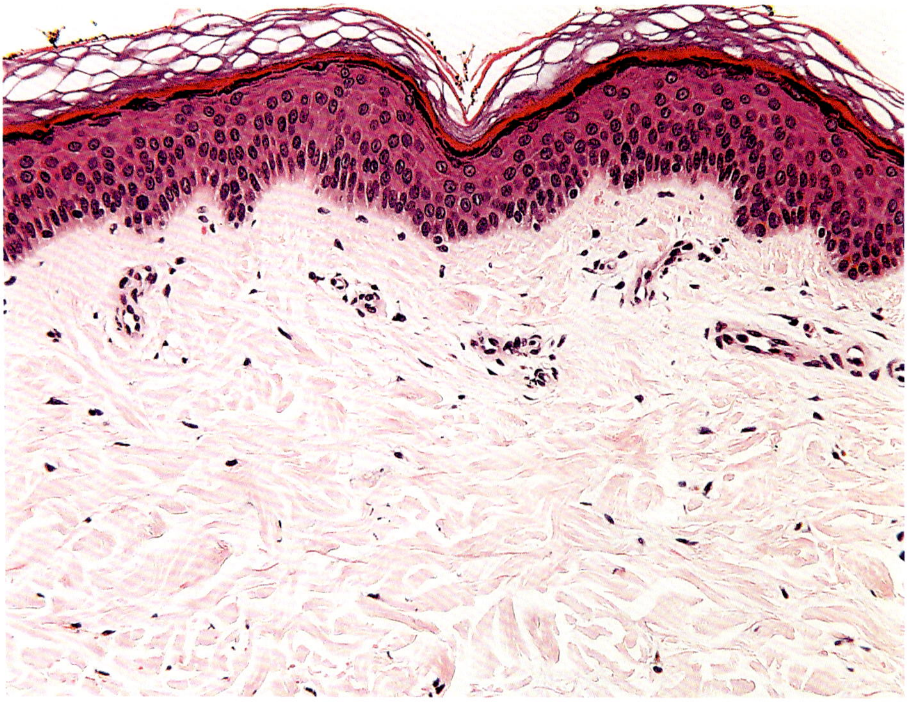

▲ **病理特征：**表皮大致正常，表皮内色素减少，真皮浅层血管周围稀疏淋巴细胞浸润

临床要点

- 伊藤色素减少症（hypomelanosis of Ito）又名无色素性色素失调症（incontinentia pigmenti achromians），于1952年由日本学者伊藤首次报道。
- 多认为是常染色体显性遗传，但很多患者并无阳性家族史。
- 有报道半数以上患者可见多种染色体异常。
- 有学者认为该病与遗传嵌合相关。
- 男女发病之比为1：2。
- 多在12岁之前发病，半数以上患者在出生时或婴幼儿期发病。
- 本病临床上有两种类型：皮肤型和神经皮肤型。本例患者为皮肤型。
- 皮肤型白斑一般出现较晚，常在童年时发生。
- 皮损可呈条纹状、旋涡状、泼墨状、大理石花纹状。
- 多为双侧，但不对称分布，偶可单侧分布。
- 白斑出现之前无炎症现象，也不伴有疣状增生和水疱。
- 除头部、黏膜及掌跖部位，白斑在全身皮肤任何部位均可发生，但以躯干、四肢为多见。
- 神经皮肤型白斑出现较早，多在婴幼儿或出生时发生。除皮肤表现外，常伴有神经功能障碍如智力低下、癫痫、骨骼异常及视力异常，还可伴有身材矮小、口腔发育异常、先天性心脏病、回肠闭锁、性早熟、生殖器发育异常等。
- 病理特征：基底层黑素细胞减少，体积变小，树突减少。
- 本病在临床上应与斑驳病、脱色素痣、节段型白癜风等相鉴别。

（北京医院皮肤科 常建民）

22 病例 伊藤色素减少症合并白癜风

Hypomelanosis of Ito with vitiligo

临床资料

- 患者女，10 岁。
- 因躯干、四肢色素减退斑 9 年就诊。
- 生后一年无明显诱因躯干、四肢出现浅白色斑，部分白斑呈旋涡状或泼墨状，无自觉症状。
- 随年龄增长，皮损逐渐扩延、增多，颜色一直无明显改变。
- 9 岁时无明显诱因左下肢及右胸部各出现一瓷白色斑，发病前无外伤及局部炎症。
- 发育及智力正常，骨骼肌肉无异常。
- 家族中无类似特异色素减退斑病史。父亲患白癜风，母亲有面部雀斑。
- 皮肤科检查：面部、躯干、左下肢可见大小不等色素减退性浅色白斑，部分白斑呈旋涡状或泼墨状，边界清楚但不规则，白斑周围无色素加深。左下肢及右胸部各有一个 2 分硬币大小、界限清楚的瓷白色色素脱失斑。头部可见散在白发，其基底皮肤为正常肤色，手指甲可见白点。

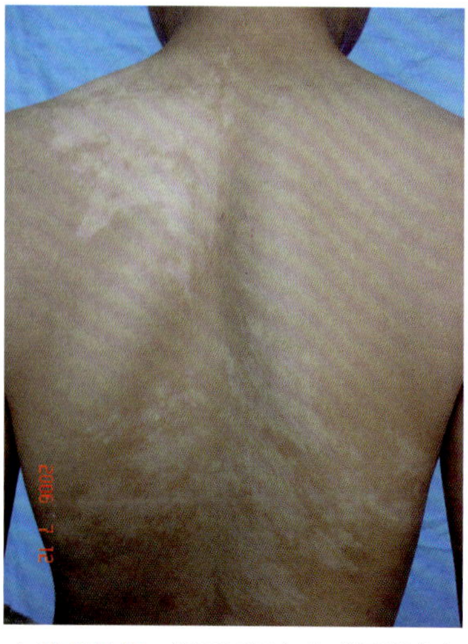

▲ **临床特征：** 躯干可见色素减退性浅白色斑，呈旋涡状或泼墨状，边界清楚但不规则，白斑周围无色素加深

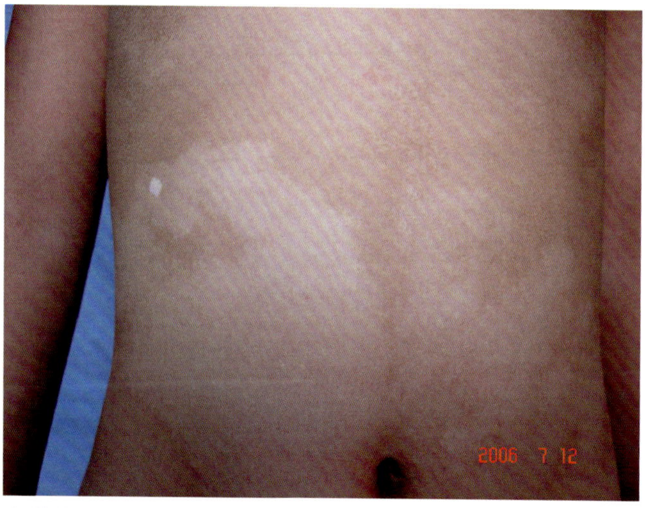

▲ **临床特征：** 躯干可见色素减退性浅白色斑，右胸部一个硬币大小、界限清楚的瓷白色色素脱失斑（白癜风皮损）

临床要点

- 伊藤色素减少症又称为无色素性色素失调症。
- 病因尚不明了，有人认为可能属于常染色体显性遗传或性连锁遗传。
- 此病女性多见，男女之比为 1：2。
- 早期白斑可进行性扩延、增多。白斑出现前无炎症现象。白斑可发生于除头皮、掌跖及黏膜以外的任何部位。
- 好发部位依次为躯干、四肢、面部、颈部及臀部。
- 绝大多数患者在出生时或生后 1 年内出现色素减退性白斑，白斑呈特殊的旋涡状、条纹状、泼墨状等排列。
- 可单侧或双侧，双侧而不对称分布最多见。
- 临床有皮肤型和神经皮肤型两种类型。皮肤型白斑出现晚，常于童年晚期发生，并持续至成年早期后自行消退。神经皮肤型白斑出现早，多在婴儿期及出生时发生，并伴有中枢神经系统功能障碍。皮肤外器官受累除神经系统外还可有骨骼肌肉受累。
- 组织病理学可见表皮多巴阳性黑素细胞数目减少，体积变小，树突短而且少。
- 临床上需要与无色素性痣、贫血痣、斑驳病、白癜风等其他先天性或后天性色素减退性皮肤病鉴别。
- 伊藤色素减少症与白癜风合并发生罕见，两者之间关系尚不明确。

（北京大学人民医院皮肤科 杜娟）

23 病例

斑驳病

Piebaldism

临床资料

- 患儿女，10 个月。
- 因额部白斑 10 个月就诊。
- 患儿于出生时额部出现白斑，呈菱形，边界清楚，受累区部分头发、眉毛变白。额部白斑的面积随患儿长大而扩大。
- 既往体健。患儿发育正常。无面部畸形、虹膜色素异常、耳聋或贫血等。
- 家族史：患儿母亲出生时额部亦出现类似白斑，皮损处部分头发、眉毛变白，躯干、四肢未见明显的白斑和色素斑。白斑随患者年龄增长而增大。父母非近亲结婚，家族其他成员中无类似疾病患者。
- 皮肤科检查：患儿及其母亲前额及前顶部均可见白斑，略呈菱形，境界清楚，部分头发、眉毛亦为白色。患儿白斑中央可见两处正常皮岛。

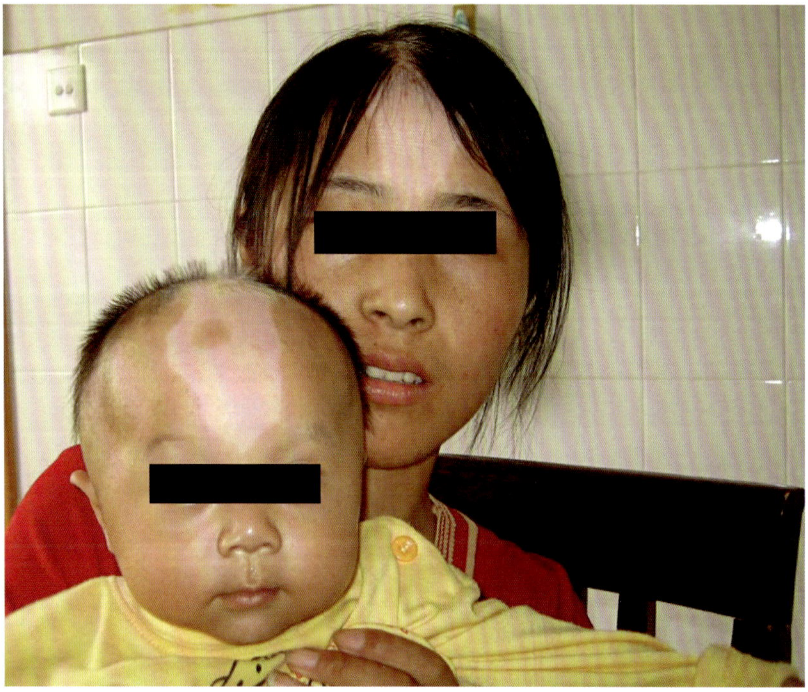

▲ **临床特征：**患儿及其母亲前额及前顶部均可见白斑，略呈菱形，境界清楚，部分头发、眉毛亦为白色。患儿白斑中央可见两处正常皮岛

临床要点

- 斑驳病（piebaldism）又称图案状白皮病（patterned leukoderma），由 Morgan 于 1786 年首次报道。
- 斑驳病是一种少见的先天性常染色体显性遗传性疾病，其主要的致病基因是位于染色体 4q21 区带的 c-kit 基因。
- 本病患病率估计低于 1：20 000，男女患病率大致相等，无种族差异。
- 发病有家族遗传倾向。
- 显著的临床特征是前额中线三角形或钻石形白发及白斑，眉毛和睫毛也可以变白，躯干前后、中上臂至手腕、大腿至小腿、胫部也可见白斑。
- 另一重要的临床特征是在白斑部位或正常皮肤部位可见过度的色素沉着斑。
- 病理显示白斑部位黑素细胞完全缺失。
- 本病在临床上应与白癜风、无色素性痣、贫血痣、白化病、伏格特－小柳　原田综合征、Waardenburg 综合征等相鉴别。

（中国医学科学院皮肤病研究所　宗文凯）

24 病例

Marshall-White 综合征

Marshall-White syndrome

临床资料

- 患者男，38 岁。
- 因双下肢白斑 3 年就诊。
- 患者 3 年前无明显诱因双下肢出现白色斑点，尤以双下肢下垂时明显。
- 平卧或双下肢抬高数分钟后白斑减轻或消失。
- 无自觉症状。
- 白斑以双下肢屈侧为著。
- 自觉夏季为重，冬季减轻。
- 既往体健。患者性格内向，近 2 年来睡眠欠佳，尤以夜间入睡困难。
- 家族中无类似患者。
- 系统检查：患者营养及发育正常，心电图检查有窦性心律不齐。
- 皮肤科检查：双下肢屈侧可见散在分布的淡白色斑，呈豆状、圆形、类圆形，黄豆大小。高举下肢 3 分钟后，大部分皮疹消失，部分皮疹明显减轻。

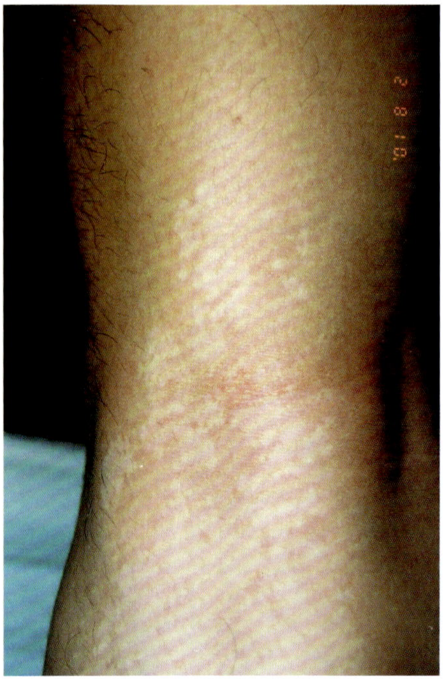

◀ **临床特征：** 右下肢屈侧不规则的淡白色斑

临床要点

- Marshall-White 综合征又名 Bier 贫血斑（Beir's spot）、Bier 综合征。
- 本病于 1898 年由 Bier 首先报告。
- 本病的病因目前尚不明了。神经精神状态不稳定导致毛细血管功能失调是可能的因素。
- 白斑可能是血管痉挛引起局部缺血、缺氧所致。
- 本病好发于四肢末端如手掌和足背，但也有发生于躯干的报道。
- 表现为豆状、圆形或类圆形的淡白色斑，境界清楚，不融合。
- 有时在淡红色的皮肤中出现白色的斑点。
- 四肢的皮损在肢体下垂时明显，抬高患肢时皮损消失或减轻。
- 患者可伴有失眠及心动过速。
- 本病一般不需要治疗。

（北京医院皮肤科 常建民）

25 病例 星状自发性假瘢

Stellate spontaneous pseudoscars

临床资料

- 患者女，48 岁，农民。
- 因双手背白斑 1 个月就诊。
- 患者 1 个月前发现双手背出现色素减退斑并逐渐增多，无自觉症状。
- 曾于外院诊为白癜风，未予治疗。
- 患者为农民，主要从事水稻种植，每年春夏季节在田间劳动较多。
- 在发病前 1 个月患者经常在田间劳动，自诉双手受日光照射较多。
- 在发病前双手背皮肤未接受任何外用药治疗，无外伤史。
- 既往体健，家族中无白癜风及类似患者。
- 皮肤科检查：双手背可见星状或树枝状色素减退斑，似萎缩性瘢痕，色素减退斑处皮肤未见明显萎缩。双手背色素略加深。
- 病理检查：表皮角化过度，棘层厚度正常，真皮浅层少许淋巴细胞浸润，真皮上部可见轻度日光弹力纤维变性。

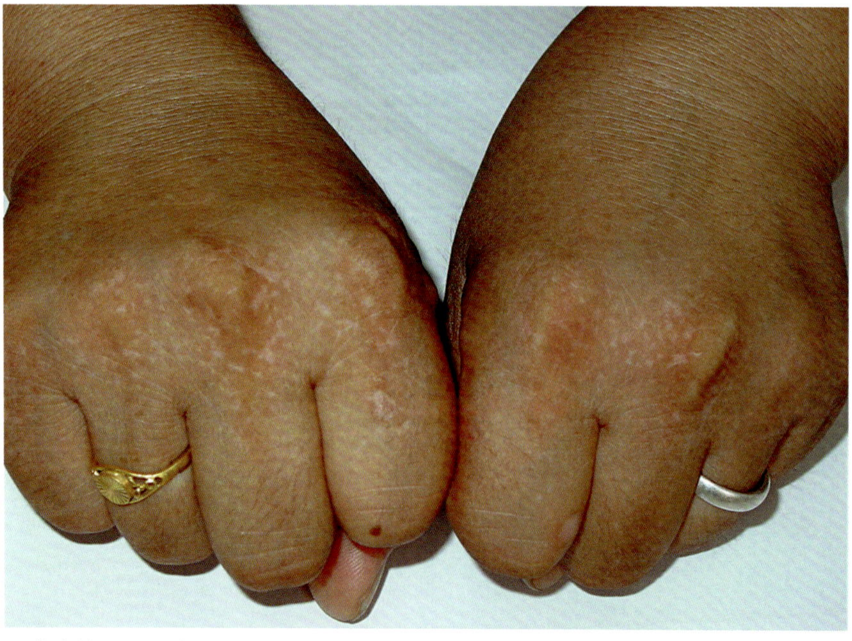

▲ **临床特征：**双手背呈星状或线状的色素减退斑

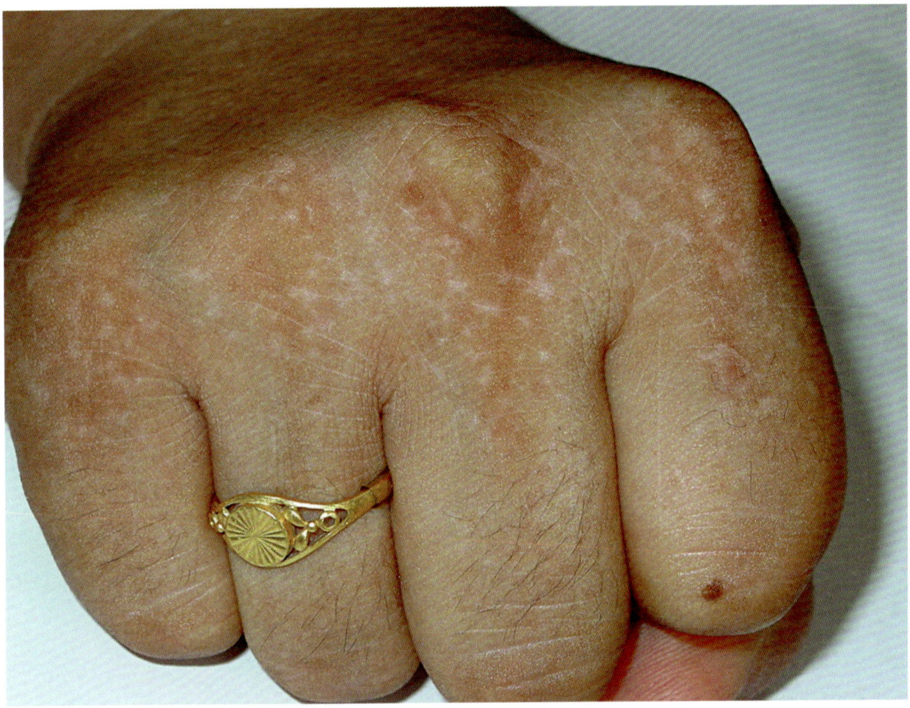

▲ **临床特征：**右手背呈星状或线状的色素减退斑

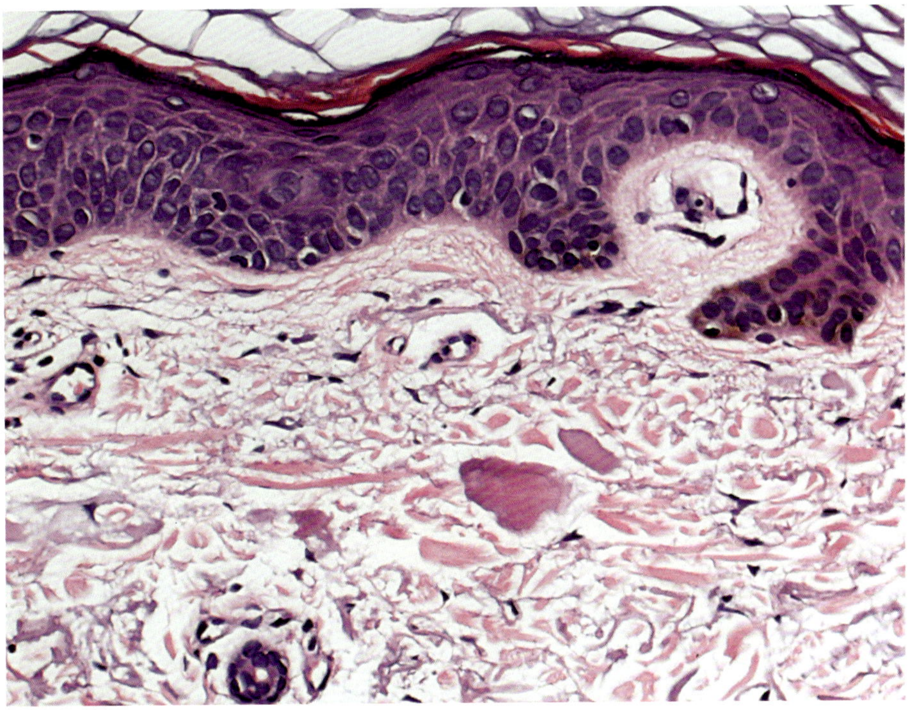

▲ **病理特征：**表皮角化过度，真皮上部可见轻度日光弹力纤维变性

临床要点

- 星状自发性假瘢（stellate spontaneous pseudoscars）由法国 Colomb 等于 1967 年首次报告并命名。
- 由于皮损形态多呈星状，似瘢痕，故称为星状假瘢；由于皮损发生前无明确的外伤或原因，“自然”发生，故名为星状自发性假瘢。
- 本病的好发部位是手背和前臂。
- 特征性皮损是白色、星状、瘢痕样的斑。
- Colomb 将星状自发性假瘢分为两种临床类型：老年型（senile forms）和前老年型（presenile forms）。
- 老年型星状自发性假瘢的好发部位是手背和前臂，很少发生在身体的其他部位。患者的年龄大于 60 岁，尤其好发于 70 岁以上的老年人。
- 根据皮疹形态 Colomb 将星状自发性假瘢分为 A、B、C、D、E 5 种主要类型。
- A 型：皮损为三角星形；B 型：皮损为多角星形，边缘呈锯齿状或不规则；C 型：皮损呈线状；D 型：皮损界于线状和星型之间；E 型：皮损为斑片状。
- Colomb 将在同一患者的相同部位出现的皮肤萎缩、紫癜、星状自发性假瘢称为三联征。
- 老年型星状自发性假瘢的病理特征：皮肤萎缩，可见日光弹力纤维变性改变，弹力纤维减少或消失。

（北京医院皮肤科 常建民）

26 病例

糖皮质类固醇激素局部封闭导致皮肤色素减退

Perilesional hypopigmentation after intralesional corticosteroid therapy

临床资料

例 1

- 患者女，53 岁。
- 因左手腕色素减退斑 1 个月就诊。
- 患者 3 个月前因左手腕疼痛于骨科就诊，诊为腱鞘炎，给予去炎舒松混悬液（曲安奈德）1ml 局部封闭治疗。
- 2 个月后注射处皮肤出现色素减退。
- 皮肤科检查：左手腕伸侧可见 5.5cm×3.2cm 的长方形的色素减退斑，边界基本清楚，皮肤未见萎缩。

例 2

- 患者女，43 岁。
- 因左手腕色素减退斑 20 天就诊。
- 患者 2 个半月前因左手腕疼痛于骨科就诊，诊为桡骨腱鞘炎，给予复方倍他米松注射液（得宝松）1ml 局部封闭治疗，每月治疗 1 次，共治疗 2 次。
- 第 2 次局部封闭治疗半个月后注射部位及周围皮肤出现色素减退。
- 皮肤科检查：左手腕内侧以及手背可见 6.0cm×2.5cm 的长方形的色素减退斑，与上肢平行，边界模糊。

例 3

- 患者女，40 岁。
- 因右手腕色素减退斑 2 个月就诊。
- 患者 4 个半月前因右手腕疼痛于骨科就诊，诊为桡骨肌腱腱鞘炎，给予复方倍他米松注射液（得宝松）1ml 局部封闭治疗 1 次。
- 2 个月后注射部位及周围皮肤出现色素减退。
- 皮肤科检查：右手腕桡侧以及手背可见一不规则的色素减退斑，4.5cm×2.5cm 大小，边界模糊。

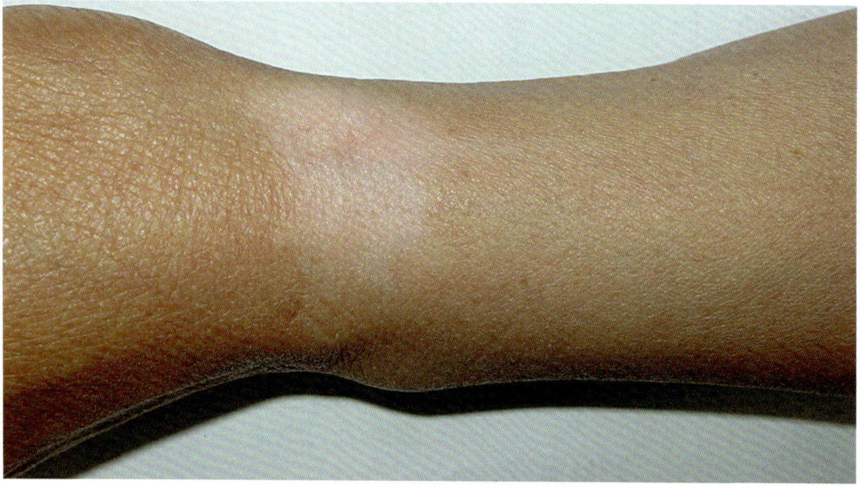

▲ **临床特征（例 1）：** 左手腕伸侧可见长方形的色素减退斑

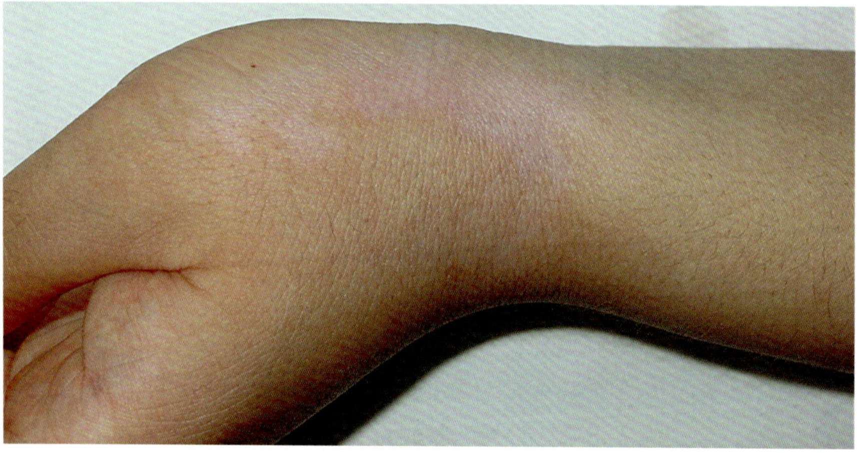

▲ **临床特征（例 2）：** 左手腕内侧以及手背可见带状的色素减退斑

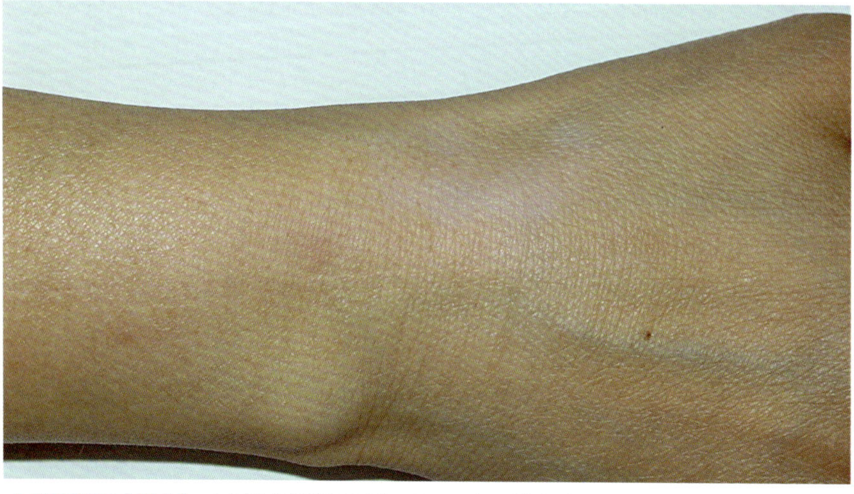

▲ **临床特征（例 3）：** 右手腕桡侧以及手背可见一不规则的色素减退斑

临床要点

- 糖皮质类固醇激素局部封闭治疗是临床中常用的治疗方法。
- 骨科常用于关节或肌肉的非感染炎症的治疗。
- 皮肤科常用于治疗瘢痕疙瘩、斑秃或顽固性局限性皮炎。
- 糖皮质类固醇激素局部封闭常见的副作用是注射部位局部发生萎缩，但也有出现线状色素减退的报道。
- 在既往的报道中，色素减退可发生在单次局部注射后，也可以发生在多次注射后。
- 发生的时间可在局部注射后数周或数月后。
- 色素减退可自行消退，也可持续不退。
- 糖皮质类固醇激素局部封闭治疗后皮损周围出现的色素减退的机制尚不明了，有研究发现色素减退处皮肤黑素细胞数量减少或活性减低。
- 色素沉着是长期外用糖皮质类固醇激素常见的副作用，尚没有关于外用糖皮质类固醇激素出现色素减退的报道，既往也没有关于糖皮质类固醇激素局部封闭治疗后皮损周围出现色素增加的报道。
- 糖皮质类固醇激素局部封闭与外用在皮肤上出现相反的颜色变化，是非常有趣的现象。
- 既往关于糖皮质类固醇激素局部封闭治疗后皮损周围出现的色素减退大部分均呈线状分布，其机制也不甚清楚。有人认为其色素减退与该处皮肤淋巴管走行一致，其发生可能是因为糖皮质类固醇激素自注射部位沿淋巴管扩散，从而影响其上的表皮尤其是黑素细胞的功能，产生色素减退。但也有人认为色素减退与静脉走行一致。
- 既往关于糖皮质类固醇激素局部封闭治疗后皮损周围出现的色素减退大部分患者为女性，性别是否为其发病原因值得以后进一步研究。

（北京医院皮肤科 常建民）

27 病例

进行性斑样色素减少症

Progressive macular hypomelanosis

临床资料

- 患者女，21 岁。
- 因躯干皮疹 1 年就诊。
- 患者 1 年前无明显诱因于背部出现多个圆形色素减退斑，无自觉症状。
- 1 年来色素减退斑逐渐增多至腰骶部、腹部，部分融合成片。
- 既往体健。
- 家族史：父母非近亲结婚，家族中无类似疾病史。
- 皮肤科检查：背部、腰骶部、腹部可见多个圆形或椭圆形色素减退斑，部分融合成片。

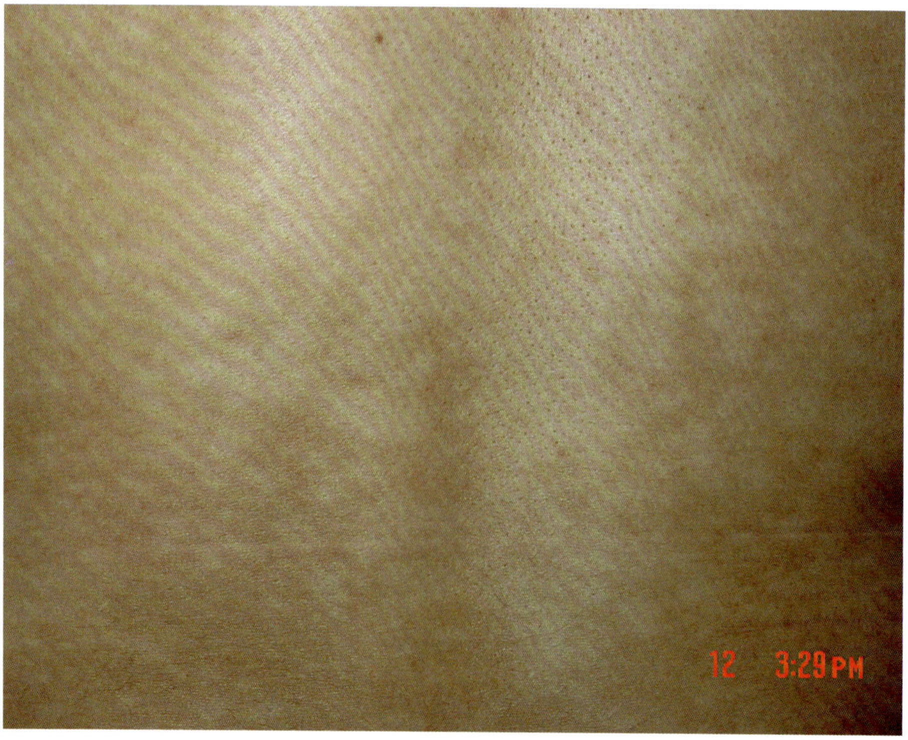

▲ **临床特征：** 腰背部呈圆形或椭圆形色素减退斑，部分融合成片

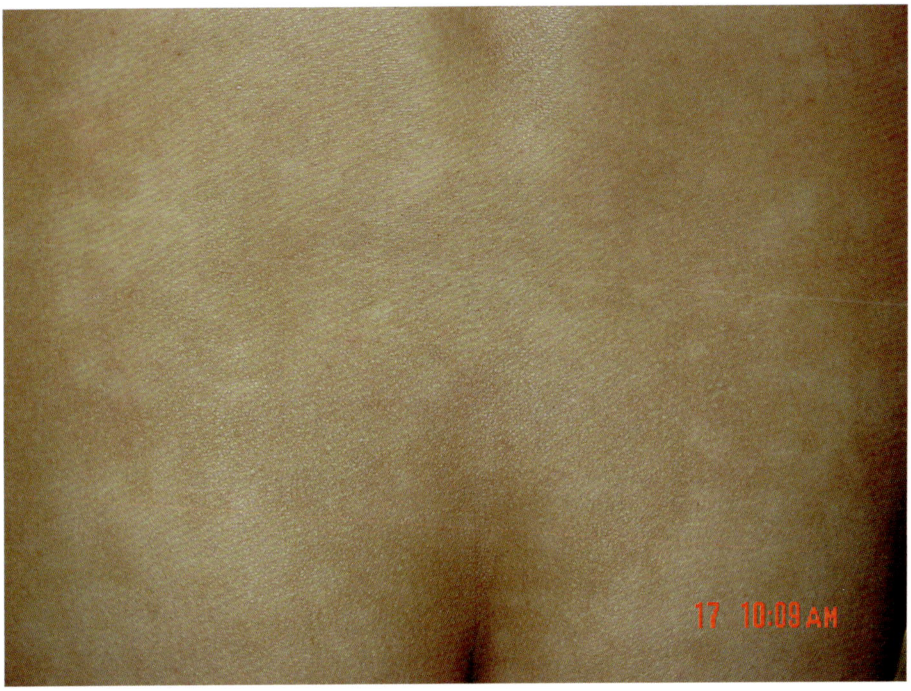

▲ **临床特征：** 腰骶部呈圆形或椭圆形色素减退斑，部分融合

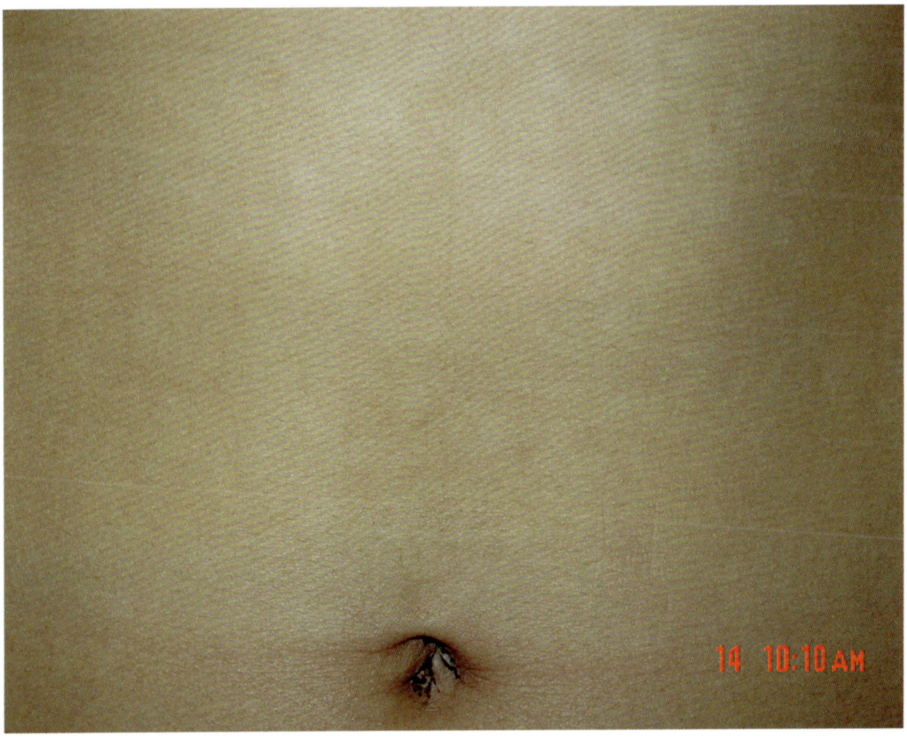

▲ **临床特征：** 腹部呈圆形或椭圆形色素减退斑

临床要点

- 本病于 1987 年首次由 Borelli 描述。
- 目前病因不明，有人认为与遗传相关，也有人认为与糠秕马拉色菌或痤疮丙酸杆菌感染有关。
- 全球均有发病，以热带地区的黑人或有黑人血统的人群多见。
- 目前尚未发现与此病相关的系统性疾病。
- 好发于 10～30 岁女性。
- 对称分布于躯干，偶可累及四肢近端或头颈部，几乎所有的患者均有腰部受累。
- 皮损表现为圆形或椭圆形色素减退斑，直径 1～3cm，边界不清。
- 皮损数目可进行性增多，并可融合成较大的斑片，表面光滑，无鳞屑。
- 发病前无炎症、感染或外伤史。
- 常无自觉症状。
- 组织病理学特征是表皮色素减少，无明显的炎症细胞浸润。
- 色素减退斑在躯干部进行性发展 1 年之后可逐渐好转，在 2～5 年内可完全恢复。
- 也有报道认为本病不能自愈，色素减退斑持续存在多年并缓慢进展。

（北京医院皮肤科 刘琬 常建民）

28 病例

遗传性对称性肢端色素异常症

Dyschromatosis symmetric hereditaria

临床资料

- 患者男，24 岁。
- 因双手背、双足背出现褐色斑和白色斑 18 年就诊。
- 患者6岁时自双足背出现米粒大小多个褐色斑点，逐渐增多，部分皮疹扩大至斑片。
- 8 岁时双手背出现同样褐色斑点，双手足背后逐渐出现白色斑点和斑片。
- 无自觉症状。
- 既往体健，父母非近亲结婚。
- 家族史：其父患有同样疾病。
- 皮肤科检查：双手背、双前臂、双足背色素沉着斑及色素减退斑。

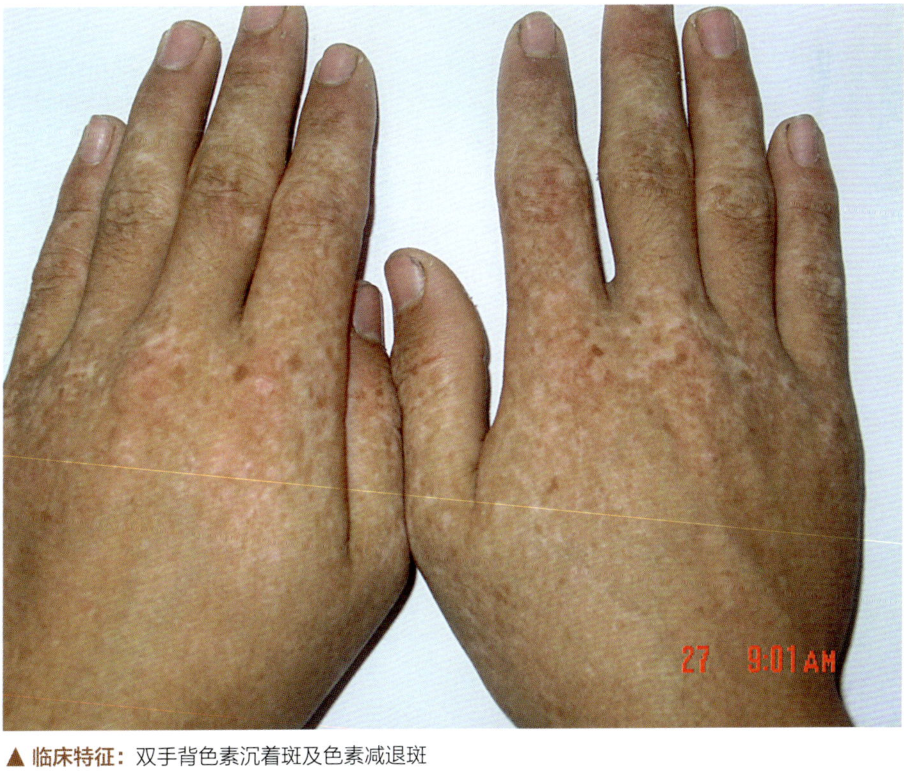

▲ **临床特征：**双手背色素沉着斑及色素减退斑

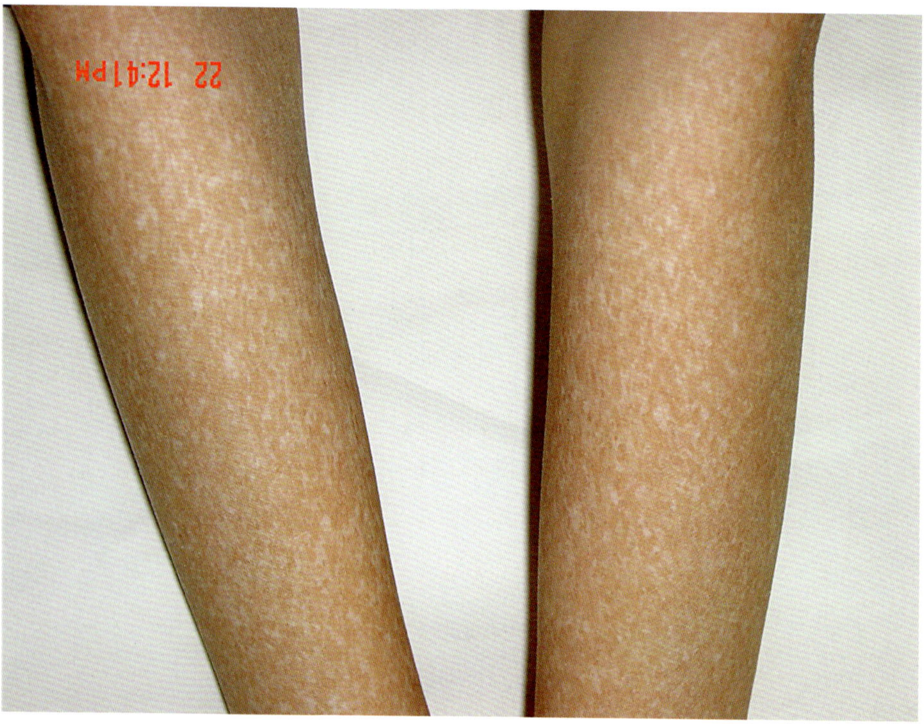

▲ **临床特征：**双前臂色素沉着斑及色素减退斑

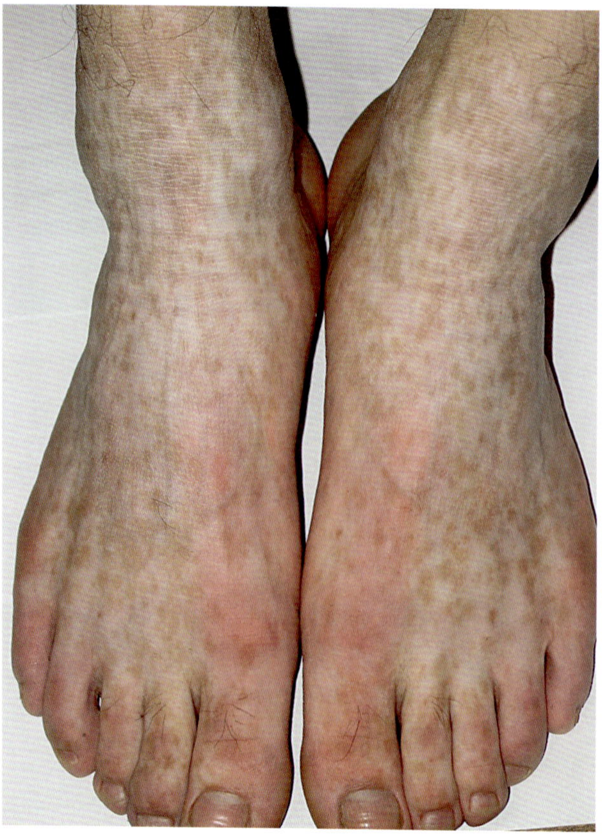

◀ **临床特征：**双足背色素沉着斑及色素减退斑

临床要点

- 本病一般婴儿期或儿童早期发病。
- 表现为四肢末端及手足背面色素沉着性和色素减退性斑疹。
- 分布对称。
- 皮疹大小 1～3 mm，不相互融合，类似雀斑样损害，形态不规则。
- 多累及手足背侧、前臂和小腿伸侧。
- 皮疹泛发者可累及颈部、锁骨上部、面部及口腔黏膜。
- 掌跖常无皮疹，黏膜部位一般不受累。
- 有的患者同时还出现大的色素减退性白斑，类似于白癜风。
- 病理特征：色素沉着性皮损表现为表皮棘层下部和基底层细胞黑素增加及真皮上部噬黑素细胞，色素减退性皮损表现为黑素细胞数量减少或消失。

（北京医院皮肤科 鲍迎秋 常建民）

29 病例

遗传性泛发性色素异常症

Dyschromatosis universalis hereditaria

临床资料

- 患者男，14 岁。
- 因全身色素沉着斑和色素减退斑间杂出现 10 余年就诊。
- 患者 12 年前于下腹部出现散在褐色斑片，逐渐增多，扩展至躯干、四肢、面部，并于褐色斑片中间出现散在的白色色素减退斑。
- 无自觉症状，无日晒后加重。
- 既往体健，父母非近亲结婚。
- 家族史：其母有相同病史。
- 皮肤科检查：全身泛发性针尖至黄豆大小淡褐色至深褐色斑并间以淡白色至白色色素减退斑，皮损分布在腹部、背部、双上肢、双下肢和面颈部。

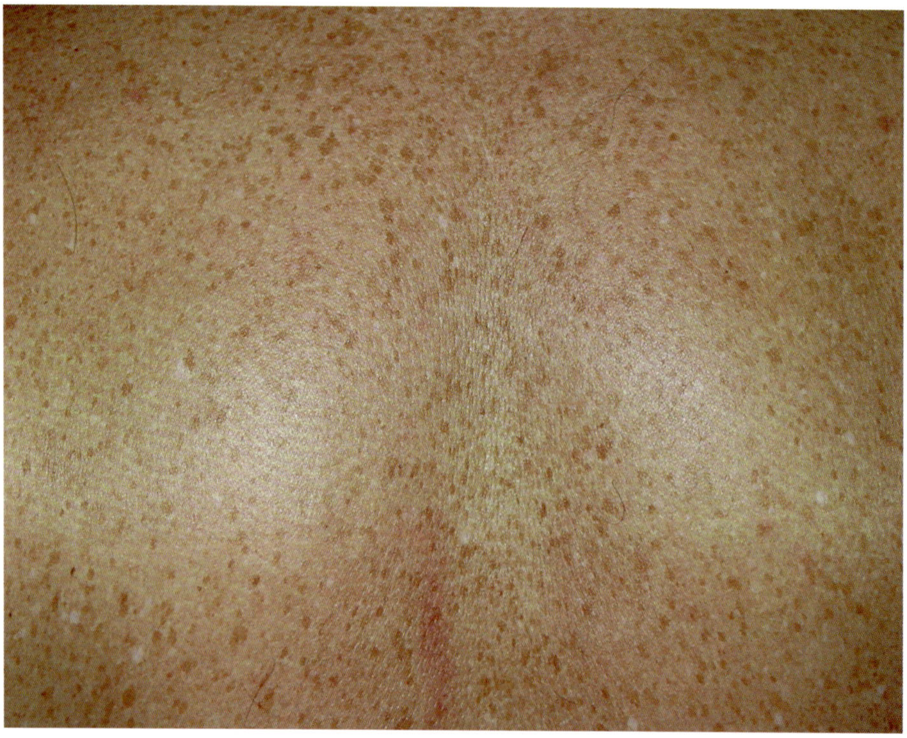

▲ **临床特征：** 躯干部色素沉着斑及色素减退斑

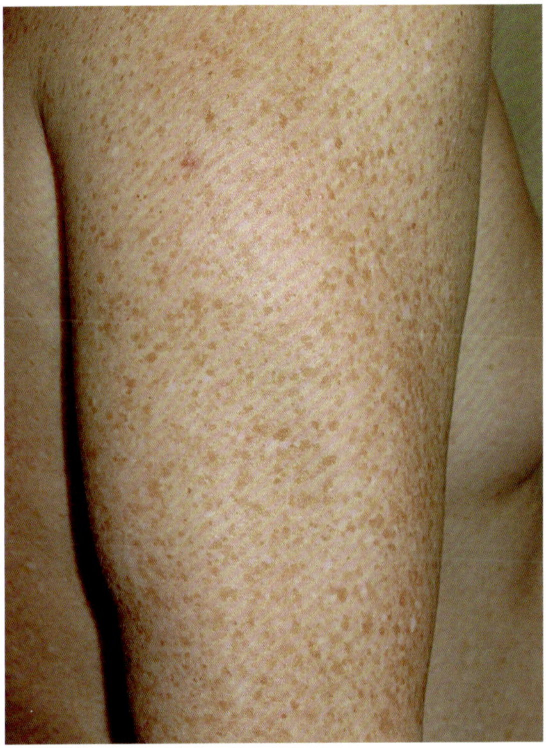

◀ **临床特征：** 上肢色素沉着斑及色素减退斑

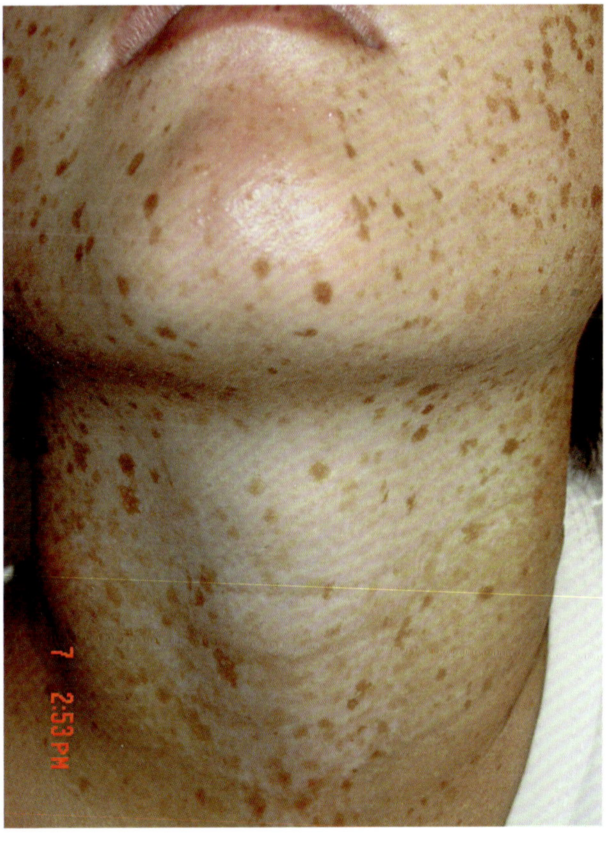

▶ **临床特征：** 面颈部色素沉着斑及色素减退斑

临床要点

- 本病属常染色体显性或隐性遗传。
- 多在出生后 1 年内发病，也可晚发。
- 皮损为全身泛发色素沉着斑和色素减退斑相互夹杂。
- 色素沉着斑为淡褐色至深褐色不等，米粒至豌豆大小，圆形或不规则形，散在分布。
- 间以同等大小的色素减退甚至色素脱失斑。
- 皮损可融合成网状。
- 无明显自觉症状。
- 偶伴有其他先天性缺陷或异常，如耳聋、眼白化病、癫痫等。
- 病理特征：色素沉着区表皮黑素增加，真皮内可见噬黑素细胞，色素减退区黑素明显减少甚至缺如。

（北京医院皮肤科 鲍迎秋 常建民）

30 病例 屈侧网状色素异常症

Reticulate pigmented anomaly of the flexures

临床资料

- 患者女，40 岁。
- 因颈部、双腋下、乳房下、外阴色素沉着 10 年就诊。
- 患者 10 年前无明显诱因颈部、双腋下、乳房下、外阴出现点状色素沉着，无自觉症状。
- 随年龄增长皮损渐增多，并出现褐色丘疹。
- 否认长期服药史，未接受任何治疗。
- 既往体健。
- 家族中无类似患者。
- 皮肤科检查：颈部、上胸部、双乳下方、双侧腋窝、腹股沟及外阴可见褐色丘疹及色素沉着斑，皮损形成网状外观。

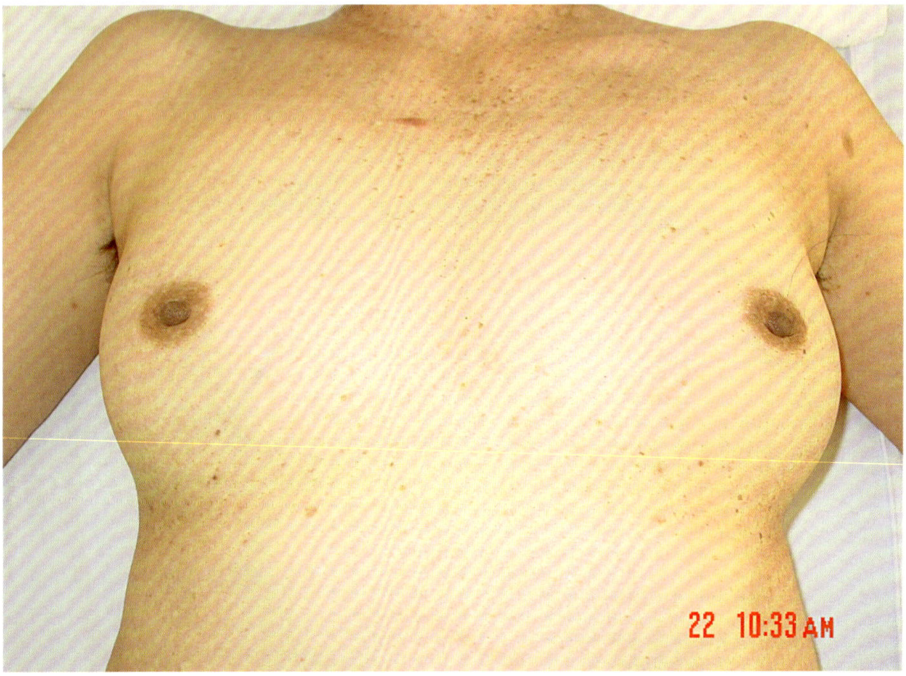

▲ **临床特征：**上胸部及双乳下方网状色素沉着斑

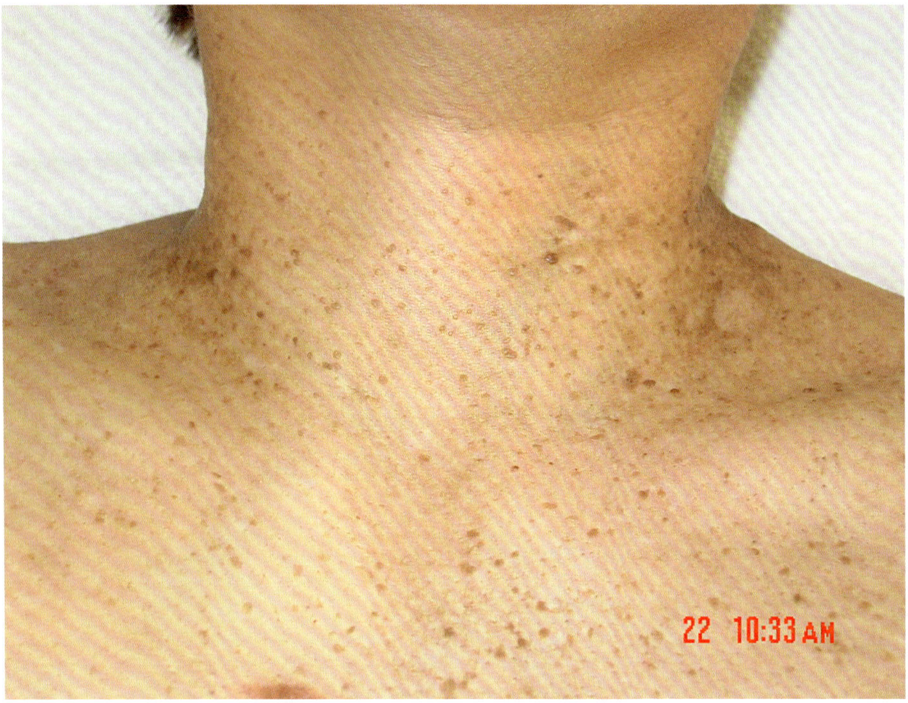

▲ **临床特征：**颈部褐色丘疹及色素沉着，呈网状

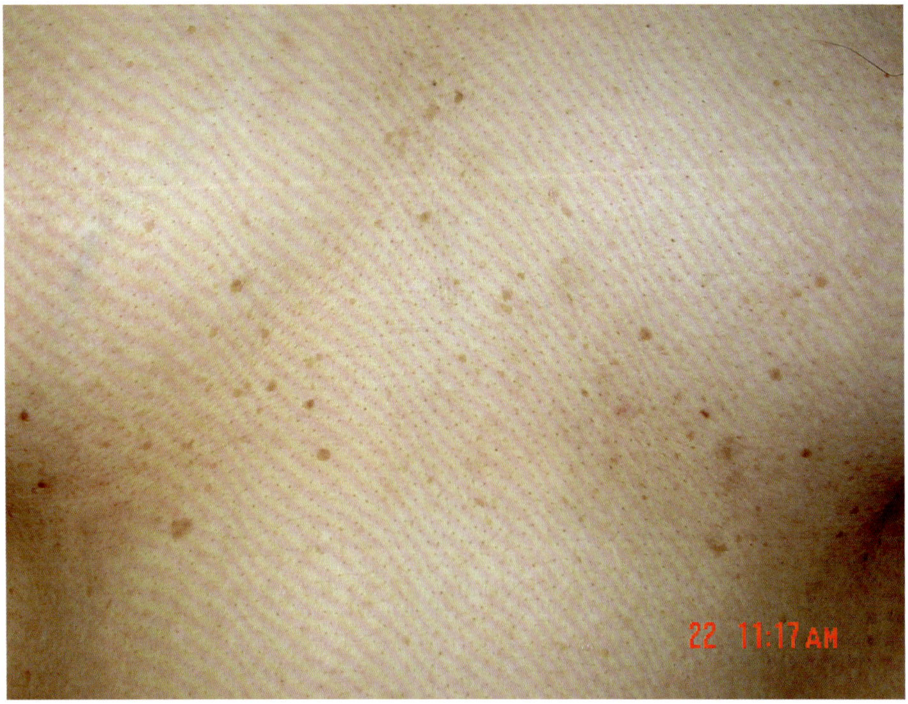

▲ **临床特征：**双乳房下方褐色丘疹及色素沉着

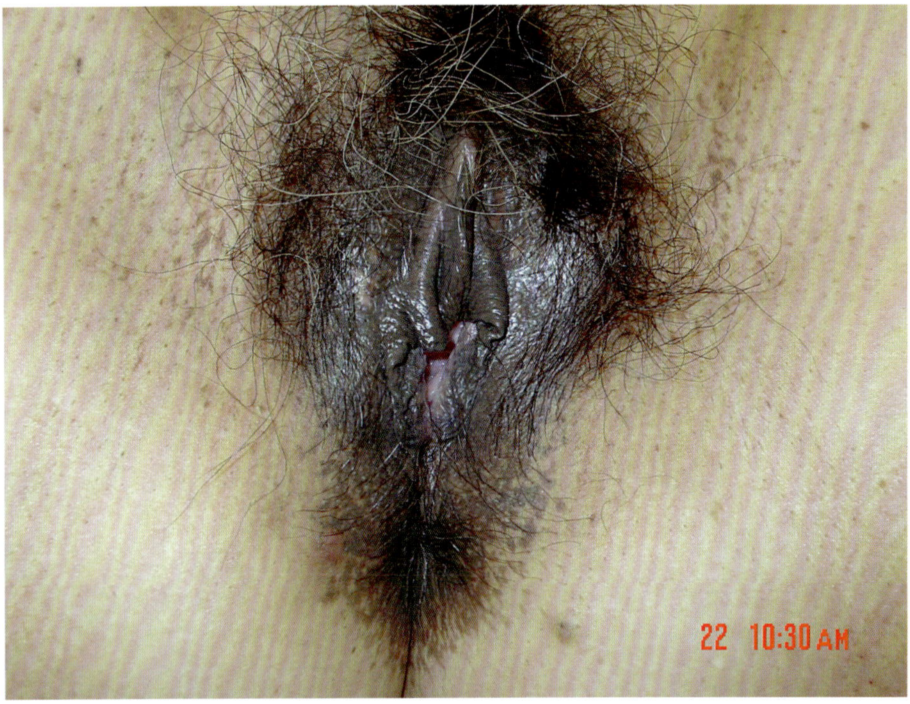

▲ **临床特征：** 外阴青黑色色素沉着及丘疹，呈网状

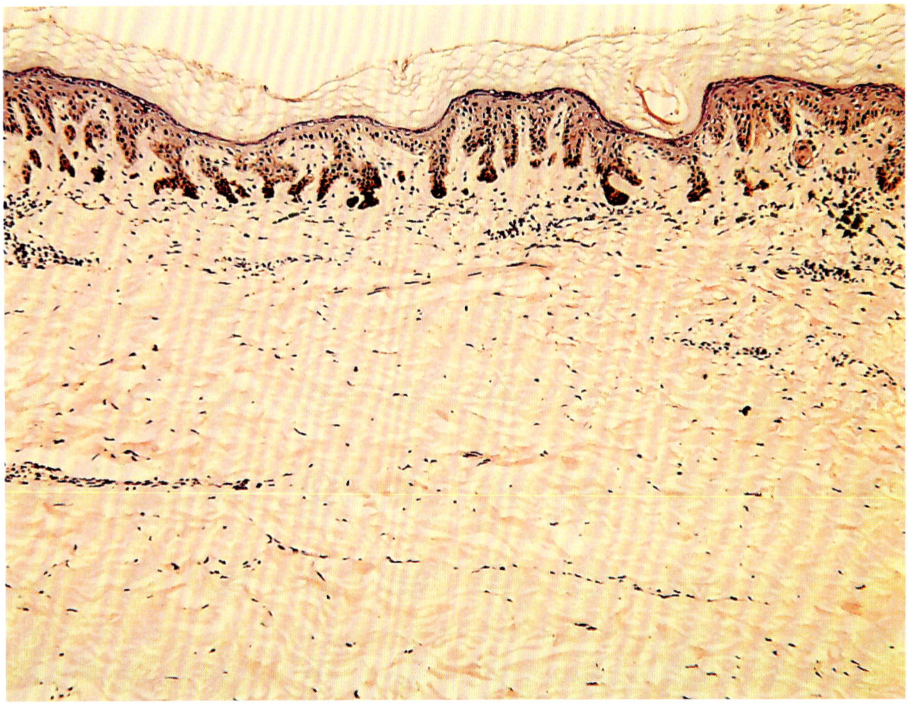

▲ **病理特征：** 表皮角化过度，表皮突延长呈鹿角状，真皮内可见噬黑素细胞

临床要点

- 屈侧网状色素异常症（reticulate pigmented anomaly of the flexures），又称 Dowling-Degos 病，由 Dowling 等于 1938 年提出。
- 本病为常染色体显性遗传性疾病，目前将其遗传位点定位于 17p13.3。
- 本病多见于青年人，女性较男性多见。
- 本病的主要特征是身体屈侧网状色素沉着及褐色丘疹，以腋下、腹股沟、乳房下等皱褶部位多见。
- 手腕、面部、头皮、外阴和阴囊等部位亦可受累。
- 掌跖和指、趾甲多无异常。
- 颜色从棕色至黑色不等。
- 大多数患者无自觉症状，少数患者皮损部位出现瘙痒。
- 少数患者可出现口周痤疮样瘢痕、黑头粉刺样毛囊角化性丘疹。
- 本病可并发智力发育迟缓、化脓性汗腺炎、多发性角化棘皮瘤。
- 病理特征：表皮角化过度、表皮突延长呈丝状、线状或鹿角状，乳头层上表皮变薄，真皮内可见噬黑素细胞，但黑素细胞数量不增加。

（北京医院皮肤科 张秋鹂 常建民）

31 病例

屈侧网状色素异常症

Reticulate pigmented anomaly of the flexures

临床资料

- 患者女，33 岁。
- 因面、颈、腋下、上肢皮疹 17 年就诊。
- 16 岁时无明显诱因发现颈部、腋下红色、褐色丘疹，逐渐增多，累及肘部、腕部、小腿，有时瘙痒。
- 家族史：其父亲、弟弟、姑姑、姑姑家的堂姐以及女儿有类似皮疹。
- 系统检查无特殊。
- 皮肤科检查：颈部、腋下、肘窝、手腕、手背、小腿可见对称分布的红色或褐色丘疹，1～3mm 大小，部分融合成网状，口周雀斑样褐色斑点，躯干密集分布的浅色斑疹、斑丘疹。

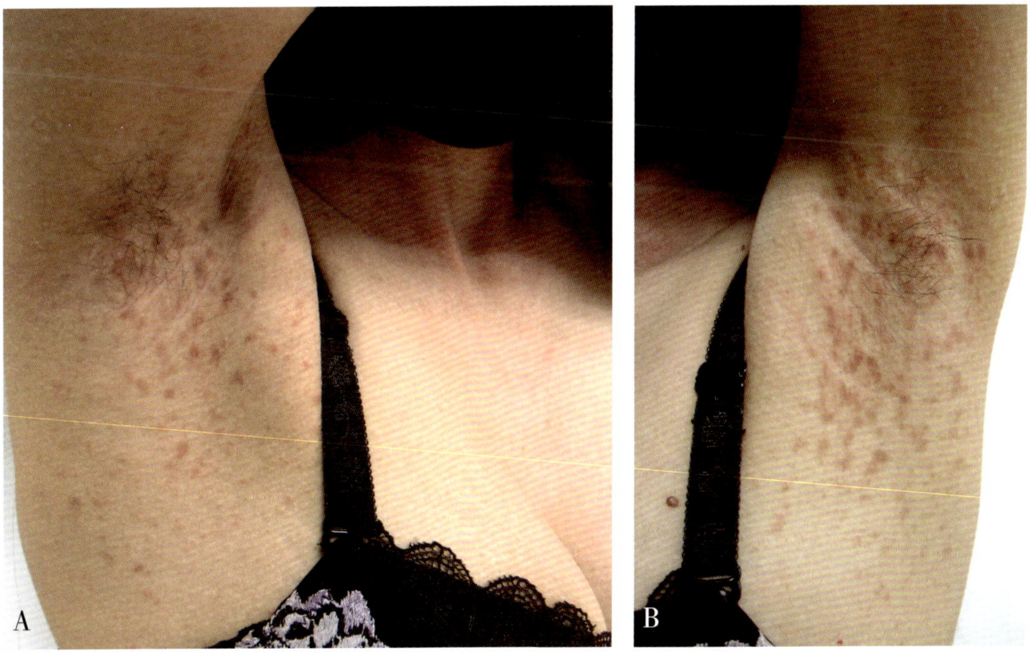

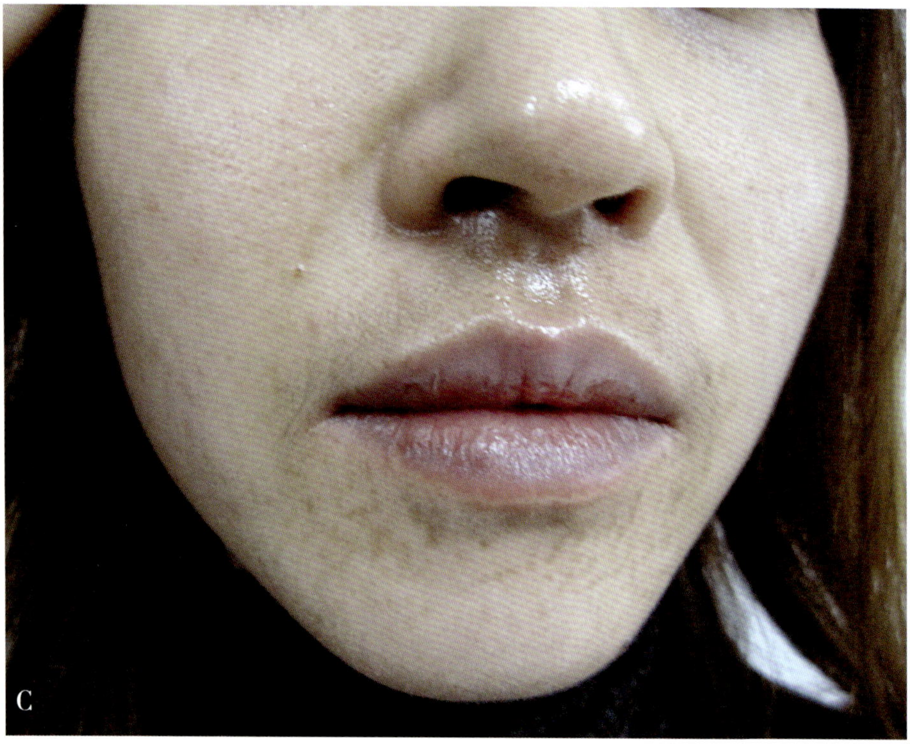

▲ **临床特征（A~D）：**双侧腋下可见对称分布的褐色或者棕红色丘疹，1~3mm大小，略有薄屑，部分融合成网状，口周雀斑样褐色斑点，躯干密集分布的浅色斑疹、斑丘疹

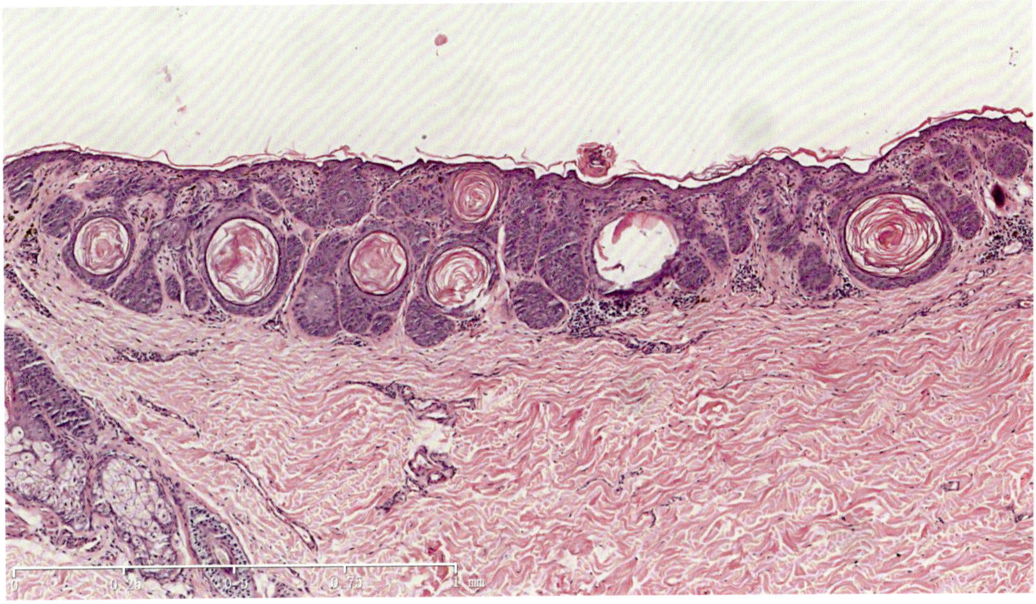

▲ **病理特征：**表皮皮突延长，多数角囊肿结构

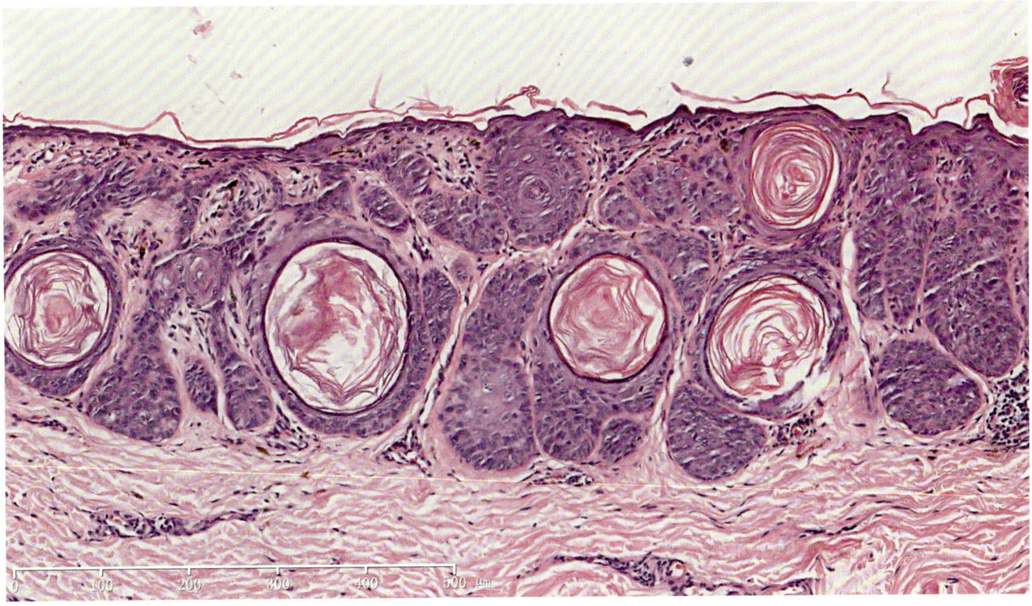

▲ **病理特征：**表皮皮突呈棒槌状一致下延，可见多数角囊肿，真皮浅层少数噬黑素细胞和淋巴细胞浸润

临床要点

- 屈侧网状色素异常症（reticulate pigmented anomaly of the flexures）又称 Dowling-Degos 病（Dowling-Degos disease，简称 DDD）是一种罕见的常染色体显性遗传性皮肤病。
- 本病和 *KRT5*、*POFUT1* 或 *POGLUT1* 基因突变相关。
- 可以分成两种类型：经典型和泛发型。
- 经典型主要表现为屈侧或皱褶部位网状色素沉着改变。
- 泛发型除了屈侧经典性损害，同时躯干泛发色素沉着或色素减退性丘疹，有时还累及四肢，发生角化性丘疹。
- 本例患者属于泛发型，通常青春期后出疹。
- 组织病理：病变发生于表皮内，真皮乳头上方表皮变薄，皮突指状下延，偶尔见到棘层松解现象，色素沉着性损害可见基底层色素增加。

（中国医学科学院皮肤病医院 姜祎群）

32 病例 色素异常性皮肤淀粉样变

Amyloidosis cutis dyschromica

临床资料

- 患者男，40 岁。
- 因皮肤异色 20 年就诊。
- 20 年前双侧小腿伸侧出现散在芝麻大小色素减退斑，周围出现色素沉着，后发展至双下肢，逐渐扩展至躯干、双上肢伸侧。夏季加重，无自觉症状。
- 既往体健，无肿瘤病史。
- 家族中无类似患者。
- 皮肤科检查：颈部、躯干、双上肢伸侧、双下肢弥漫性色素沉着伴色素脱失斑，面部、手足未受累，胸部伴有少许毛细血管扩张。
- 病理检查：表皮突向下延伸，部分真皮乳头增宽，可见有刚果红染色阳性的物质沉积，伴有噬黑素细胞增多。

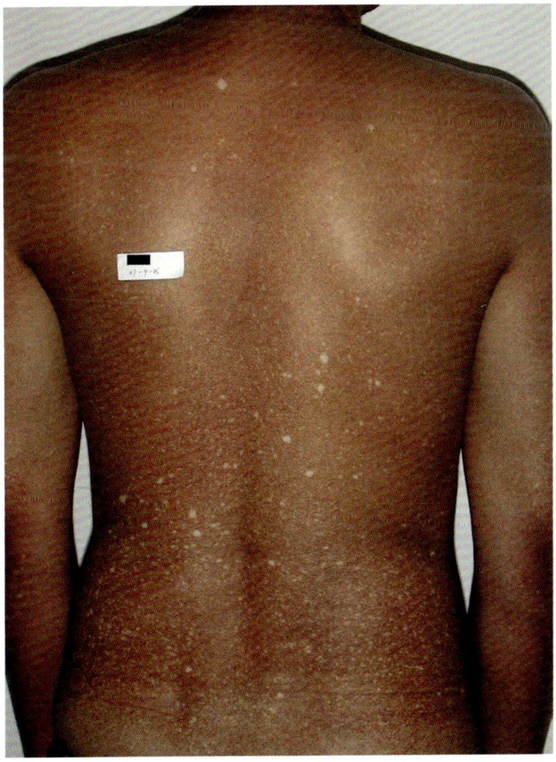

◀ **临床特征：**背部、上肢弥漫性色素沉着，伴色素减退斑点

▶ **临床特征：** 双下肢弥漫性色素沉着，伴色素减退斑点

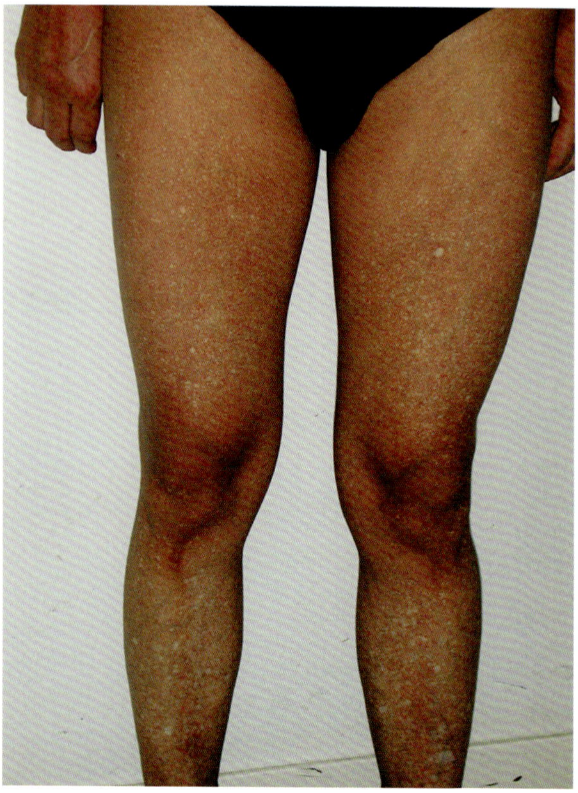

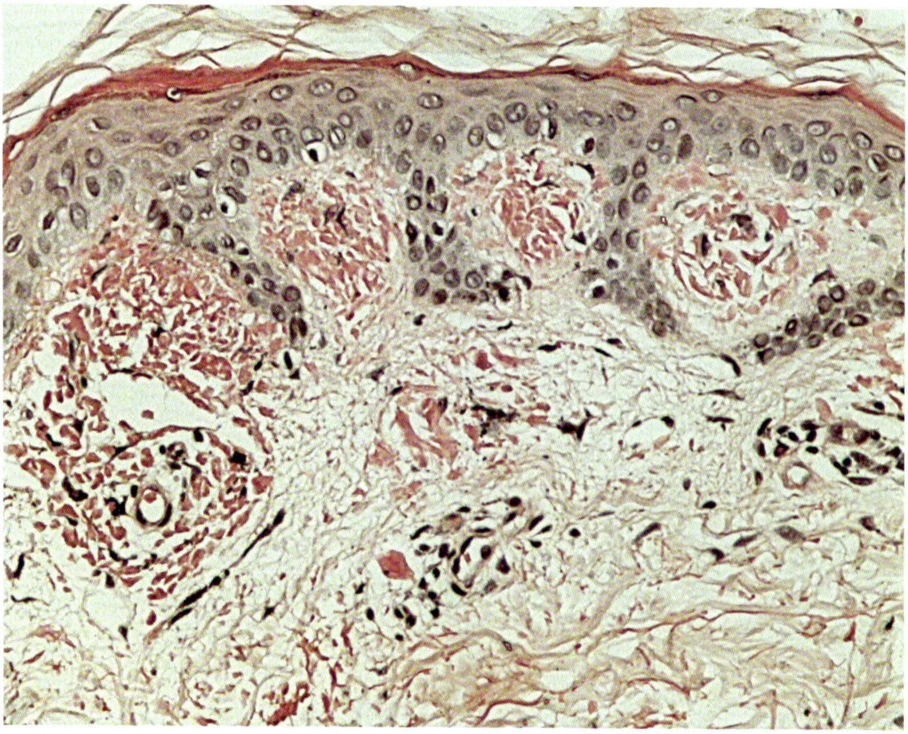

▲ **病理特征：** 真皮乳头处可见有刚果红染色阳性的均质化物质沉积

临床要点

- 色素异常性皮肤淀粉样变（amyloidosis cutis dyschromica）大多青春期前发病。
- 男女均发病，东南亚地区报道较多。
- 为常染色体隐性遗传，与 *GPNMB* 基因突变有关。
- 典型皮损为弥漫性皮肤色素沉着伴点状色素减退斑（直径 2~15mm 左右）。
- 好发部位为躯干、四肢，对称分布，伸侧较屈侧明显，面颈部、手足偶有发病。
- 大多数患者无光敏史，偶有夏季加重。
- 一般无自觉症状，少数有轻度瘙痒。
- 病程较长，经历数年至数十年，皮损发病后稳定，无自愈情况。
- 病理特征：表皮突向下延伸，部分真皮乳头增宽，可见有刚果红染色阳性的物质沉积，伴有噬黑素细胞增多。

（复旦大学附属儿科医院皮肤科 叶莹）

33 病例 以皮肤异色症为表现的移植物抗宿主病

Cutaneous poikiloderma caused by graft-versus-host disease

临床资料

- 患者男，38 岁。
- 因躯干斑片 11 年就诊。
- 患者 11 年前因白血病行异基因造血干细胞移植术治疗，供者为其胞姐，移植 1 个月后出现躯干红斑，局部出现水疱，伴轻度腹泻，偶感瘙痒。
- 口服麦考酚吗乙酯 2 个月后，红斑水疱消退，全身出现色素沉着及色素减退斑。
- 系统检查未见异常。
- 皮肤科检查：躯干四肢皮肤色素沉着斑及色素减退斑，未见明显脱屑。

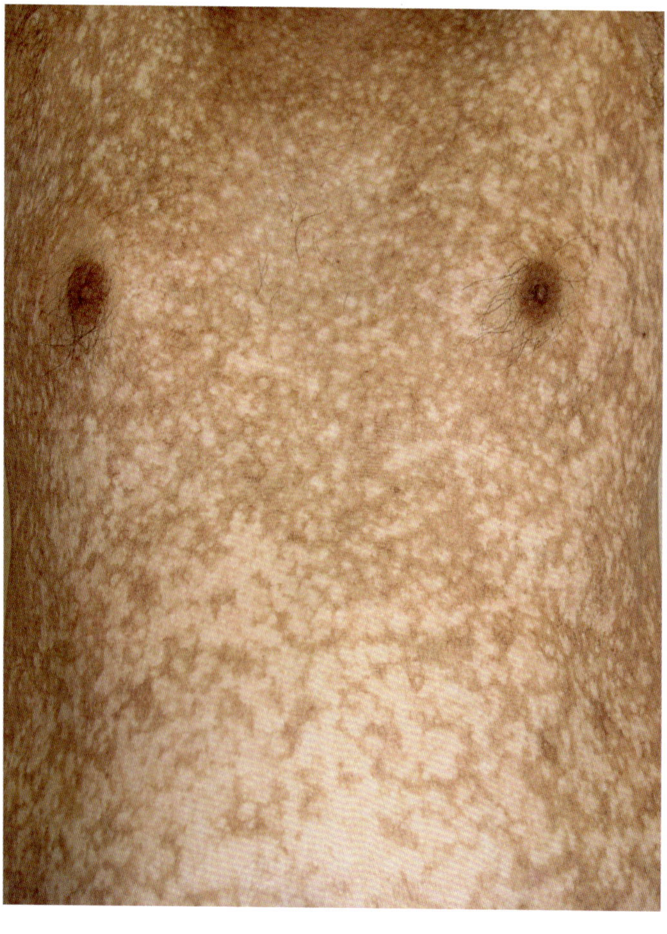

▶ **临床特征：** 胸腹部色素沉着及色素减退斑

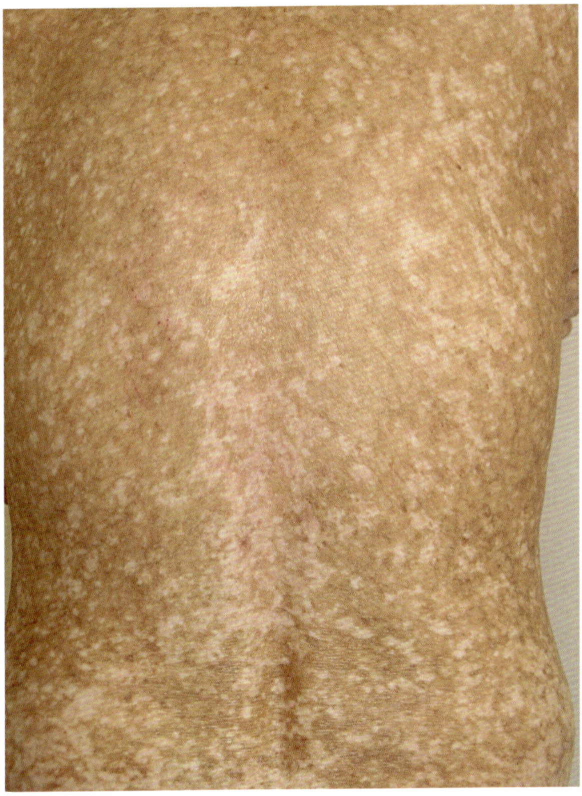

◀ **临床特征：** 背部色素沉着及色素减退斑

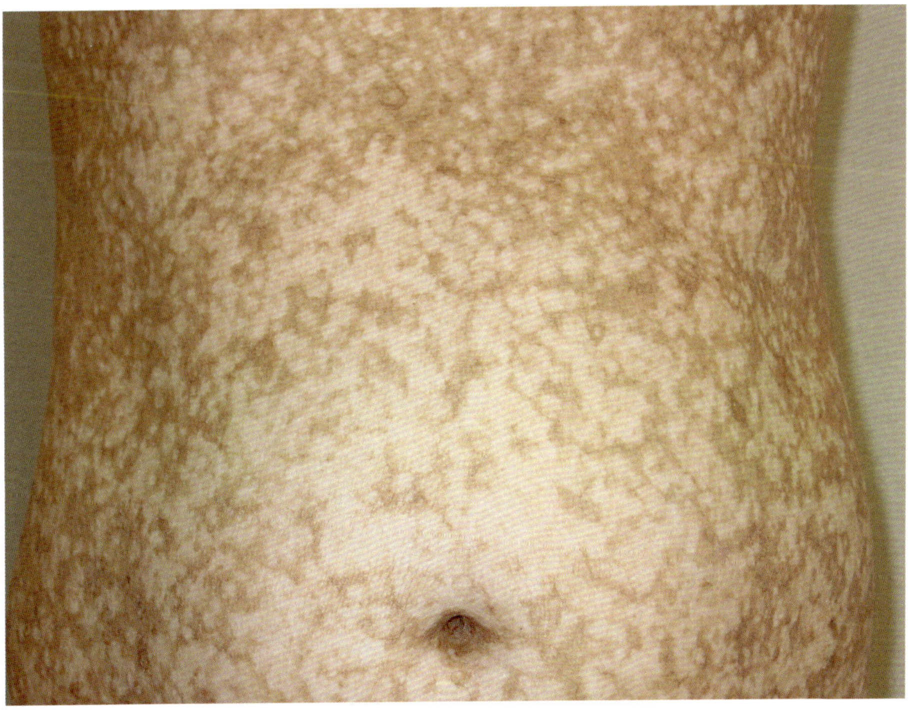

▲ **临床特征：** 躯干部色素沉着及色素减退斑，如花豹样外观

临床要点

- 移植物抗宿主病（graft-versus-host-disease，GVHD）分为急性及慢性。
- 急性 GVHD 通常发生在移植物植入后 3 个月以内，临床表现为泛发性红斑，严重的病例可出现大疱和脱屑。
- 慢性 GVHD 通常在移植 100 天后发作，临床表现多样，可有红色、紫红色丘疹，与扁平苔藓、硬斑病等相似。
- 慢性 GVHD 表现为硬皮病样皮损或苔藓样皮损多见，可出现色素沉着。
- 慢性 GVHD 患者可出现白癜风样的皮肤表现。
- 组织病理上，急性 GVHD 可见基底细胞空泡变性，慢性 GVHD 可表现为角化过度、颗粒层不规则增厚、基底细胞空泡变性等。
- 本患者曾出现急性 GVHD 表现，随后进展为以皮肤异色症表现的慢性 GVHD。
- 本病表现为皮肤异色症，可能与淋巴细胞介导的黑素细胞破坏有关。

（北京医院皮肤科 刘霞 常建民）

34 病例

先天性角化不良

Congenital dyskeratosis

临床资料

- 患者男，24 岁。
- 因皮肤异色变 19 年，掌跖角化伴甲萎缩脱落 17 年，溢泪及牙齿脱落 4 年就诊。
- 患者 5 岁开始面部发生色素沉着，后发展至颈部、躯干和四肢，并逐渐出现色素减退；掌跖皮肤粗糙增厚，排汗少而干燥，指趾甲萎缩，部分缺失。
- 20 岁时多发龋齿，部分牙齿逐渐脱落；双眼畏光、易流泪；头发、睫毛也日渐稀少。
- 患者应答迟缓，记忆力较差。
- 既往曾在当地诊断“缺铁性贫血”，其他系统检查无异常。
- 家族史：患者家庭成员未发现类似疾病。
- 基因检测：*DKC1* 基因第 12 号外显子存在错义突变 c.1156 G ＞ A，即第 1156 位碱基由 G 变成 A，导致其编码产物第 386 位上的丙氨酸（Ala）被苏氨酸（Thr）代替（A386T），患者为该突变的半合子。

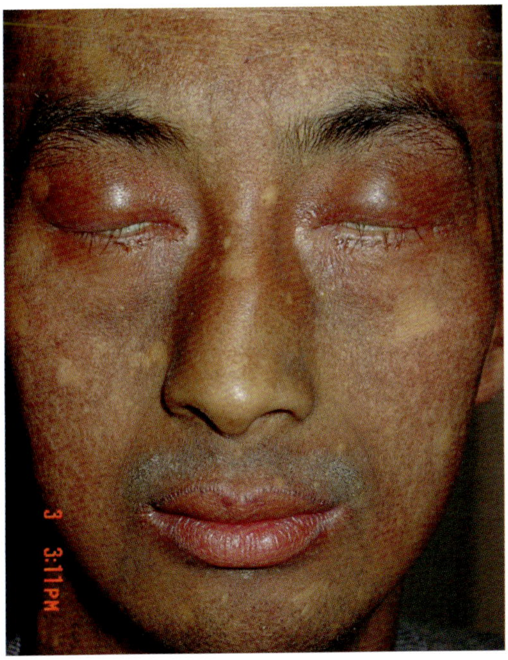

◀ **临床特征：**面部网状色素沉着和毛细血管扩张

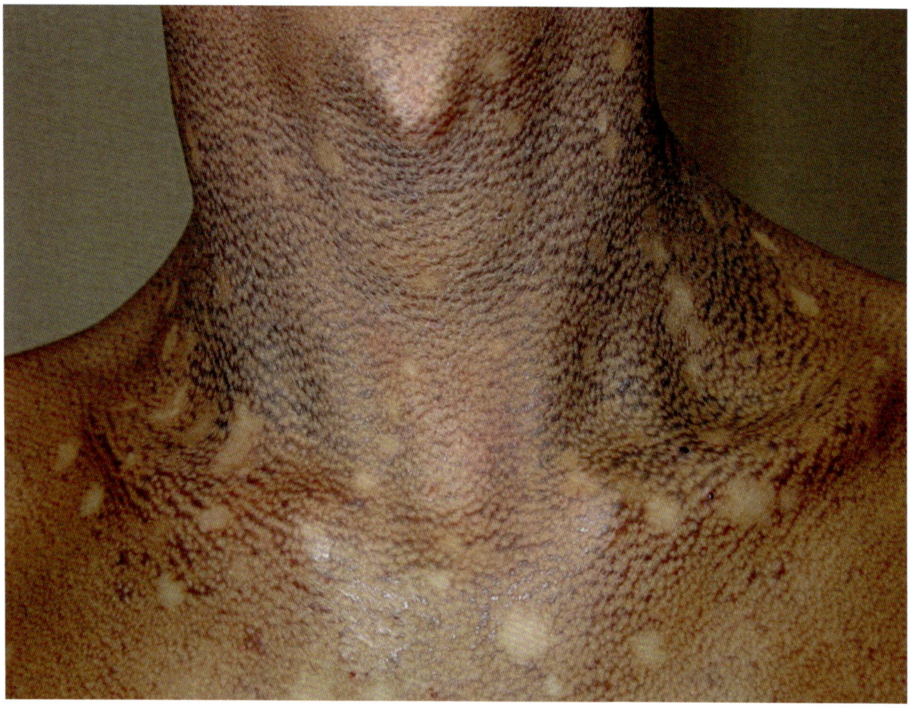

▲ **临床特征：**颈部和上胸部 V 字区色素沉着夹杂色素减退

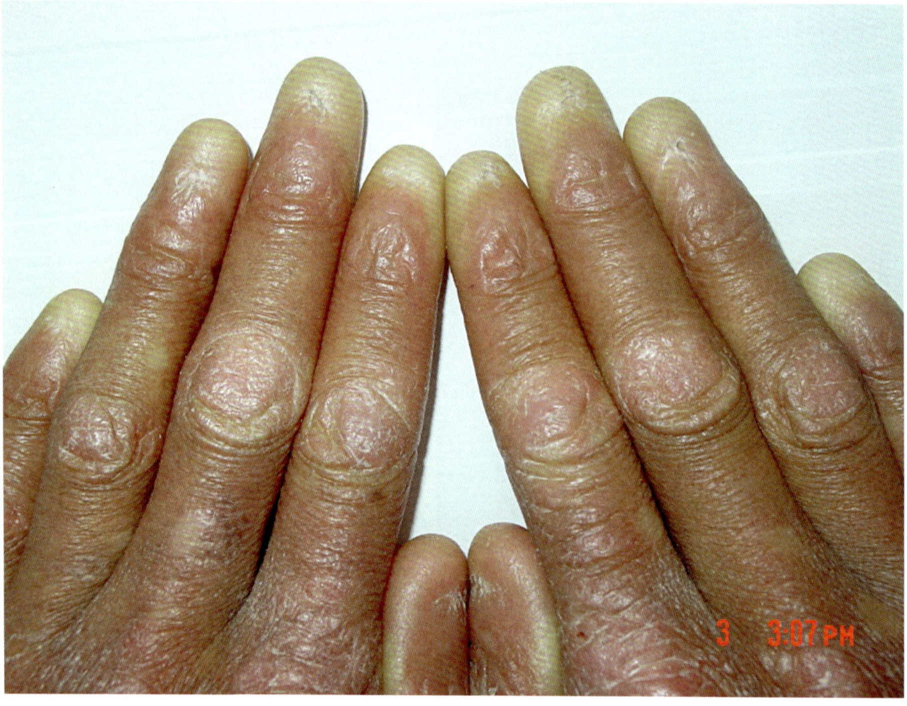

▲ **临床特征：**手指伸侧淡红色角化性斑片和甲萎缩

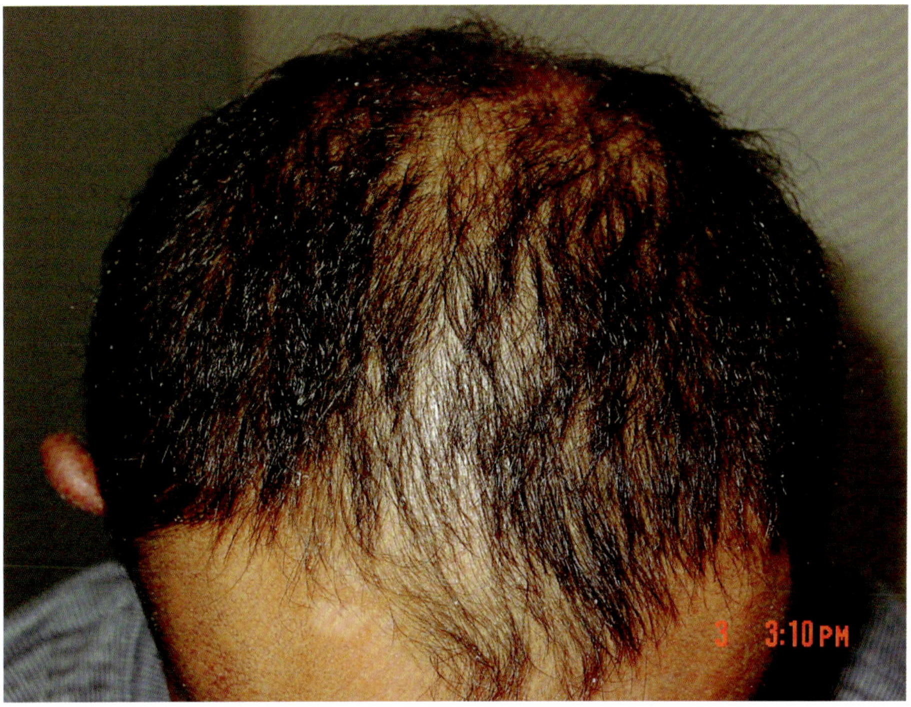

▲ **临床特征：**毛发稀少

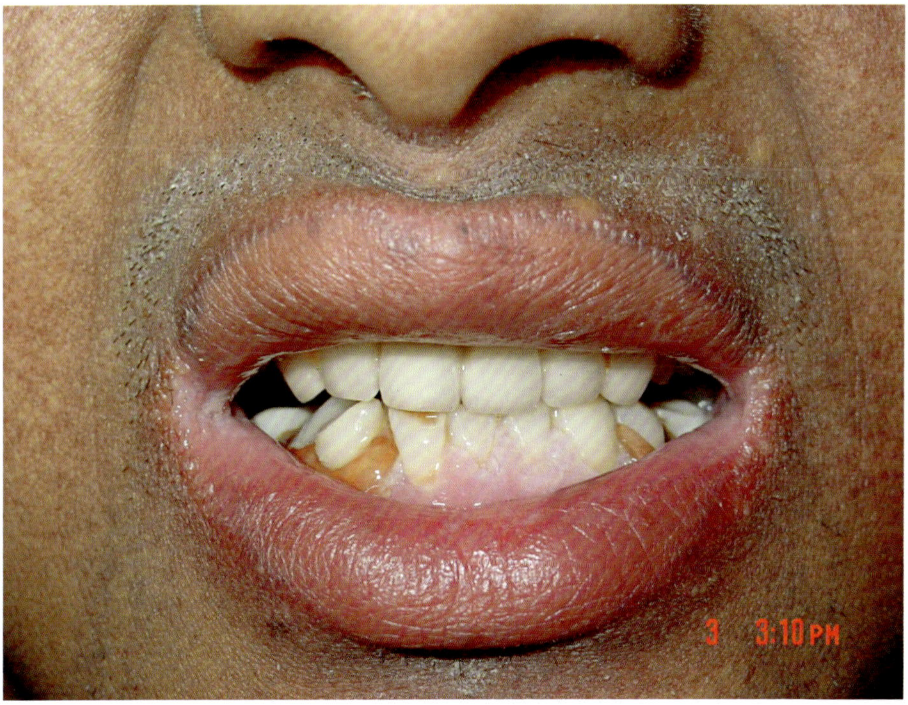

▲ **临床特征：**上排为义齿，下排牙齿排列不整齐

临床要点

- 本病于1906年由Zinsser首次报道，之后Engman和Cole等对其临床表现又做了更详尽、系统的描述，故也称Zinsser-Engman-Cole综合征。
- 一般幼年起病，典型表现为皮肤黏膜三联征（mucocutaneous triad）：（1）甲改变往往最先出现：初为甲纵嵴、纵裂和翼状胬肉，后期甲萎缩变薄甚至完全缺失；（2）色素异常：网状或花边状的色素沉着中混杂着不规则的色素减退斑，可伴毛细血管扩张和皮肤萎缩，好发于面、颈、上胸部；（3）黏膜白色角化症：多见于唇、舌外侧和颊黏膜。
- 皮肤可出现为水疱、糜烂及红色或白色斑片。
- 本病的其他伴发症状包括：牙齿畸形、缺失、排列不齐或广泛龋齿；泪道阻塞引起的溢泪。
- 血液系统异常包括贫血、血小板减少症，50%以上的患者最终发展为再生障碍性贫血，成为早期死亡的主要原因。
- 肿瘤发生概率增加。
- 本病具有三种遗传方式：X-性联隐性遗传、常染色体显性和常染色体隐性遗传。以X-性联隐性遗传最常见（占50%）。基因突变类型包括：点突变（转换、颠换）和移码突变。

（北京医院皮肤科 杨敏）

35 病例

Cronkhite-Canada 综合征

Cronkhite-Canada syndrome

临床资料

- 患者男，36 岁。
- 因味觉减退、腹泻 1 月余，面部、四肢末端皮肤变黑 20 天，脱发 10 天就诊。
- 患者 1 个多月前无明显诱因感到味觉减退并出现腹泻，每日 7 次以上，呈水样便。
- 20 天前发现面部红肿，灼热疼痛伴紧绷感，数日后红肿自行消退，但面部和四肢末端皮肤变黑。
- 10 天前头发、眉毛和胡须突然大量脱落。
- 1 周前所有指（趾）甲变薄、脆裂。
- 既往体健，无肿瘤病史。
- 家族中无类似患者。
- 皮肤科检查：全身毛发普遍脱落。面部、四肢末端及腹股沟、腋窝等褶皱处弥漫性黑褐色色素沉着，触之有油腻感；口唇、口周、牙龈及双侧掌跖可见斑点状黑褐色色素沉着。指（趾）甲变薄易脆裂，大部分从远端甲床分离，甚至完全脱落。
- 实验室及辅助检查：消化道钡餐检查显示胃、空肠远段多发息肉；气钡双重造影显示结肠黏膜紊乱，以升横结肠明显，并且可见多发小结节充填缺影，考虑为多发性结肠息肉。纤维胃镜检查显示全胃黏膜肿胀；纤维结肠镜检查显示末段回肠、全结肠多发息肉，以横结肠、右半结肠为重。息肉组织病理示炎性息肉，部分腺体囊性扩张及黏液潴留。

▶ **临床特征：**毛发普遍脱落，面部弥漫性黑褐色色素沉着，口唇、口周可见斑点状黑褐色色素沉着

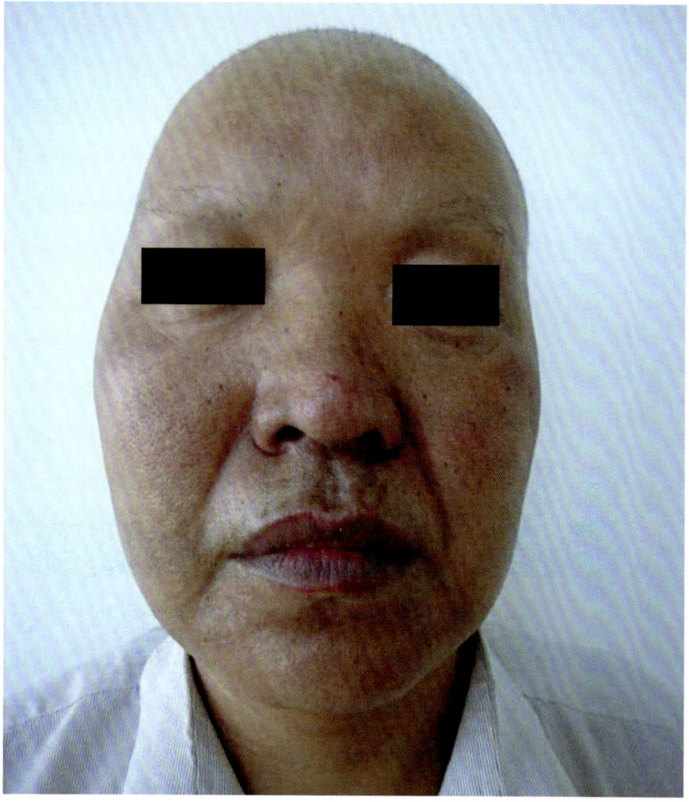

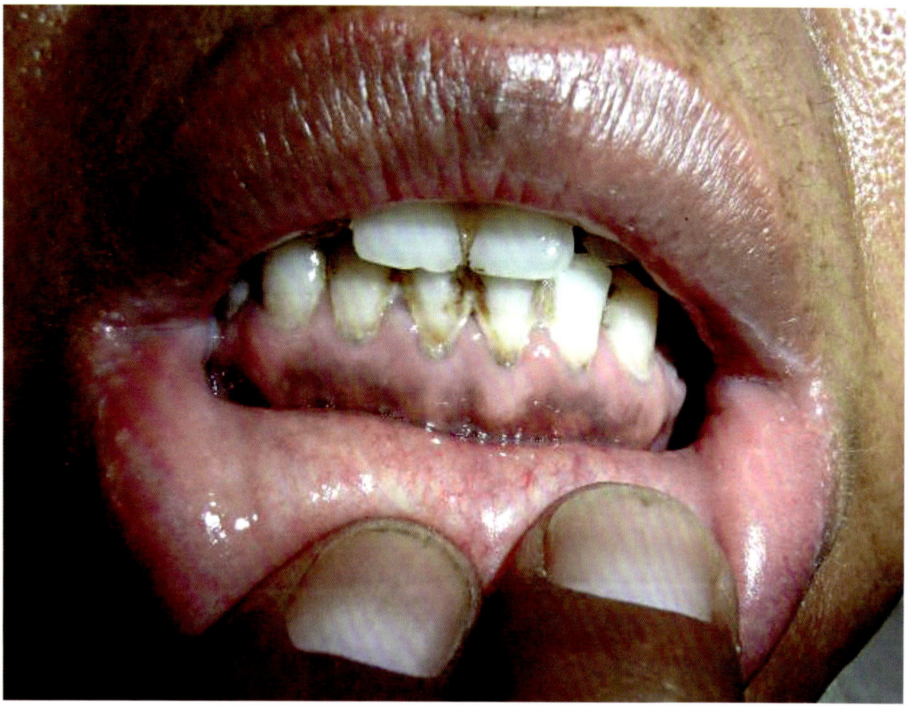

▲ **临床特征：**牙龈黑褐色色素沉着

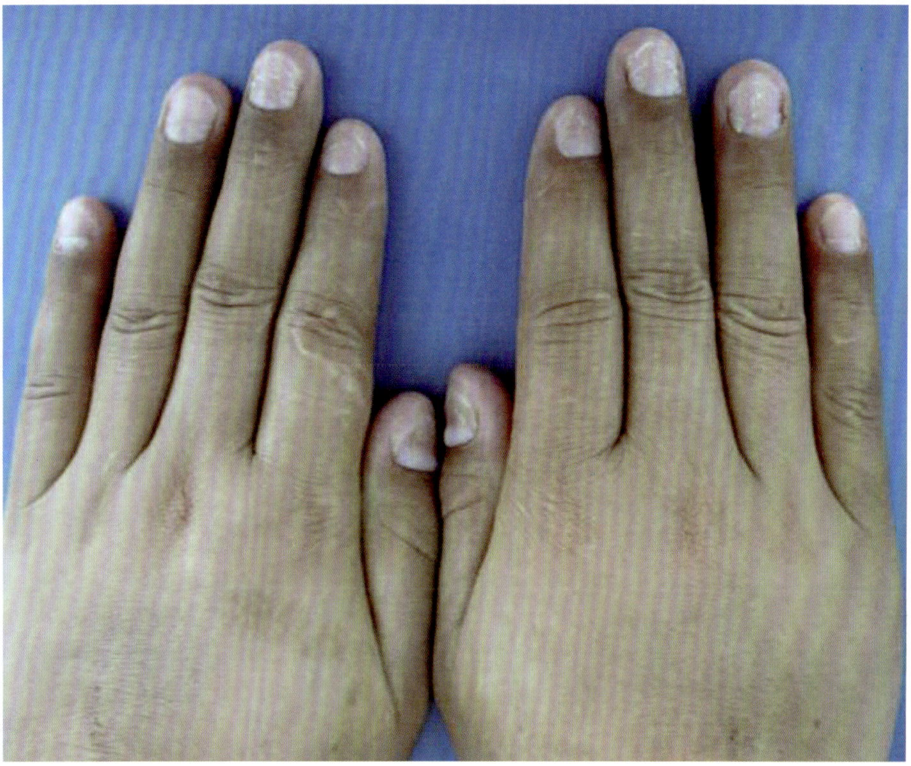

▲ **临床特征：** 四肢末端黑褐色色素沉着

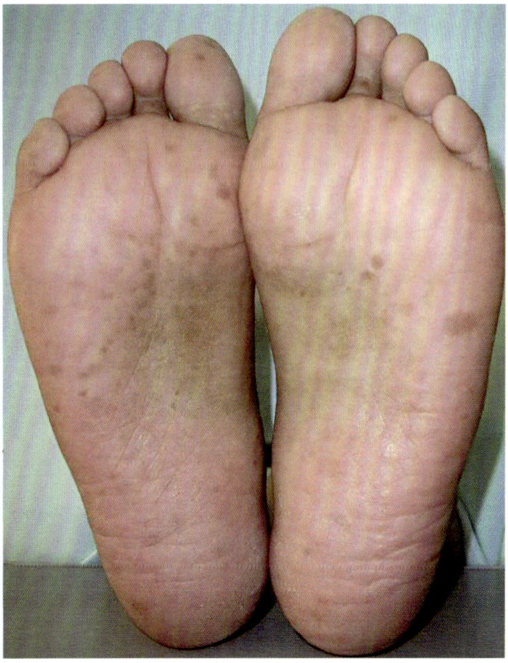

▲ **临床特征：** 双侧跖部可见斑点状黑褐色色素沉着

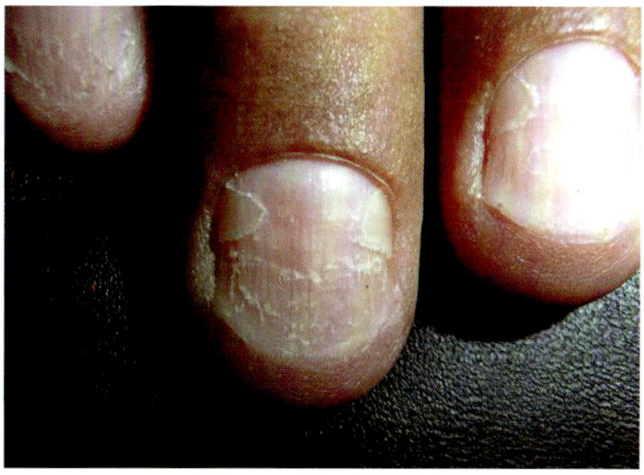

▲ **临床特征：** 指甲变薄易脆裂，甲板从甲床上分离，脱落

临床要点

- Cronkhite-Canada 综合征（Cronkhite-Canada syndrome, CCS）以胃肠道多发息肉伴外胚层变化如脱发、指（趾）甲萎缩脱落、皮肤色素沉着等为特征。
- 味觉减退也是一种临床常见症状，大约 41% 的患者以此为首发表现。
- 胃肠道息肉分布可遍及整个消化道，以胃、结肠最常见，其次是直肠、小肠。临床上消化道症状表现为慢性腹泻、腹痛、便血等。
- CCS 的息肉属于幼年性错构瘤，具有腺体囊状扩张、囊内大量黏液、炎性细胞浸润、间质明显水肿等特征。 一般认为系非肿瘤性病变，但有向恶性肿瘤转化的可能。
- 皮肤表现为弥漫性色素沉着，好发于面部和手掌、足跖、手背、足背等处；也可表现为斑点状，多见于口唇及其周围、口腔黏膜、会阴等处。
- 90% 患者有毛发脱落，常为泛发性。
- 常并发明显的甲改变，表现为甲营养不良、甲分离、甲脱落等。
- CCS 诊断主要依据如下：（1）成年发病，男性多见；（2）无家族史；（3）全胃肠道多发息肉，表现为腹泻、腹痛伴食欲不振、纳差、体重下降等症状；（4）有外胚层病变如皮肤色素沉着、脱发、指（趾）甲萎缩等。
- 本病主要需与 Peutz-Jeghers 综合征（PJS）相鉴别。
- CCS 病情常进行性发展，预后较差。有研究报告本病死亡率高达 55%。
- 患者常死于 CCS 的并发症，如胃肠道出血、继发感染、全身衰竭、恶病质、充血性心力衰竭等。

（四川大学华西医院皮肤科 汪盛）

36 病例 褐黄病

Ochronosis

临床资料

- 患者男，49 岁。
- 因尿液变黑 40 余年，面部、耳廓、双手背皮肤变为蓝绿色近 20 余年，双颧部、双手背出现针尖大黑褐色丘疹 5 年就诊。
- 既往体健。
- 家族中无类似患者。
- 皮肤科检查：双耳廓内侧各有一蚕豆大小棕褐色斑块，双颧部、上唇、颈项及双手背可见对称性淡绿至深褐色斑疹，边界不清。双手背、双颧部在褐色斑上可见针头至粟粒大褐黑色坚实丘疹。双眼结膜上可见点状棕黄色斑。

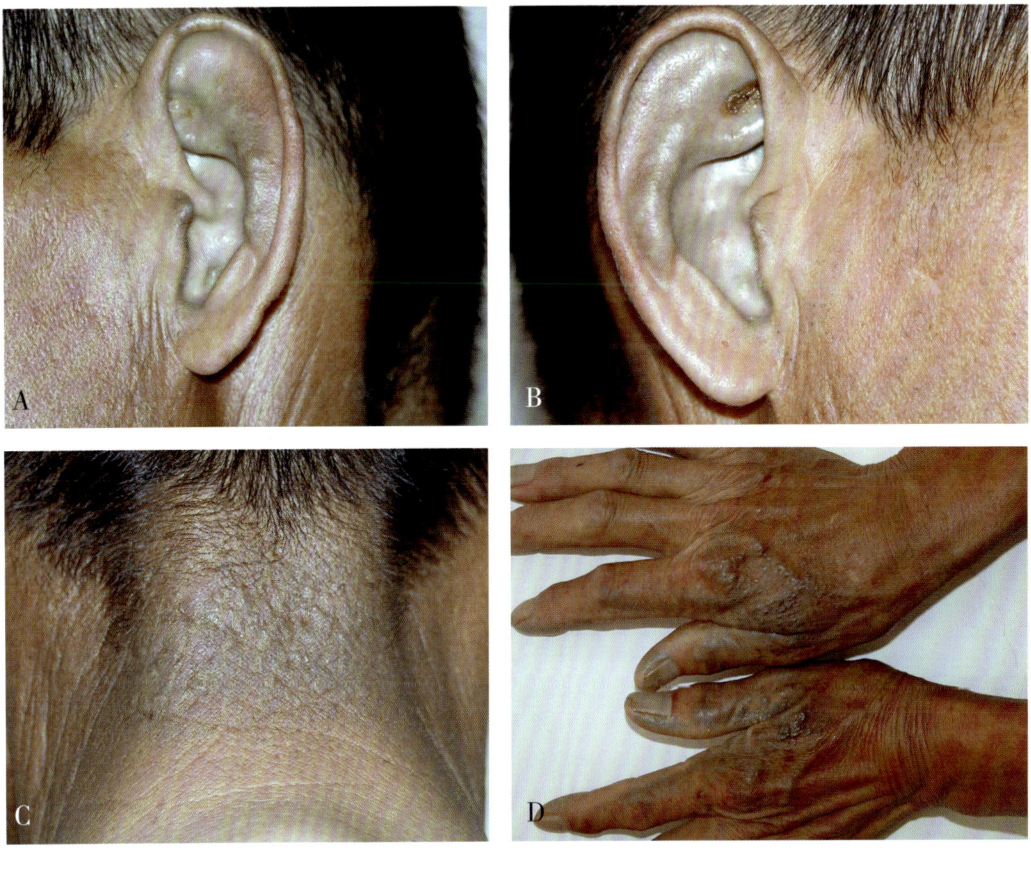

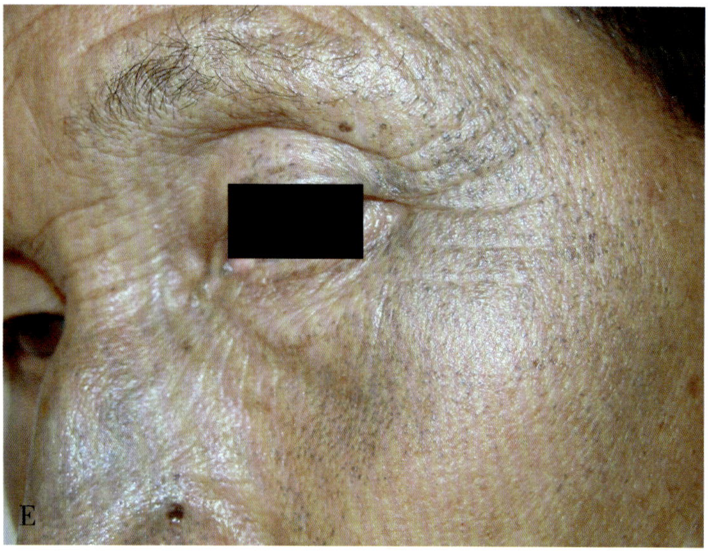

◀ **临床特征（A~E）：** 右耳廓内侧有一棕褐色斑片，项部、双耳廓、手背、左侧颧部、鼻梁见淡褐色斑疹，边界不清，双手背可见针头至粟粒大褐黑色坚实丘疹，部分融合，呈苔藓样改变

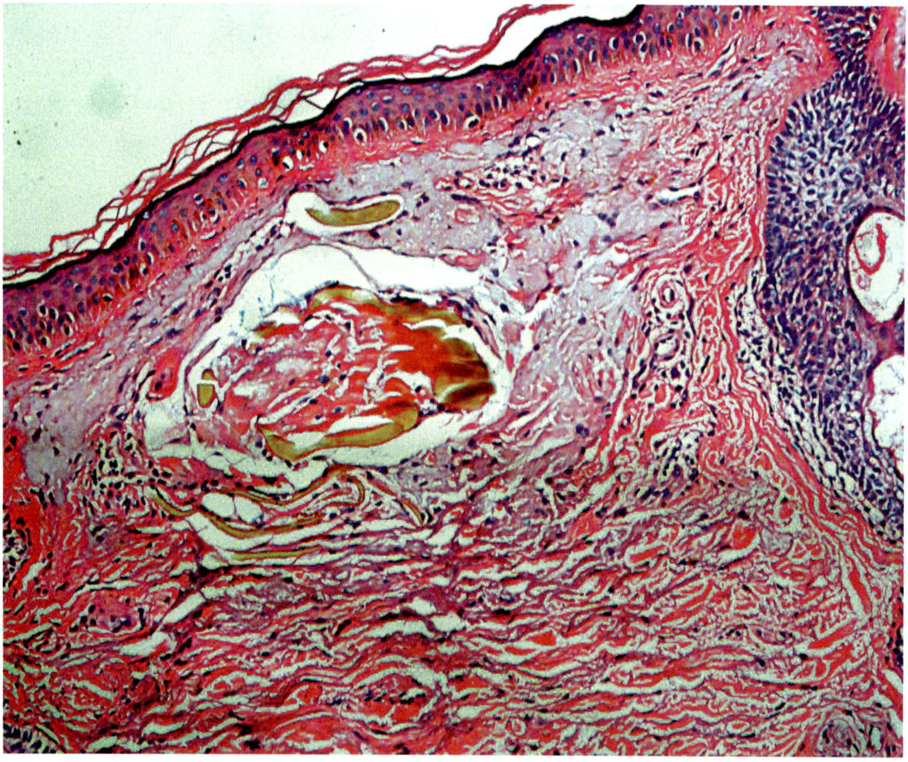

▲ **病理特征：** 表皮轻度萎缩，真皮胶原纤维变性，胶原束肿胀，束间可见棕黄色、均质团块样物质沉积，浅层血管周围少量淋巴细胞浸润

临床要点

- 褐黄病是一种罕见的常染色体隐性遗传性疾病。
- 临床上男性多于女性。
- 分为外源性和内源性褐黄病。
- 内源性褐黄病因机体缺乏尿黑酸氧化酶，使苯丙氨酸和酪氨酸的中间代谢产物尿黑酸不能被进一步氧化分解，从而沉积于各种结缔组织，尤其是胶原纤维和软骨，常见于耳部、鼻、关节软骨、大血管内膜、心肌瓣膜、真皮等部位。故临床上多有关节炎及心血管疾病表现。少部分尿黑酸与胶原纤维结合形成不可逆的多聚物，使皮肤呈现淡青、淡褐或淡黑色，以颊部、额部、腋窝和外生殖器为多见。
- 外源性褐黄病多是由于局部外用酚制剂如氢醌、苯酚、苦味酸和间苯二酚所致。染发剂所致褐黄病也有文献报道。皮损表现多为颧部、颞部、颊部和项部的黑褐色斑块。
- 病理特征：真皮内局灶性色素沉积，呈黄褐色，未见噬黑素细胞，无明显炎症反应。

（武汉市第一医院皮肤科 陈柳青）

37 病例 家族性摩擦黑变病

Familial friction melanosis

临床资料

- 患者女，24 岁。
- 因双手背、肘部、膝盖、臀部色素沉着 2 年就诊。
- 2 年前无明显诱因上述部位出现小片状淡黄色斑，逐渐融合扩大，无明显自觉症状。
- 即往体健，生于北京，无外地长期居住生活史，无毒物接触史，无长期日光暴晒史。有长期应用搓澡巾的习惯。
- 家族史：母亲、姨妈、姥爷均患类似疾病。
- 皮肤科检查：双手背、双肘部、臀部、膝关节伸侧、足跟部可见片状淡褐色色素沉着斑，边界不清，不隆起皮面。

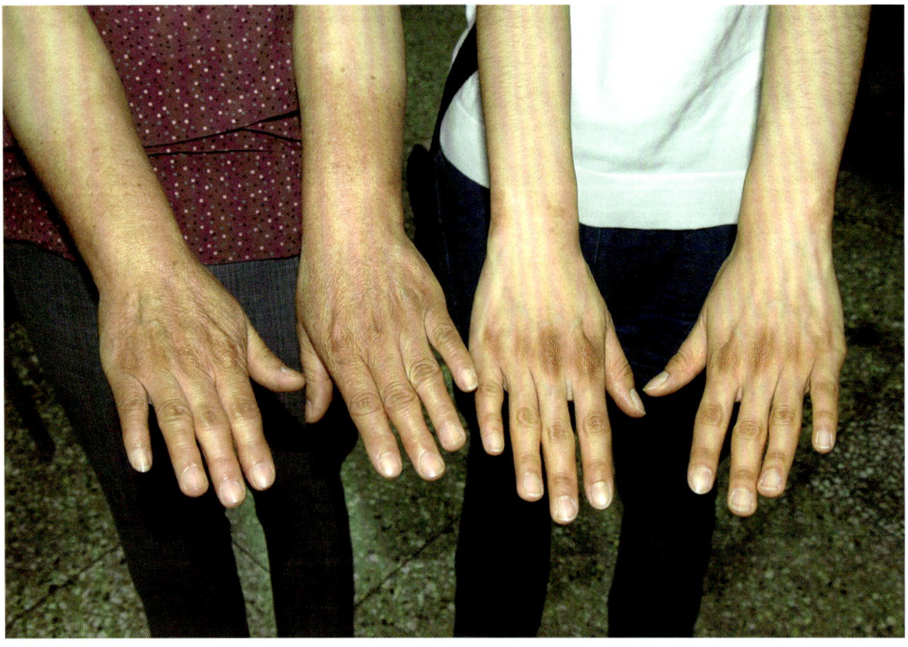

▲ **临床特征：**母女二代双手背色素沉着。左图母亲双前臂及双手背色素沉着，右图女儿双手指掌关节伸侧色素沉着

▶ **临床特征：**母女双肘关节伸侧片状色素沉着斑

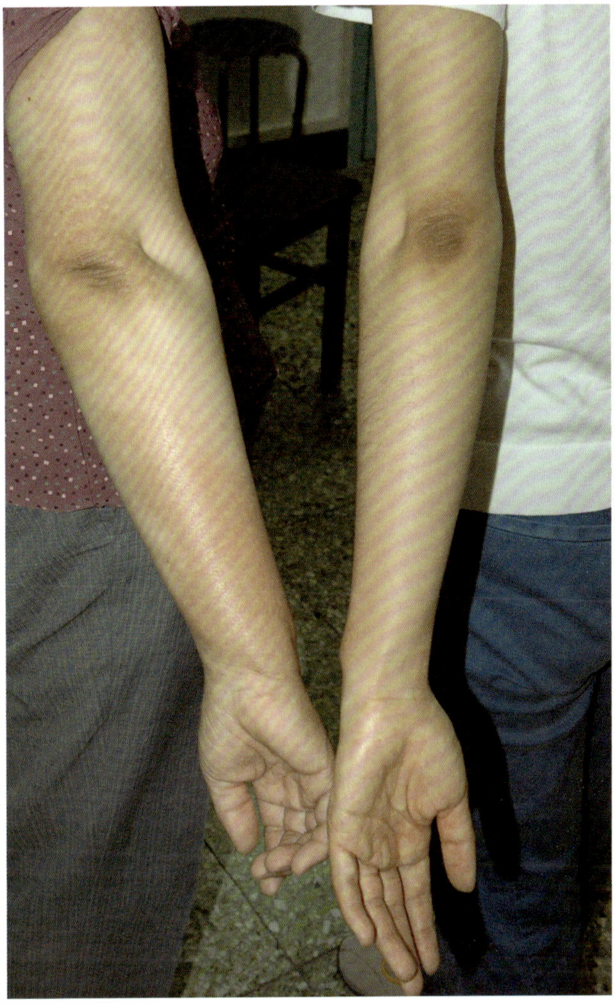

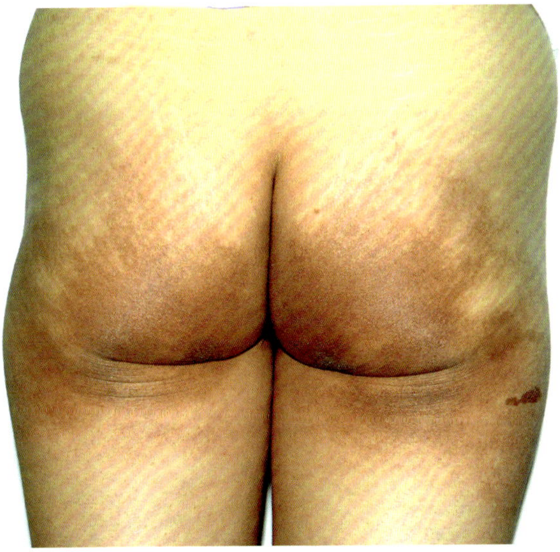

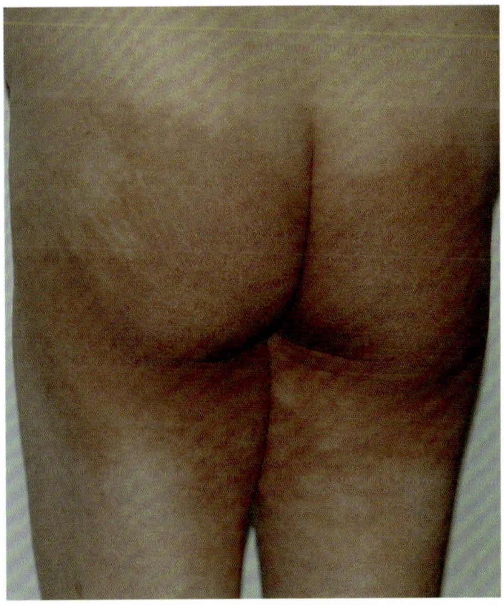

▲ **临床特征：**臀部色素沉着。左图为女儿，右图为母亲

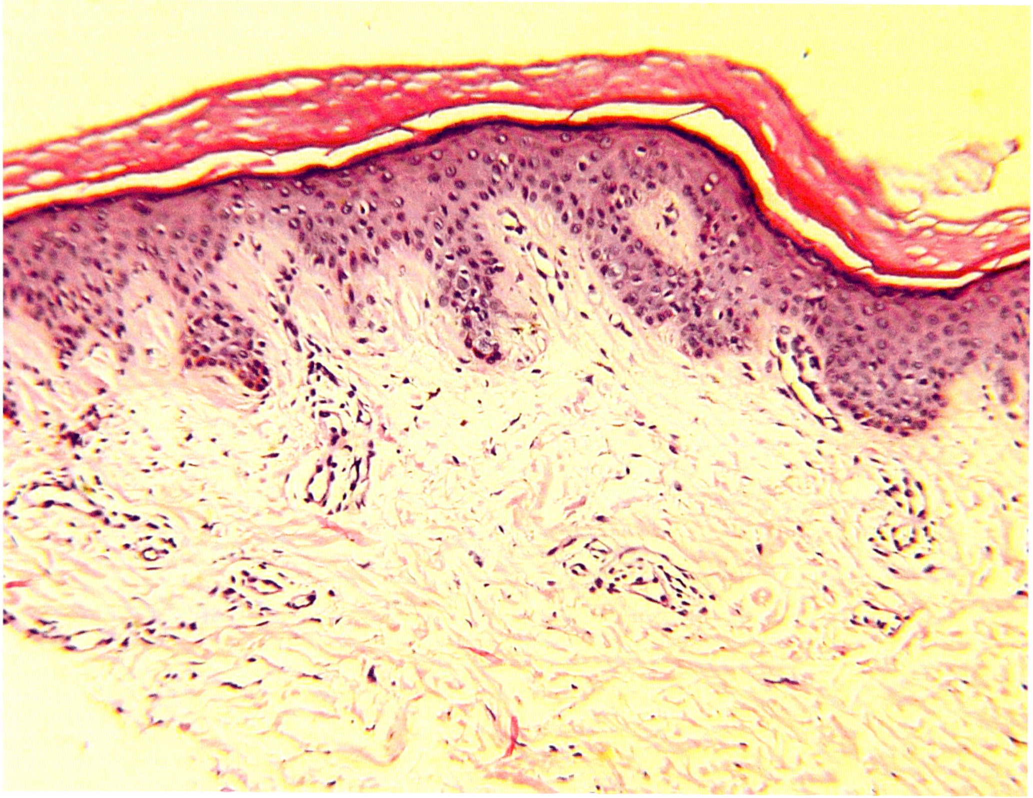

▲ **病理特征：**真皮上部可见噬黑素细胞

临床要点

- 家族性摩擦黑变病是常染色体显性遗传性疾病。
- 多见于青年人。
- 女性多见，女男之比约（3.3~70）：1。
- 最常见的发病部位是骨隆突部位，如锁骨、胫骨、背部、四肢伸侧等。
- 皮损表现为淡褐色色素沉着，呈片状分布，无自觉症状，不能自行消退，常终生存在。
- 一般不伴有系统性疾病。
- 病理特征：色素失调，真皮上部可见噬黑素细胞，真皮乳头部可见嗜伊红物质，刚果红染色阳性。
- 本病需与斑状皮肤淀粉样变鉴别。二者临床表现很相似，有作者认为本病可能是斑状皮肤淀粉样变的一个亚型。但斑状皮肤淀粉样变多见于胫前、背部上方，且多伴有中重度瘙痒。有作者提出摩擦黑变病、摩擦性淀粉样变、斑状淀粉样变和毛巾黑变病属于同一类疾病。

（北京协和医院皮肤科 左亚刚）

38 病例

摩擦黑变病

Friction melanosis

临床资料

- 患者女，25 岁。
- 因双手指伸侧色素沉着斑 3 月余就诊。
- 患者 3 月余前出现双手指间关节伸侧褐色斑片。
- 无自觉症状，颜色逐渐加深。
- 曾诊断为湿疹，外用糠酸莫米松乳膏无效。
- 近 1 年来常有握拳敲击台面的习惯。
- 既往体健。
- 家族中无类似患者。
- 皮肤科检查：双手指间关节伸侧可见褐色色素沉着斑。

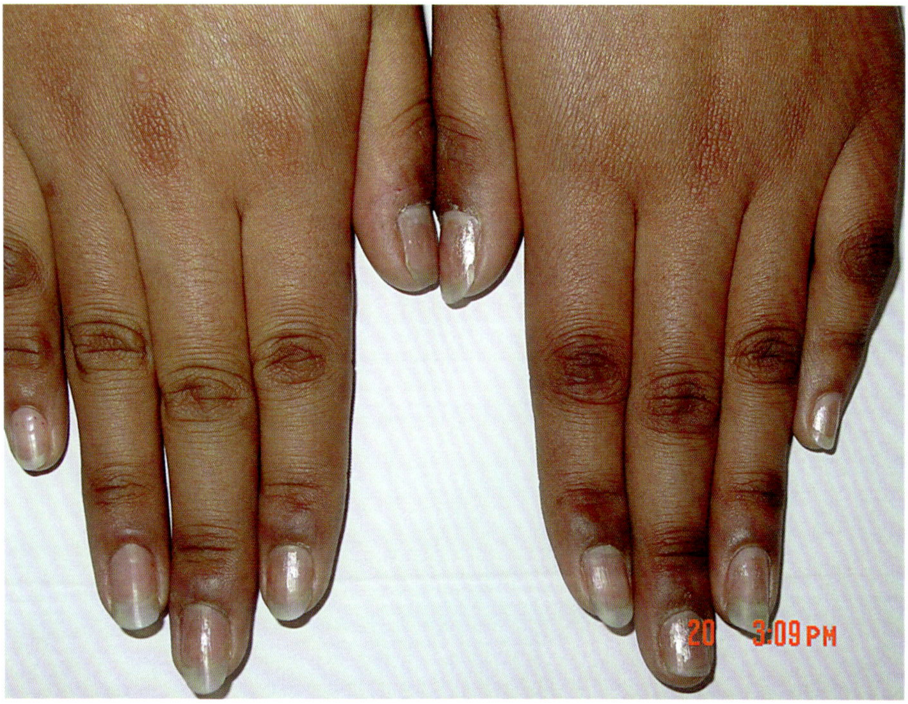

▲ **临床特征：** 双手指间关节伸侧褐色色素沉着斑

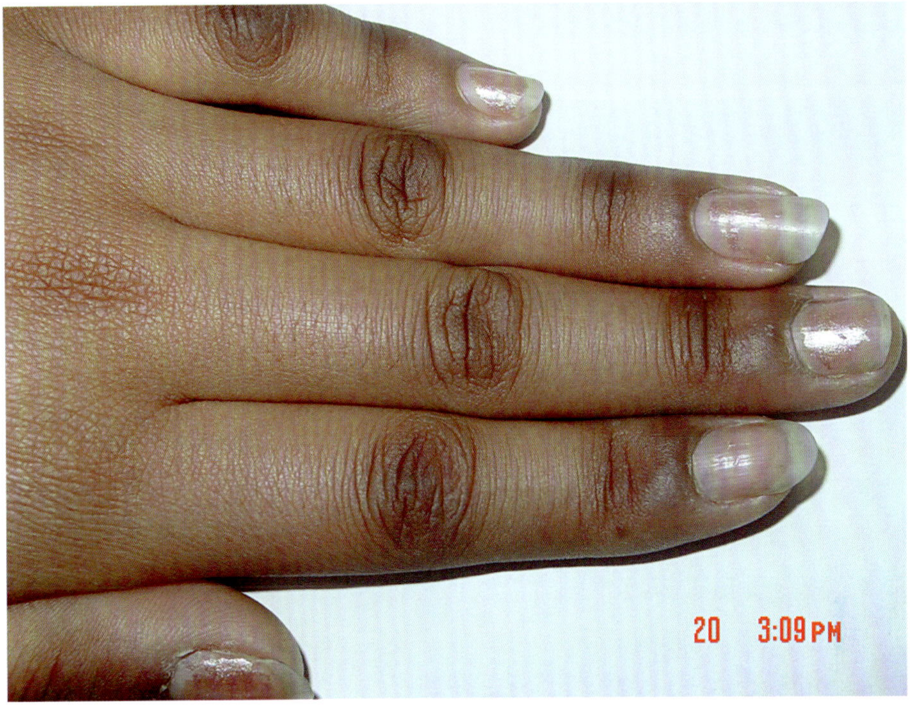

▲ **临床特征：** 右手指间关节伸侧褐色色素沉着斑

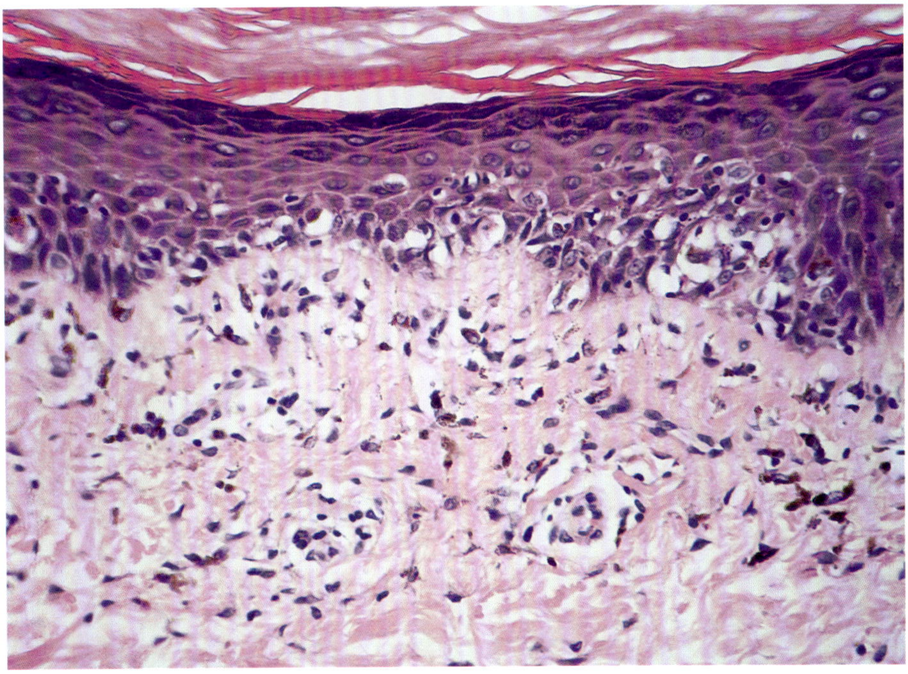

▲ **病理特征：** 表皮角化过度，黑色素增加，灶状基底细胞液化变性，真皮上部尤其乳头层可见较多噬黑素细胞

临床要点

- 摩擦黑变病（friction melanosis）由日本武藤等于1980年首先描述，肥田野信于1984年命名。
- 本病是由于长期反复机械性刺激导致局部皮肤色素沉着，又称Kobner型黑皮病。
- 好发于体型消瘦的女性。
- 好发于锁骨、肋骨、肩胛、肘、膝、胫前、脊柱等易受摩擦的骨隆起部位。
- 特征表现为网状的褐色斑片，境界较清楚，形状与局部骨隆起处皮肤形状大体一致。
- 病理特征：色素失调，真皮浅层可见噬黑素细胞。
- 本病需与斑状皮肤淀粉样变相鉴别。斑状皮肤淀粉样变多好发于颈背部和胫前，表现为波纹状色素沉着，可伴瘙痒，组织病理示真皮乳头处淀粉样蛋白沉积。

（北京医院皮肤科 高小曼 常建民）

39 病例

线状和漩涡状痣样过度黑素沉着病

Linear and whorled nevoid hypermelanosis

临床资料

- 患者女，15 岁。
- 因躯干四肢色素沉着斑 15 年就诊。
- 患者出生 1 个月胸腹部出现黑褐色斑，无自觉症状。
- 色素斑随着年龄增长逐渐增多扩大，呈线状、条索状或漩涡状。
- 色素斑发生前皮肤无红斑、水疱和瘙痒。
- 曾被诊断为色素失调症，未接受任何治疗。
- 既往体健。父母非近亲结婚。
- 家族中无类似患者。
- 皮肤科检查：躯干及四肢可见沿 Blaschko 线分布的色素沉着斑，部分呈漩涡状。

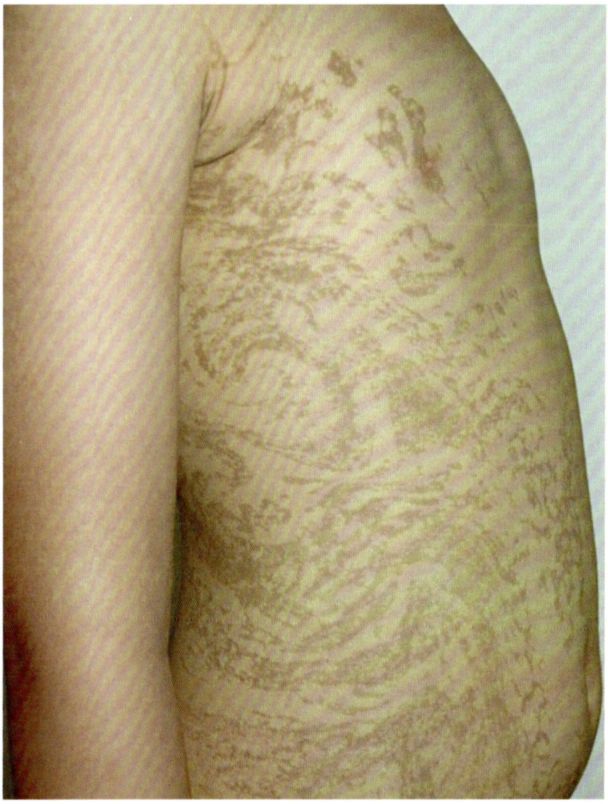

▶ **临床特征：**躯干及右上肢皮损呈线状或条带状色素沉着

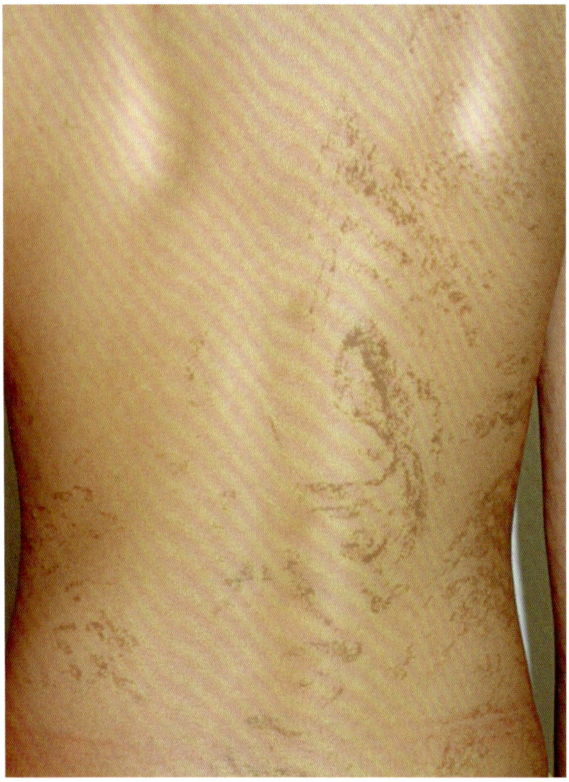

◀ **临床特征：**背部呈线状或条带状色素沉着，沿 Blaschko 线分布

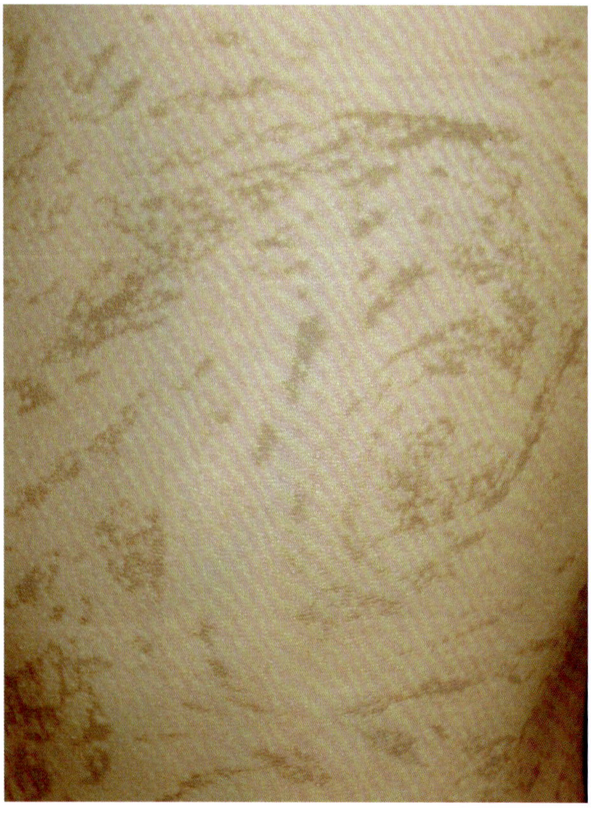

▶ **临床特征：**胸部呈旋涡状色素沉着

临床要点

- 线状和漩涡状痣样过度黑素沉着病（linear and whorled nevoid hypermelanosis）于1988年由Kalter首次命名。
- 本病多为散发，但也有家族聚集的报道。
- 多在出生后不久发生，但也有迟发的病例。
- 出生数周后出现，1~2岁时皮损趋于稳定。
- 皮损表现为线状或漩涡状色素沉着，一般沿Blaschko线分布，色素沉着出现前无水疱和疣状皮损。
- 通常不累及口腔黏膜、眼、掌跖。
- 一些患者可出现先天性异常如智力迟缓、大脑性瘫痪、房间隔或室间隔缺损、动脉导管未闭等。
- 病理特征：色素沉着处基底层色素增加。
- 本病在临床上应与色素失调症（又称色素失禁症）相鉴别。色素失调症多见于女性，在发生色素沉着前有红斑、水疱出现，而线状和漩涡状痣样过度黑素沉着病在发生前无红斑、水疱。

（北京医院皮肤科 常建民）

40 病例

单侧分布线状和漩涡状痣样过度黑素沉着病

Unilateral linear and whorled nevoid hypermelanosis

临床资料

- 患者男，10 岁。
- 因左侧躯干色素沉着斑 9 年就诊。
- 患者自 1 岁开始左侧躯干及上下肢出现黑色素斑，呈线状或带状分布。
- 色素斑发生前皮肤无红斑、水疱和瘙痒。
- 色素斑随着年龄增长逐渐增多扩大。
- 无自觉症状。
- 患者自 5 岁始发现双眼视力不佳，多次于院外检查诊为弱视。
- 既往体健。父母非近亲结婚。
- 家族中无类似患者。
- 体格检查：双眼弱视，其他系统检查未见异常。发育以及智力正常。
- 皮肤科检查：左侧躯干可见呈线状、带状、漩涡状或不规则的褐色色素沉着斑纹，沿 Blaschko 线分布。面部、掌跖、口腔、外阴未见类似皮损。毛发、指趾甲未见异常。

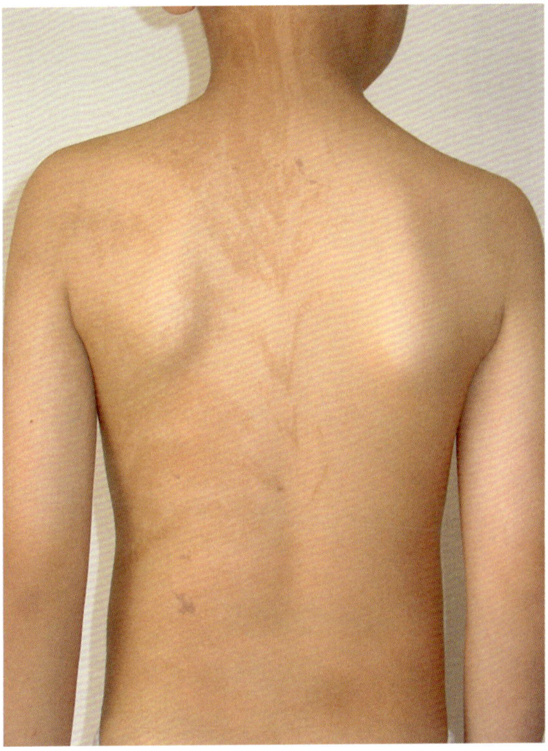

◀ **临床特征：**左侧躯干可见线状或条带状色素沉着

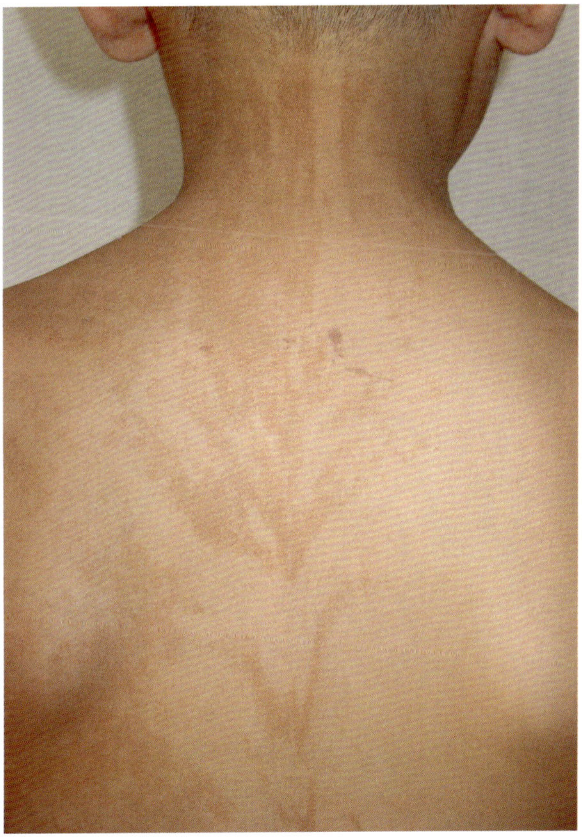

▶ **临床特征：**左背部的色素沉着沿 Blaschko 线分布

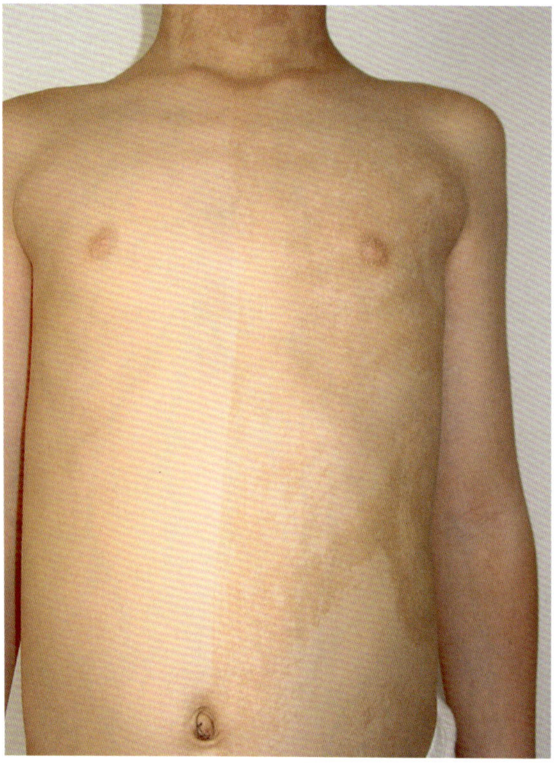

◀ **临床特征：** 左胸腹部沿带状分布的色素沉着，边界清晰

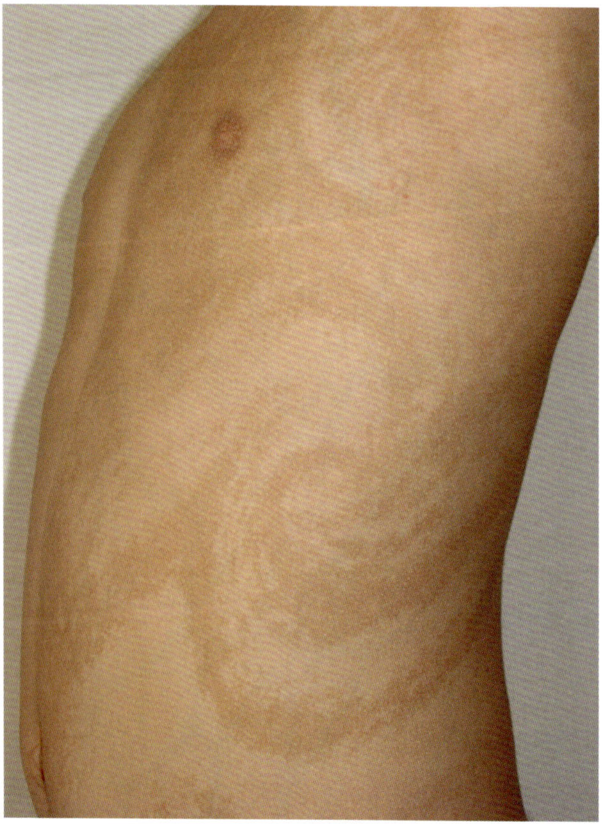

▶ **临床特征：** 左侧躯干沿带状分布的色素沉着，呈旋涡状

临床要点

- 线状和漩涡状痣样过度黑素沉着病于 1988 年首次被命名。
- 本病多出生后数周出现，1~2 岁时皮损趋于稳定。
- 皮损表现为线状或漩涡状色素沉着，一般沿 Blaschko 线分布。
- 色素沉着出现前无水疱和疣状皮损。
- 通常不累及口腔黏膜、眼、掌跖。
- 一些患者可出现先天性异常如智力发育迟缓、大脑性瘫痪、房间隔或室间隔缺损、动脉导管未闭等。
- 发生率无男女差别。
- 多为散发，但也有家族聚集的报道。
- 多在出生后不久发生，但也有迟发的病例。
- 线状和漩涡状痣样过度黑素沉着病皮损多为对称分布，但也可单侧或节段分布。
- 病理特征：色素沉着处基底层色素增加。
- 本病在临床上应与色素失禁症相鉴别。

（北京医院皮肤科 常建民）

41 病例 进行性筛孔状和带状色素沉着症

Progressive cribriform and zosteriform hyperpigmentation

临床资料

- 患者男，14 岁。
- 因左胸部、左肩背部和左上肢带状分布色素斑 5 年就诊。
- 5 年前无明显诱因左侧胸部、左肩背部出现片状淡褐色斑，此后皮损逐渐向左上肢内侧发展，呈带状分布。
- 无自觉症状。
- 否认发病前局部有外伤及皮肤病病史。
- 曾于当地医院诊为色素性扁平苔藓。
- 既往体健，无长期服药史。
- 家族中无类似疾病患者。
- 全身各系统检查未见明显异常。
- 皮肤科检查：左上胸部、左肩背部及左上肢内侧可见沿 Blaschko 线分布筛状褐色斑，表面无鳞屑及萎缩。

▶ **临床特征：**左上胸部、左肩背部及左上肢内侧可见沿 Blaschko 线分布筛状褐色斑

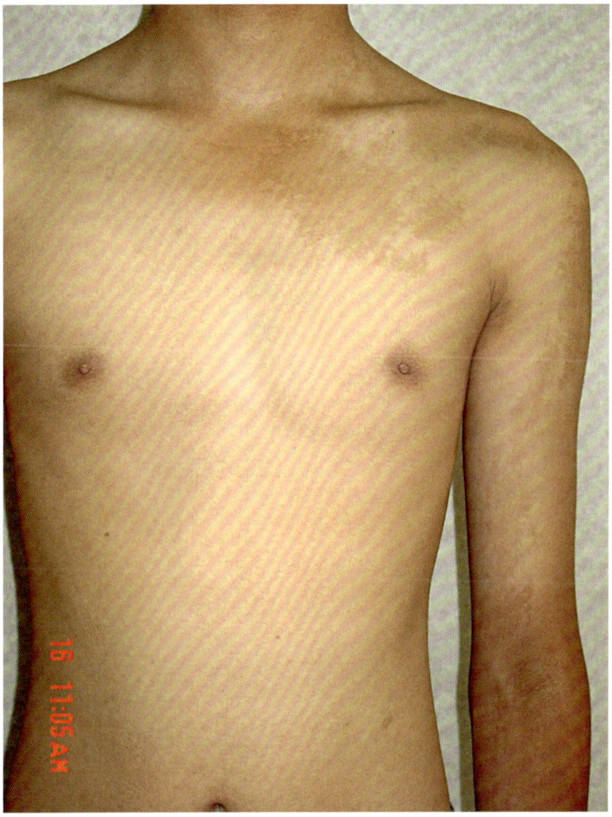

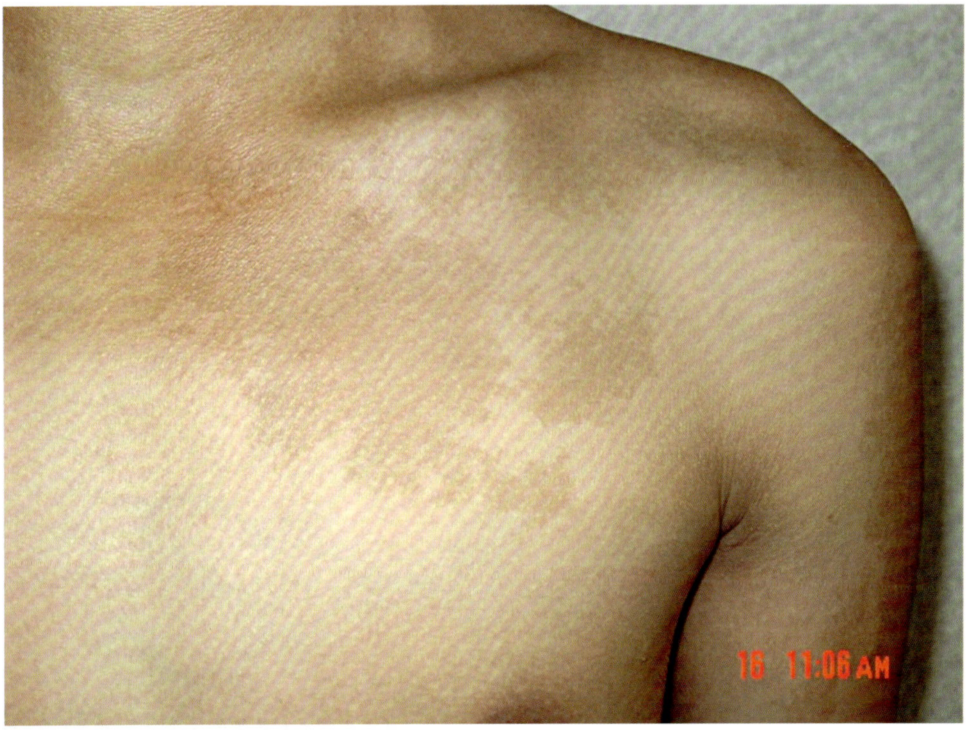

▲ **临床特征：**左上胸部筛状褐色斑

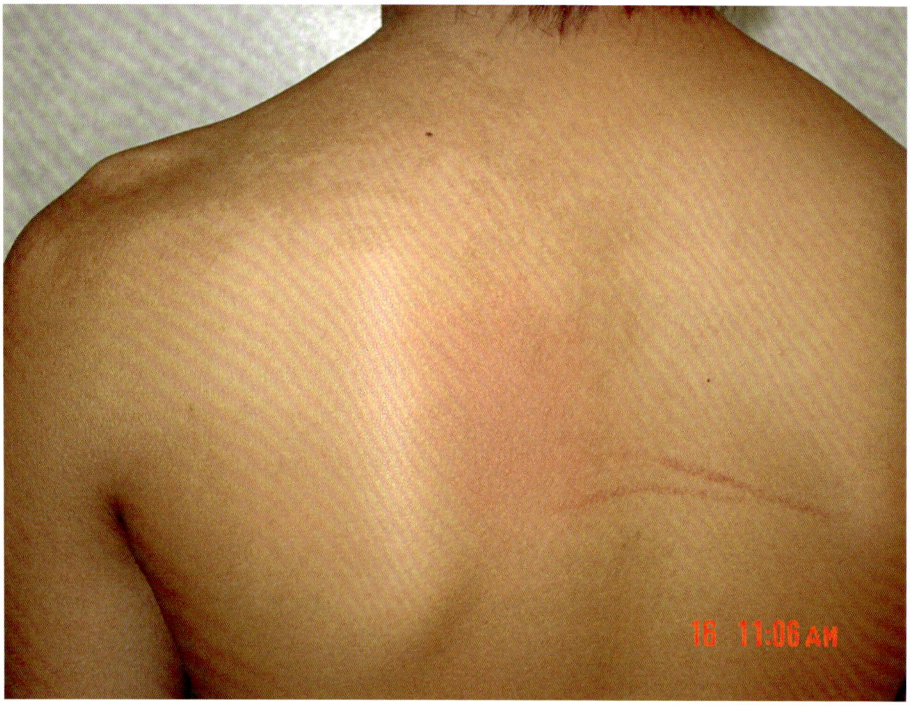

▲ **临床特征：** 左肩背部筛状褐色斑

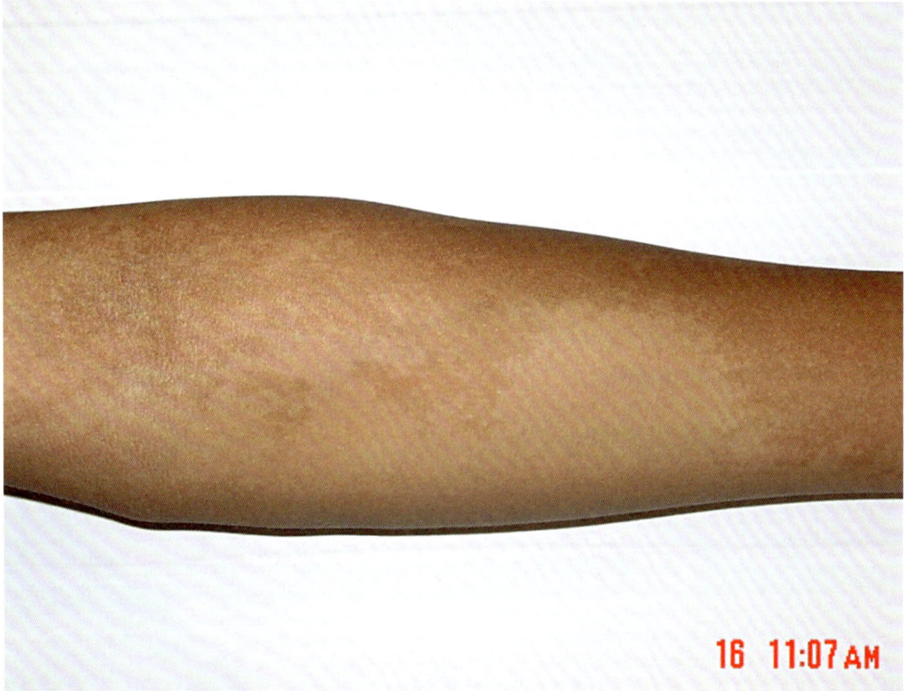

▲ **临床特征：** 左上肢屈侧带状褐色斑

临床要点

- 本病由 Rower 等于 1978 年首次命名。
- 临床上表现为沿 Blaschko 线分布的筛状或带状色素沉着斑。
- 多呈单侧或节段性分布。
- 平均发病年龄 14 岁。
- 男女发病率无明显差异。
- 无自觉症状。
- 皮损可发生于头面部、躯干、上肢、下肢等部位，躯干部最常见。
- 本病多为散发性，部分患者有家族史。
- 多不伴有其他系统的先天性缺陷。
- 病理特征：基底层色素增加。
- Rower 提出本病的诊断标准：①临床上表现为棕褐色筛状斑，呈带状分布；②组织学上表现为基底层色素增加；③局部发病前无外伤、炎症及其他皮疹；④后天发病，皮损逐渐增多；⑤不伴有其他皮肤或内脏异常。
- 临床上本病需要与线状和旋涡状痣样过度黑素沉着症鉴别。后者皮损多表现为沿 Blaschko 线分布的线状、带状或漩涡状排列的褐色斑，于出生时或出生后几周内出现，逐渐发展，并于 2~3 岁时趋于稳定，可伴有皮肤以外的器官受损，如神经系统、心血管系统和肌肉骨骼系统。有学者认为二者属于同一病谱，提出进行性筛孔状和带状色素沉着是线状和漩涡状痣样过度黑素沉着病的一个异型即单侧型。

（北京医院皮肤科 常建民）

42 病例

口唇色素沉着－肠道息肉综合征

Peutz-Jeghers syndrome

临床资料

- 患者男，12 岁。
- 因口唇、双手出现多发性色素沉着斑 10 余年就诊。
- 患者出生 2 年后口唇、双手出现多发性黑褐色斑点，无自觉症状，色素斑点随着年龄增长逐渐增多。
- 无腹痛、腹泻、黑便史。
- 既往体健。父母非近亲结婚。
- 家族史：其母亲有类似皮疹，曾患肠道肿瘤，具体不详；姐姐 16 岁，口唇及双手有类似皮疹。
- 系统检查未见明显异常。
- 皮肤科检查：口唇、口周以及双手指屈侧多发的黑褐色斑点。

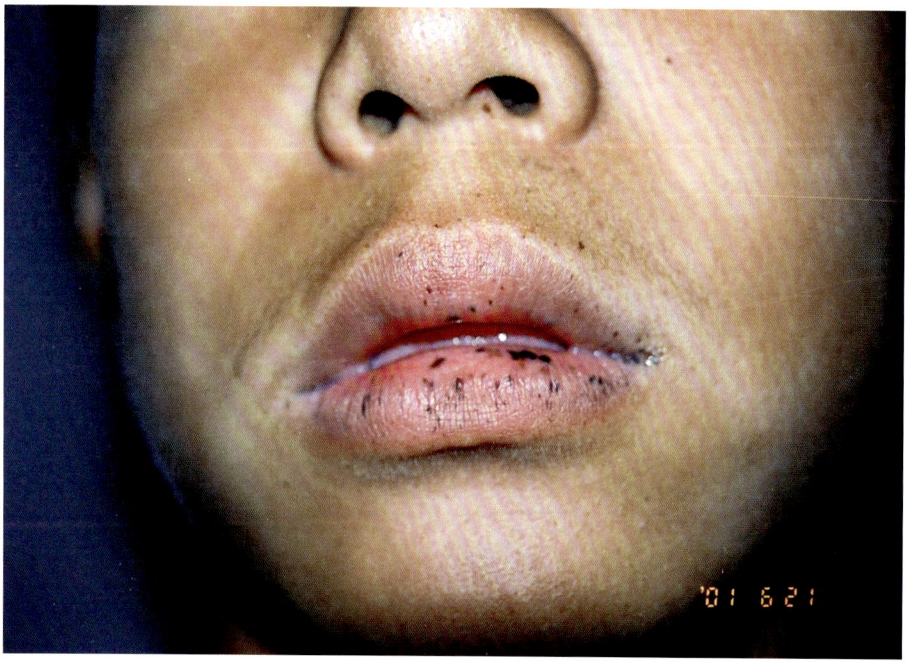

▲ **临床特征：** 口唇及口周多发的黑褐色斑点

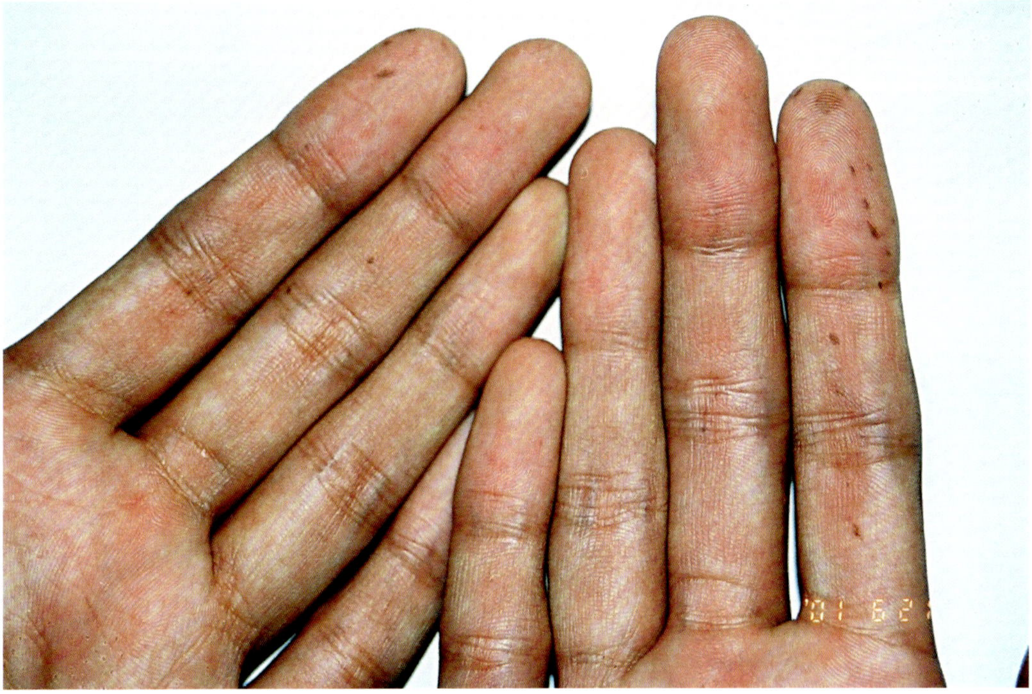

▲ **临床特征：** 手指屈侧多发的黑褐色斑点

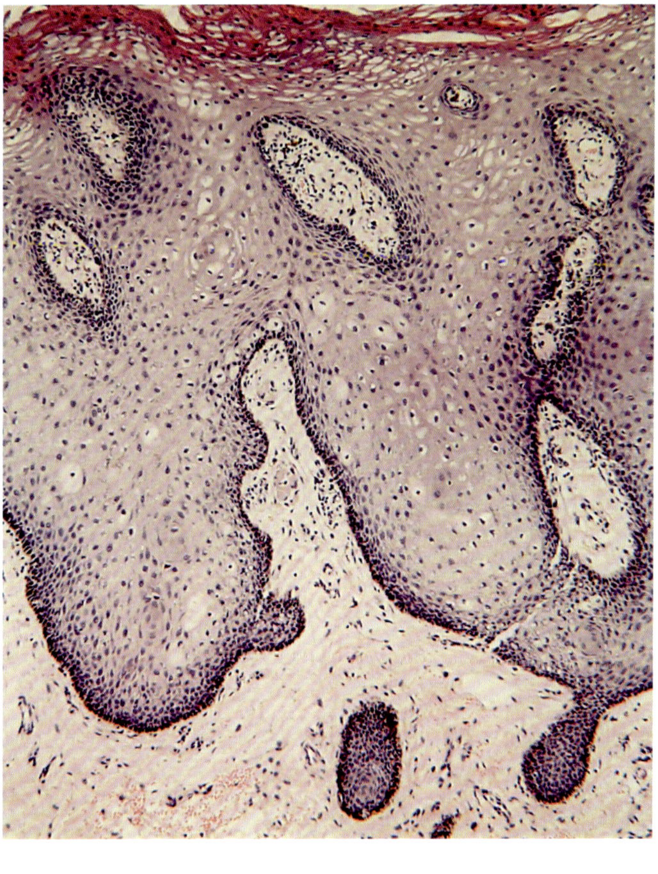

▶ **病理特征（口唇色素斑）：** 表皮基底层色素增加

临床要点

- 口唇色素沉着－肠道息肉综合征（Peutz-Jeghers syndrome），又称口周黑子病，由 Peutz 于 1921 年首次报道。
- 本病少见，多数患者有家族史，属于常染色体显性遗传病。
- 色素斑常发生于儿童期，也可出现在新生儿期、青少年期。
- 口唇部位的色素斑以下唇最常见，直径通常 $<$ 5mm，无自觉症状。
- 除口唇外，口周、口腔黏膜、鼻周，指趾末端、掌跖等部位也可出现。
- 发生于皮肤的色素斑可自行消退，而发生在口唇及口腔黏膜的色素斑一般持续存在。
- 色素斑随年龄增加而加深，但 40 岁以后黑斑颜色逐渐变淡。
- 通常伴有胃肠道息肉，尤以小肠息肉多见。
- 息肉较色素斑出现迟，常多发。
- 可出现腹痛、腹泻、便血等，也可发生肠套叠，产生严重的腹痛、肠梗阻。
- 胃肠道息肉恶变的概率较低。
- 本病有不完全型，即仅有色素斑而无胃肠道息肉。
- 病理特征：色素斑处示表皮基底层内黑素增多，黑素细胞增加，真皮浅层有噬黑素细胞。
- 本病应与 Laugier-Hunziker 综合征鉴别。Laugier-Hunziker 综合征一般没有家族遗传史，多中年发病，不伴肠道息肉。

（北京医院皮肤科 张秋鹂 常建民）

43 病例

Laugier-Hunziker 综合征

Laugier-Hunziker syndrome

临床资料

- 患者女，45 岁。
- 因口唇及齿龈色素沉着斑 5 年就诊。
- 患者 5 年前下唇、齿龈部出现多发色素沉着斑，无自觉症状，皮损数量逐渐增多，部分融合。
- 身体其他部位无类似色素沉着斑。
- 无腹痛、腹泻、黑便等不适。
- 既往体健。
- 家族中无类似患者。
- 系统检查无异常。
- 皮肤科检查：上下唇内侧可见多发褐色色素沉着斑，部分融合，部分齿龈也可见褐色色素沉着斑。

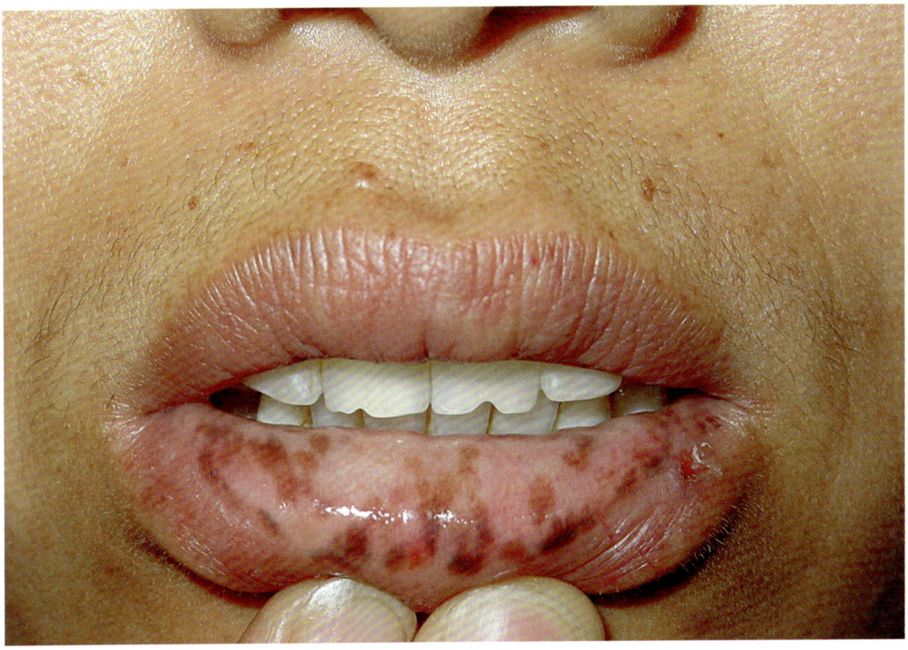

▲ **临床特征：** 下唇内侧多发色素沉着斑

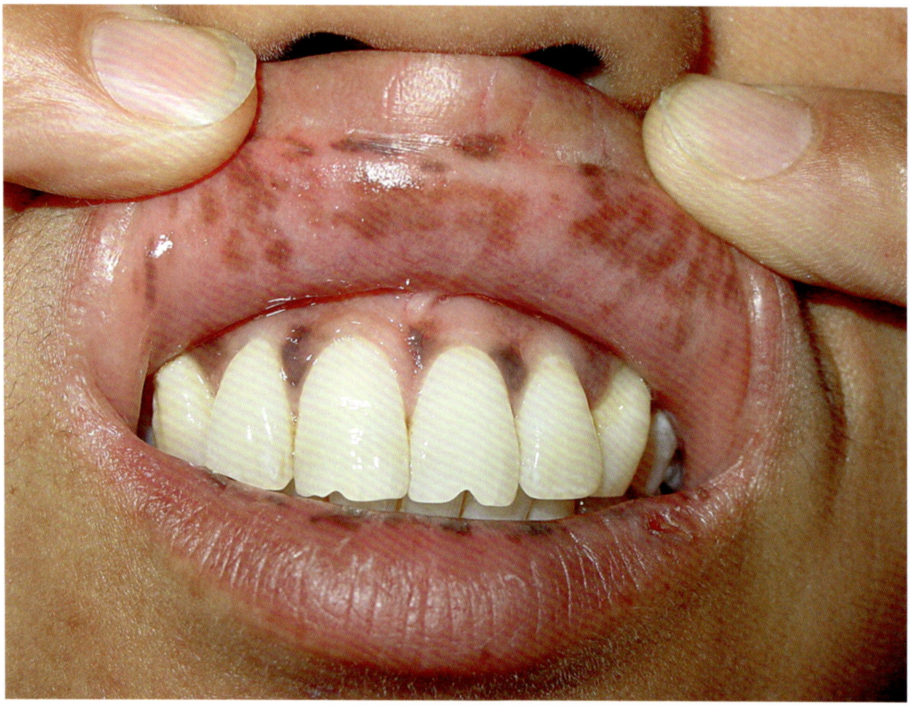

▲ **临床特征：** 上唇内侧以及齿龈多发色素沉着斑

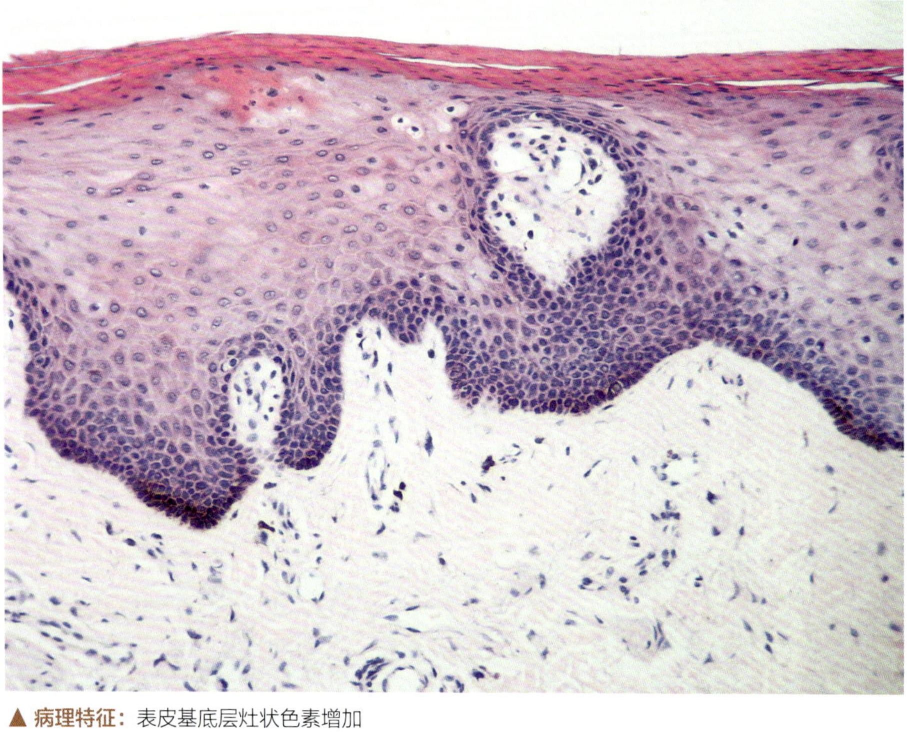

▲ **病理特征：** 表皮基底层灶状色素增加

临床要点

- Laugier-Hunziker 综合征（Laugier-Hunziker syndrome）由 Laugier 和 Hunziker 于 1970 年首次报告。
- 本病多为散发，但也有家族聚集的报道。
- 一般在 30~50 岁才出现，男女发病率相近。
- 色素沉着斑好发于唇部，尤其是下唇。
- 也可见于口腔颊黏膜、上腭、牙龈等部位，口周皮损少见。
- 色素沉着斑为圆形、卵圆形或不规则形。
- 呈灰色、褐色或蓝黑色。
- 可单发、多发或融合成片。
- 约 60% 患者有指、趾甲的色素沉着。
- 一般不伴有胃肠道息肉。
- 病理特征：表皮基底层色素增加，真皮浅层色素失禁，可见数量不等的噬黑素细胞。
- 本病在临床上应该与 Peutz-Jeghers 综合征鉴别。二者均有口唇黏膜的色素沉着。但是 Peutz-Jeghers 综合征出现时间早，多在出生或出生不久发生，为常染色体显性遗传，60% 患者有家族史，患者多伴有肠道息肉，并可出现恶变，临床上可出现腹痛、腹泻等症状；而 Laugier-Hunziker 综合征是一种获得性疾病，一般无家族遗传史，发病晚，多在 30 岁以后发生，口周皮肤一般不出现色素沉着，不伴有肠道息肉。

（北京医院皮肤科 常建民）

44 病例

单侧痣样黑棘皮病

Unilateral nevoid acanthosis nigricans

临床资料

- 患者女，18 岁。
- 因右背部皮损 4 年就诊。
- 患者 4 年前无明显原因发现右背出现黑褐色皮疹，逐渐增多，无自觉症状，呈带状分布。
- 曾于外院就诊，诊为表皮痣，未予治疗。
- 既往体健，其他部位无类似表现。
- 家族中无类似病史。
- 系统检查无明显异常。
- 皮肤科检查：右背部可见带状分布的多个褐色扁平丘疹、斑块，大小不一。
- 组织病理检查：表皮角化过度，棘层肥厚，乳头瘤样增生，皮突延长，基底层色素增加，真皮浅层稀疏淋巴细胞浸润。

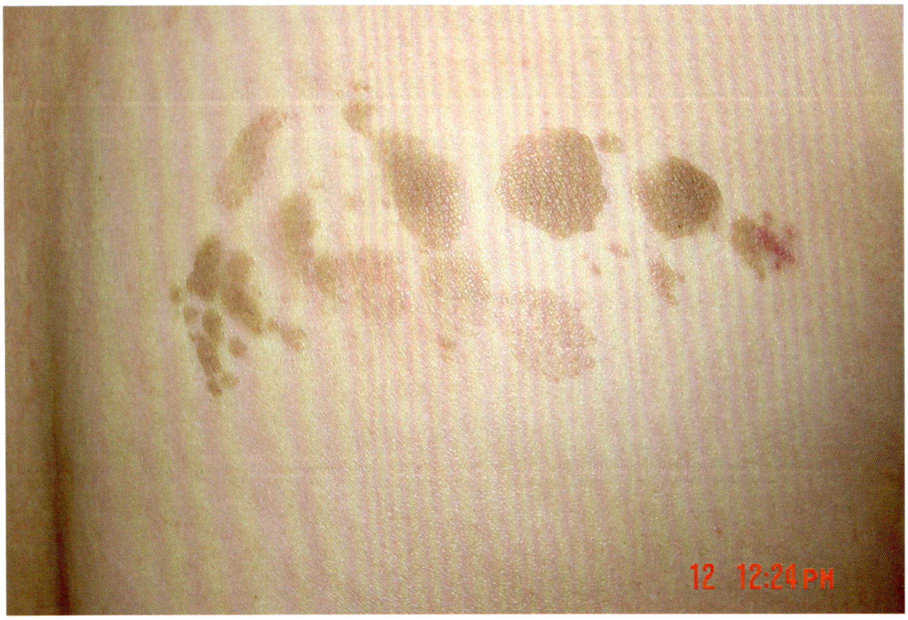

▲ **临床特征：**右背部可见带状分布的多个褐色扁平丘疹、斑块，大小不一

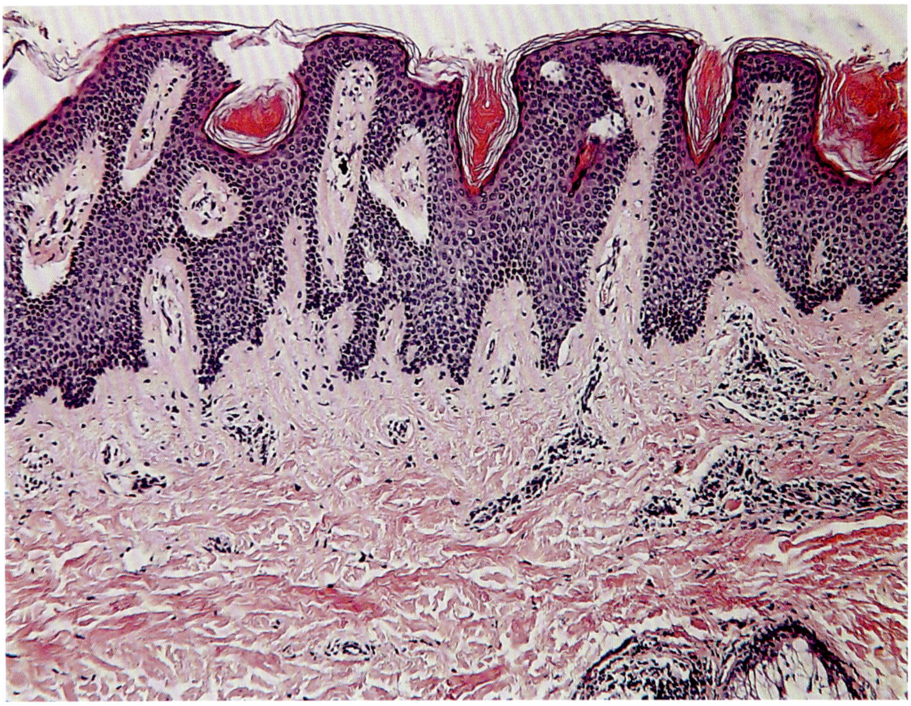

▲ **病理特征：**表皮轻度角化过度，棘层肥厚，表皮乳头瘤样增生，基底层色素增加

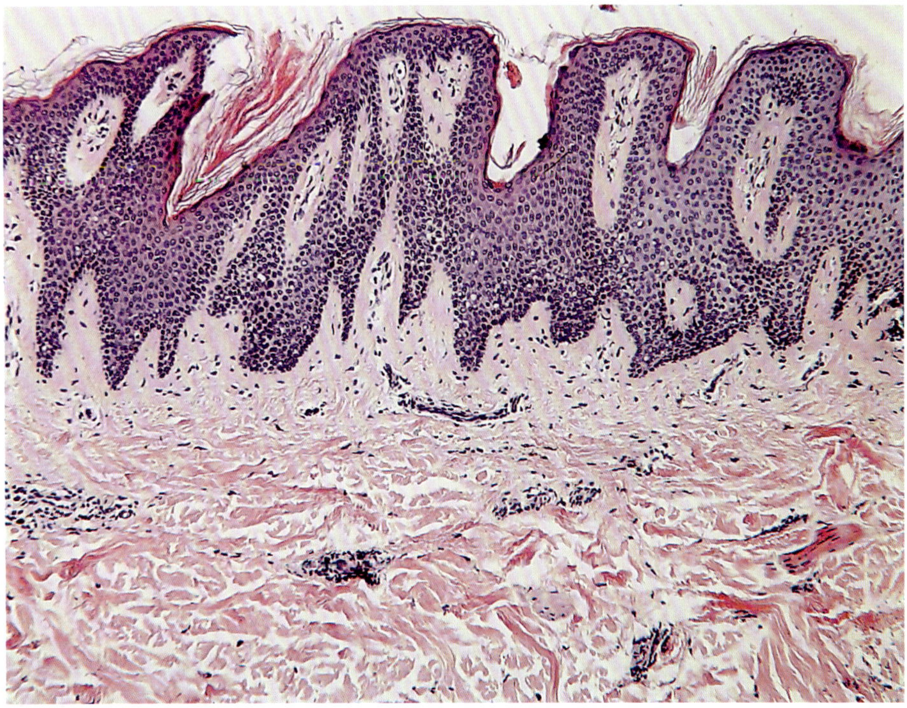

▲ **病理特征：**表皮棘层肥厚，表皮乳头瘤样增生，基底层色素增加

临床要点

- 黑棘皮病是以皮肤色素增加及乳头状或天鹅绒样增生为特征的皮肤病。
- Schwartz 将该病分为良性型、肥胖型、恶性型、综合征型、肢端型、单侧型、药物型和混合型。
- 单侧痣样黑棘皮病临床上少见。
- 单侧痣样黑棘皮病多在儿童或青春期发病，表现为褐色片状皮损，质地柔软，可呈天鹅绒样外观。
- 多为单侧发病，偶尔也可双侧发生。
- 腹部是好发部位。
- 临床上单侧痣样黑棘皮病应该与线状表皮痣鉴别。线状表皮痣一般发病较早，多在出生后或儿童期发病，初发皮损为角化性丘疹，逐渐融合为角化性斑块，质地较硬，表面粗糙不平；而单侧痣样黑棘皮病为后天发病，皮损表面为均匀一致的斑块，表面有天鹅绒样外观，质地较线状表皮痣柔软，表面角化不明显。
- 病理特征：表皮轻度角化过度，棘层肥厚，表皮乳头瘤样增生，基底层色素增加。

（北京医院皮肤科 常建民）

45病例 恶性黑棘皮病

Malignant acanthosis nigrans

临床资料

- 患者男，76 岁。
- 因全身皮疹伴瘙痒 2 年就诊。
- 患者于 2 年前无明显诱因双下肢出现皮疹，轻痒，未予诊治。
- 近 1 年来皮疹扩散至腹部、背部及双上肢，瘙痒剧烈，多次在外院诊断为“慢性单纯苔藓”。
- 1 年前开始患者出现食欲减退，体重下降。
- 外院食管钡餐检查诊为食管下段胃底贲门癌，胃镜组织活检病理诊断为（食管）中 – 低分化腺癌伴神经内分泌分化。
- 患者发病以来精神饮食欠佳，体重下降约 5kg。
- 皮肤科检查：前额、口周、颈前、躯干、双侧腋下、四肢等处皮肤增厚呈褐黑色，表面干燥、粗糙，可见疣状增生或乳头瘤样丘疹及散在抓痕，皮嵴突起，皮沟加深，手掌、足跖角化过度。

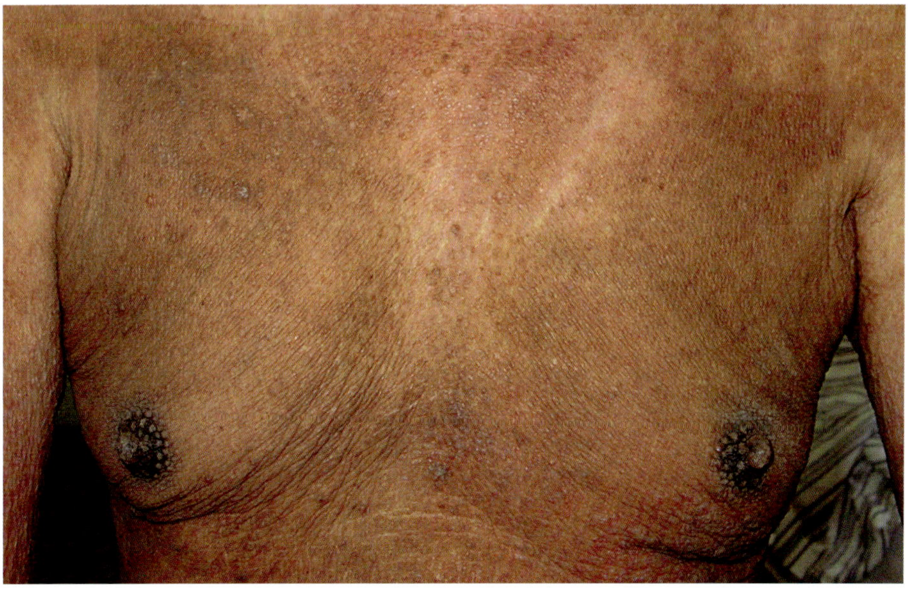

▲ **临床特征：** 胸腹部皮肤干燥、增厚、色素沉着

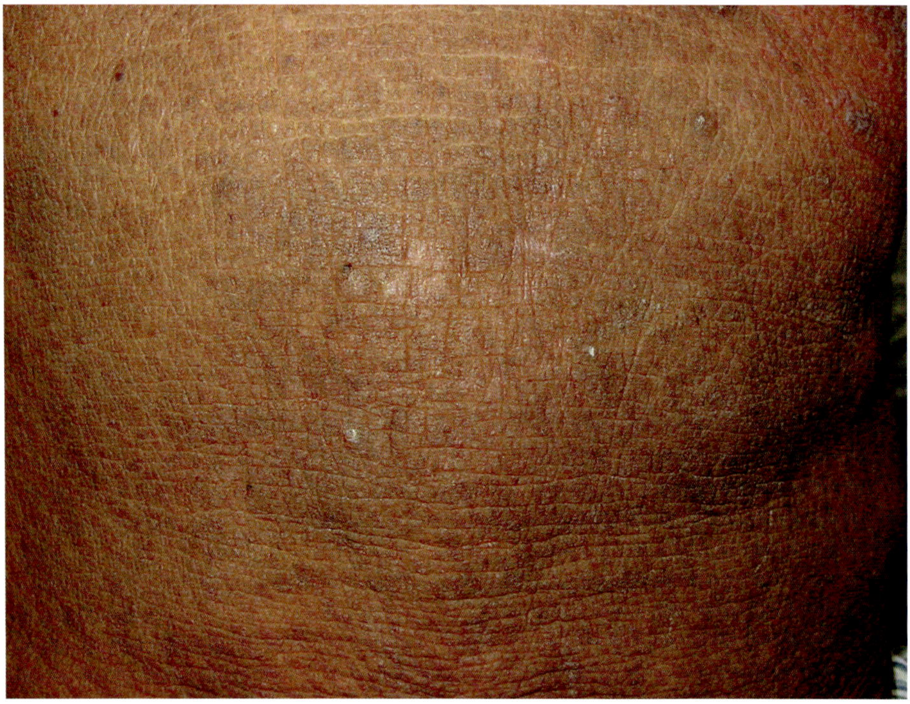

▲ **临床特征：** 腹部皮肤干燥、增厚、色素沉着

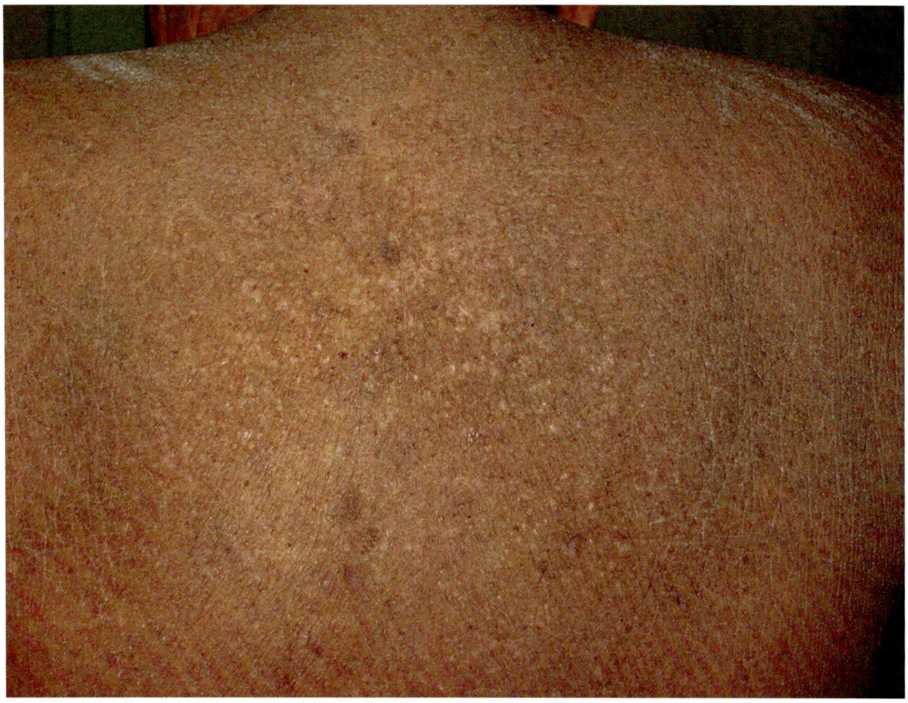

▲ **临床特征：** 背部皮肤干燥、增厚、色素沉着

▶ **临床特征：**双下肢皮肤干燥、增厚，呈乳头样增生，色素沉着

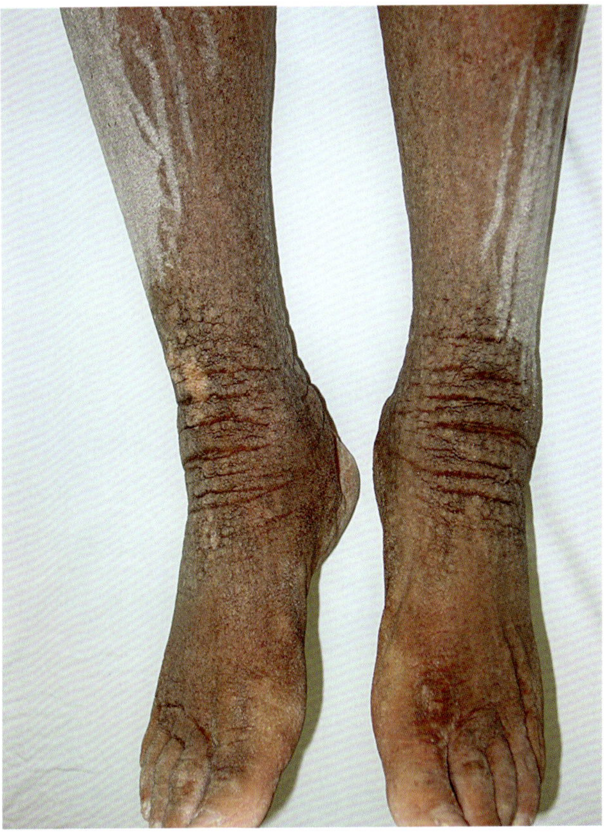

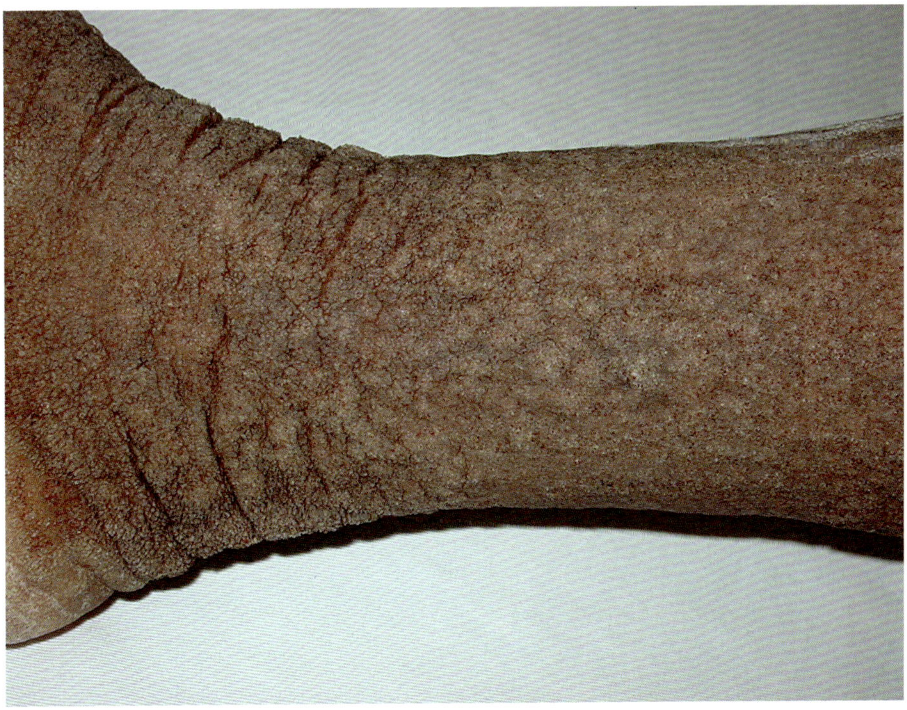

▲ **临床特征：**双下肢皮肤干燥、增厚，呈乳头样增生，色素沉着

临床要点

- 黑棘皮病是以皮肤色素增加、天鹅绒样增厚、角化过度、疣状增殖为特征。
- 好发于颈、腋、背、腹股沟等皮肤皱褶部位。
- Schwartz 根据病因及临床表现又将黑棘皮病分为 8 型即良性型、肥胖型、恶性型、综合征型、肢端型、单侧型、药物型、混合型。
- 恶性黑棘皮病临床少见。
- 恶性肿瘤分泌具有胰岛素样活性的因子可能是恶性黑棘皮病皮损发生原因。
- 恶性黑棘皮病主要好发于中老年者。
- 表现为皮肤粗糙、色素增加、有掌跖或广泛的角化过度，眼及唇周围可见疣状或乳头瘤样增生。
- 有统计分析显示，恶性黑棘皮病患者中 92% 为腹部肿瘤，其中 69% 为胃癌。
- 肿瘤潜伏期约为 10~15 年。
- 一般认为恶性黑棘皮病在肿瘤切除后皮损可能减退甚至消失。
- 中年以上反复发作的慢性苔藓样皮损或皱褶部位乳头瘤样改变的患者，应警惕内脏恶性肿瘤的可能。

（北京医院皮肤科 常建民）

46 病例

特发性发疹性斑样色素沉着症

Idiopathic eruptive macular pigmentation

临床资料

- 患者男，20 岁。
- 因躯干皮疹 2 年就诊。
- 患者 2 年前无明显诱因于背部、腹部出现多个圆形或椭圆形色素沉着斑，无自觉症状。
- 既往体健。
- 父母非近亲结婚，家族中无类似疾病史。
- 皮肤科检查：背部、腹部可见多个圆形或椭圆形灰褐色色素沉着斑，界限清楚。

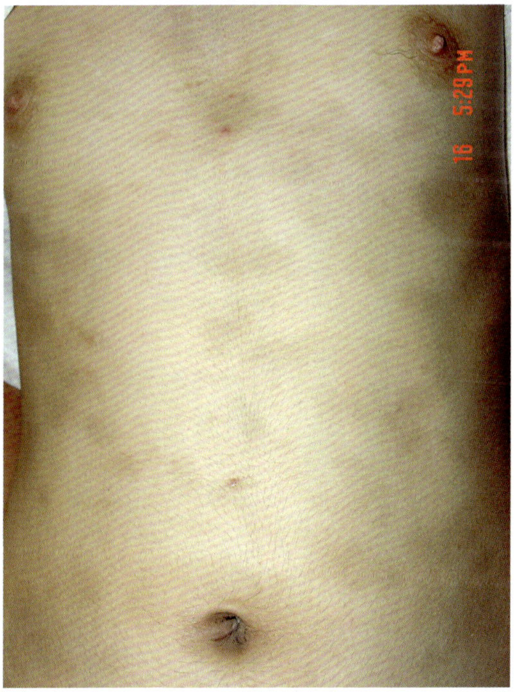

▲ **临床特征：**躯干部圆形或椭圆形色素沉着斑，界限清楚

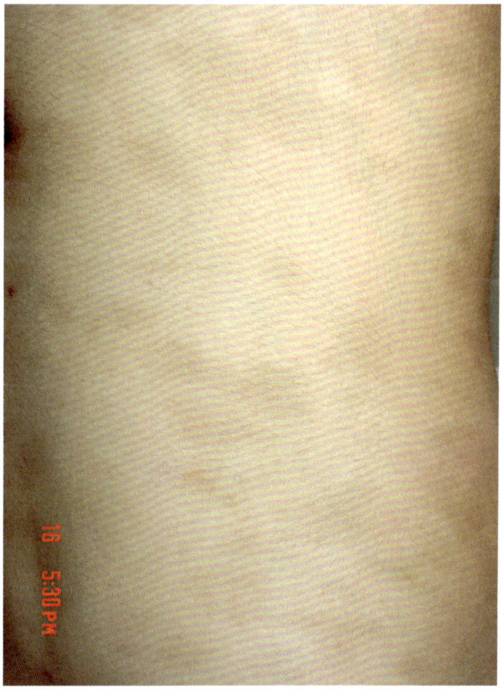

▲ **临床特征：**躯干部圆形或椭圆形灰褐色斑，界限清楚

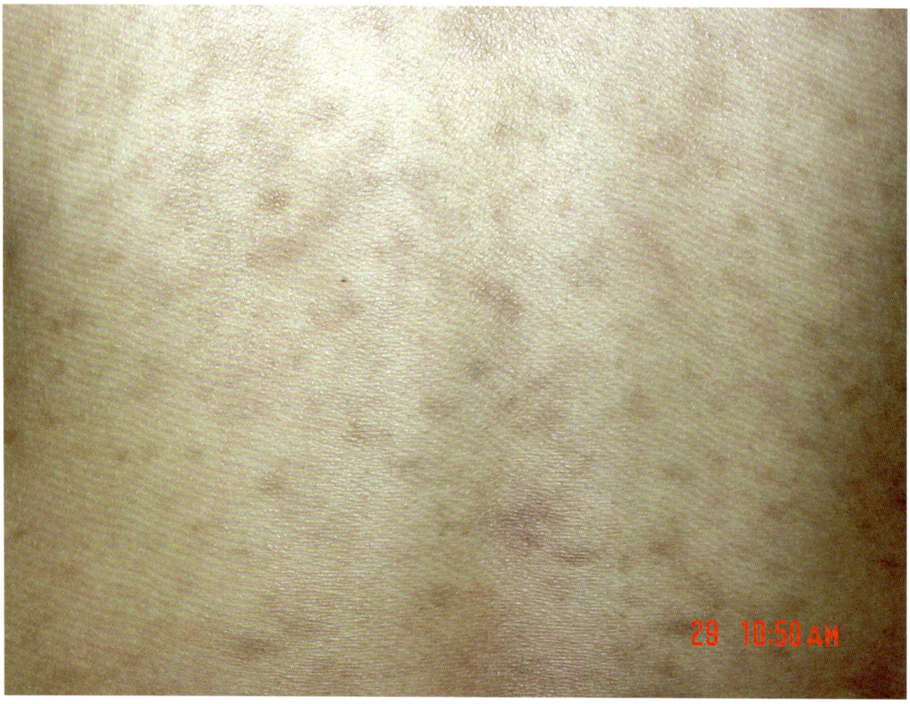

▲ **临床特征：**腰背部可见圆形或椭圆形、发疹样灰褐色斑，界限清楚

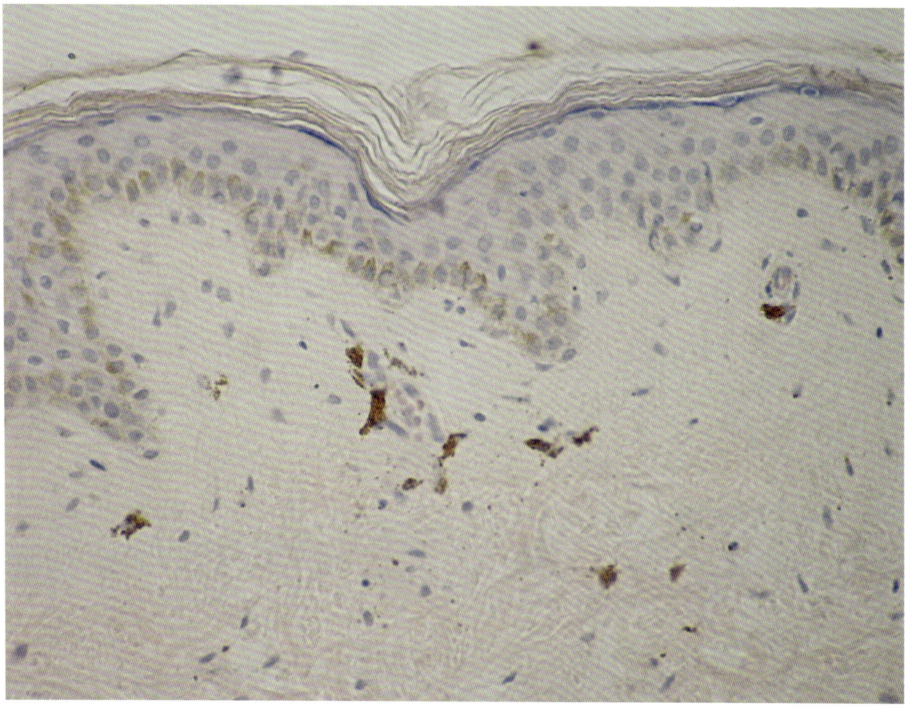

▲ **病理特征：**表皮基底层色素增加，真皮内可见散在噬黑素细胞

临床要点

- 本病于1978年由Degos首次命名。
- 目前病因不明，有人认为可能与激素分泌有关。
- 好发于儿童及青少年，起病年龄为1~31岁不等，男女发病比例相当。
- 常对称分布于颈部、躯干及四肢近端，亦可累及面部。
- 皮损表现为圆形或椭圆形色素沉着斑，直径3~25mm，界限清楚，颜色均匀，无鳞屑，Darier征(-)。
- 发病前无红斑、丘疹或色素减少等改变。
- 无自觉症状。
- 病理特征：表皮基底层色素增加，真皮浅层可见噬黑素细胞。
- 本病应与色素性扁平苔藓或持久性色素异常性红斑相鉴别，前者在病理上无基底细胞液化变性，无胶样小体或苔藓样炎症浸润等表现。
- 本病常突然发生，皮损可以自愈，通常病程为2个月至6年不等。

（北京医院皮肤科 刘琬 常建民）

47 病例

色素性玫瑰糠疹

Pigmented pityriasis rosea

临床资料

- 患者男，29 岁。
- 因躯干色素沉着斑 1 年就诊。
- 患者 1 年前无明显诱因出现胸腹及腰背部淡红色斑，无自觉症状，之后皮疹逐渐增多，颜色逐渐变暗呈褐色。
- 曾被诊断为玫瑰糠疹，曾口服中药无效。
- 既往体健。
- 家族中无类似患者。
- 皮肤科检查：胸、腹、背部可见散在分布的圆形、椭圆形淡褐色斑，表面少许鳞屑，长轴与皮纹一致。

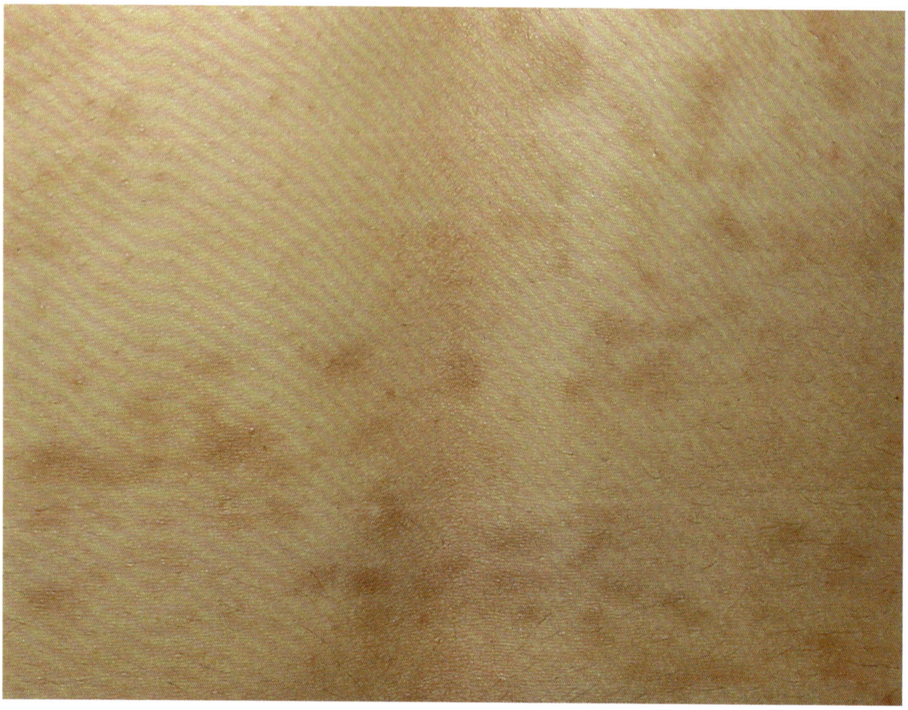

▲ **临床特征：**躯干散在分布的圆形、椭圆形淡褐色斑，表面无明显鳞屑，长轴与皮纹走向一致

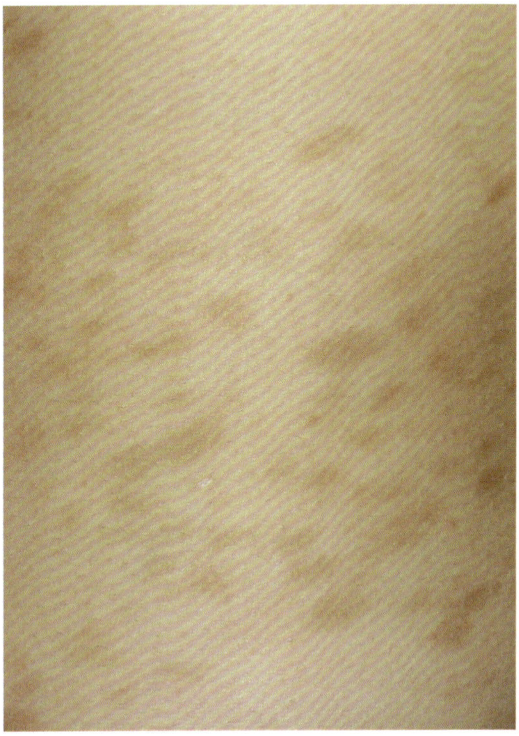

◀ **临床特征：** 躯干散在分布的圆形或椭圆形淡黑褐色斑，表面有少许鳞屑，长轴与皮纹走向一致

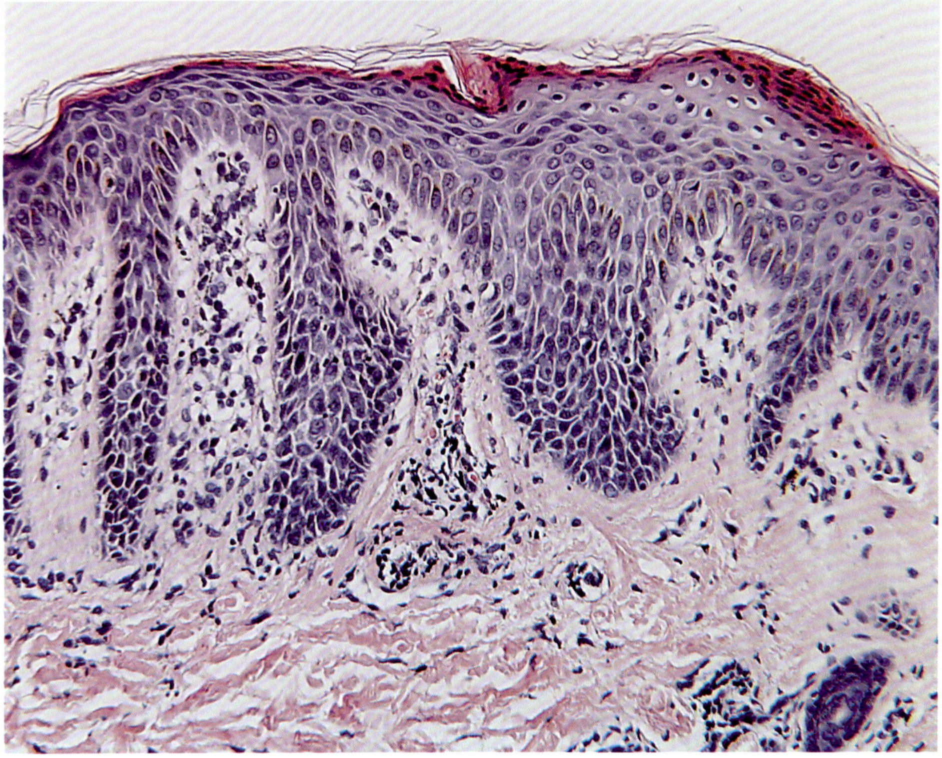

▲ **病理特征：** 表皮角化不全，棘层轻度肥厚，表皮内海绵水肿，基底层色素增加，真皮内红细胞外渗，血管周围淋巴细胞浸润，真皮上部可见噬黑素细胞

临床要点

- 色素性玫瑰糠疹（Pigmented pityriasis rosea）由日本速水于1944年首先报道。
- 临床上较少见，国内有散在个案报道。
- 好发青春期后，男性多于女性。
- 皮损类似玫瑰糠疹，主要表现为躯干、四肢近端分布的圆形或椭圆形斑片，长轴与皮纹一致，早期可为红色，逐渐发展为褐色或青灰色。
- 病程可持续数月数年不退，亦可反复发作。
- 一般无自觉症状。
- 病理特征：基底层色素增加，真皮浅层可见噬黑素细胞。
- 本病在临床上应与色素性荨麻疹相鉴别。色素性荨麻疹表现为散在或群集的色素沉着斑，Darier征阳性，瘙痒明显，组织病理可见血管、附属器周围肥大细胞浸润。

（北京医院皮肤科 高小曼 常建民）

48 病例 持久性色素异常性红斑

Erythema dyschromicum perstans

临床资料

- 患者男，53 岁。
- 因躯干及四肢色素沉着斑 6 年就诊。
- 6 年前无明显诱因双股外侧出现灰褐色色素沉着斑。
- 部分色素沉着斑出现前有炎症性红斑。
- 部分色素沉着斑周边出现隆起的红斑，呈环形，并可离心性向外扩展。
- 6 年来躯干四肢陆续出现类似皮损。
- 无明显自觉症状。
- 既往体健。
- 家族中无类似病史。
- 皮肤科检查：臀部、四肢及双侧腋窝可见多个青灰色色素沉着斑，部分色素沉着斑边缘可见红晕。
- 病理检查：边缘红斑皮损处基底细胞液化变性，真皮上部血管周围淋巴细胞浸润，可见噬黑素细胞，可见胶样小体；色素沉着皮损处噬黑素细胞增多，真皮上部稀疏淋巴细胞浸润。

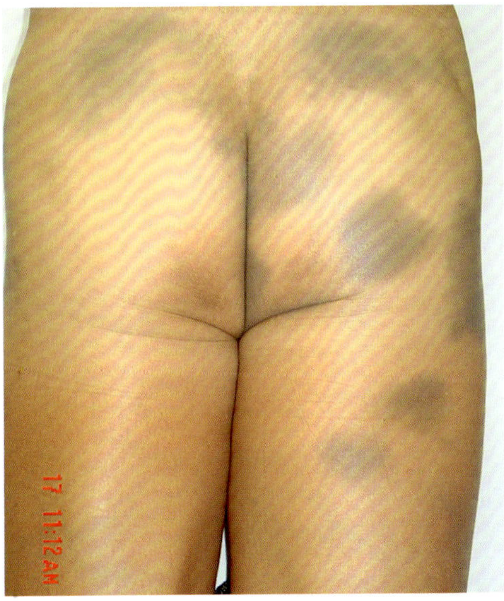

◀ **临床特征：**臀部及下肢可见片状色素沉着斑

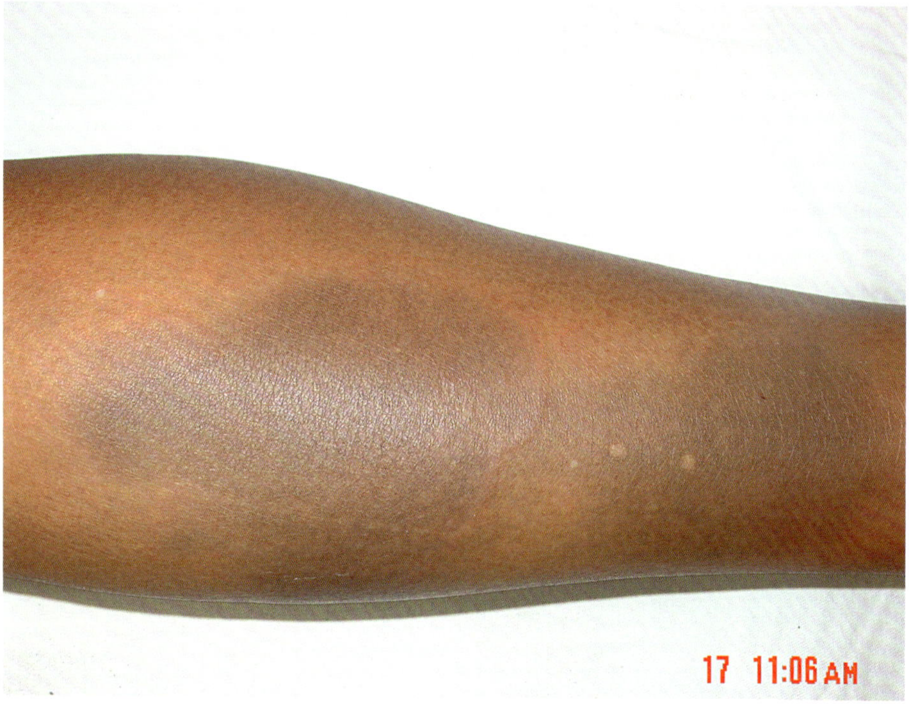

▲ **临床特征：** 右小腿可见青灰色色素沉着斑，边缘有环状隆起的红斑

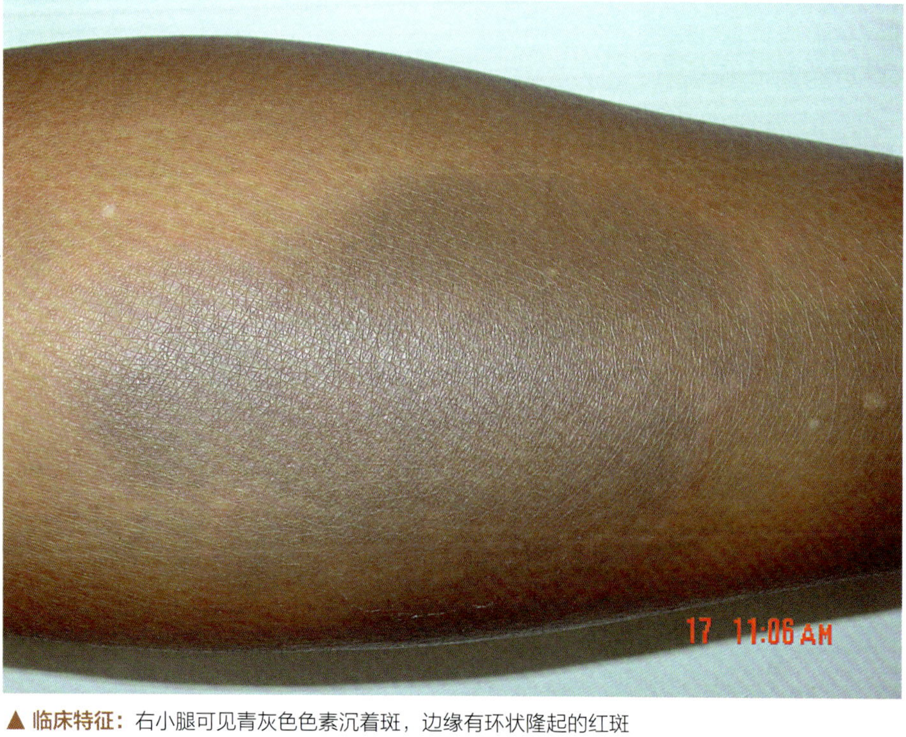

▲ **临床特征：** 右小腿可见青灰色色素沉着斑，边缘有环状隆起的红斑

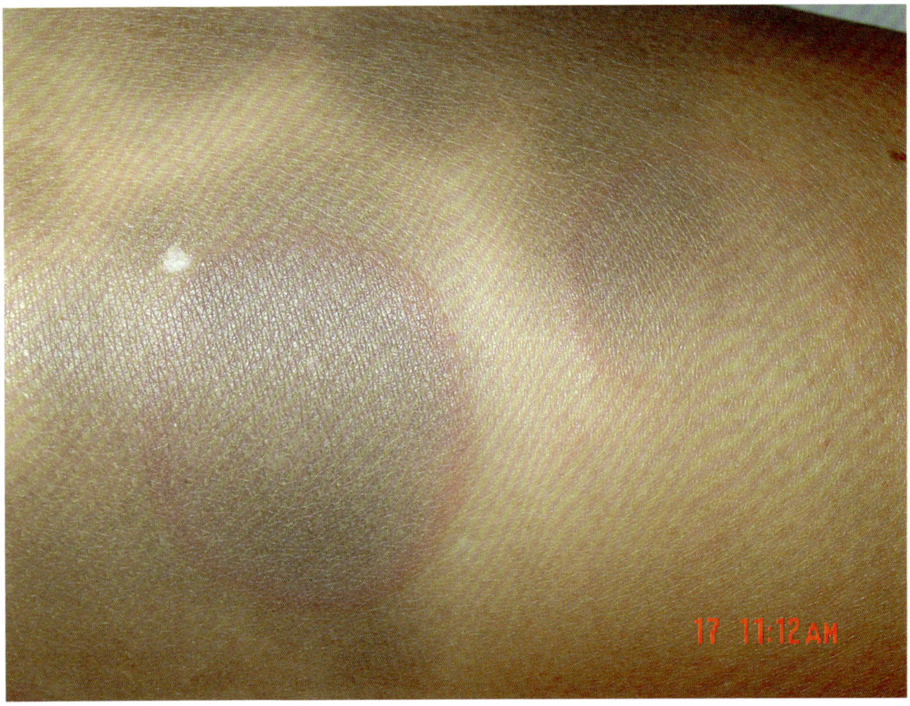

▲ **临床特征：** 右大腿可见青灰色色素沉着斑，边缘可见环状红斑

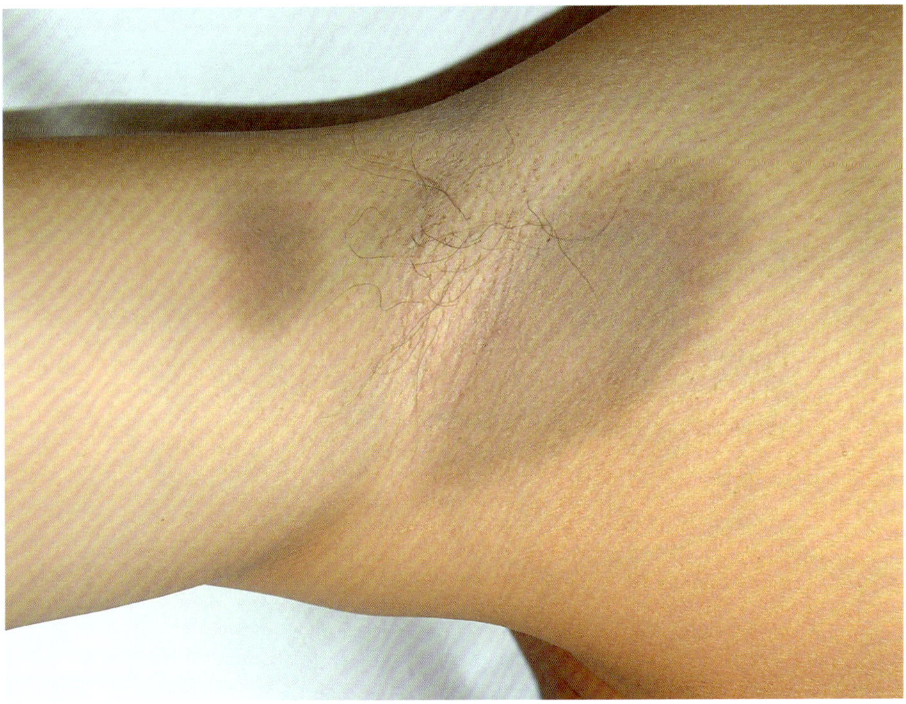

▲ **临床特征：** 右腋窝可见青灰色色素沉着斑，边缘可见环状红斑

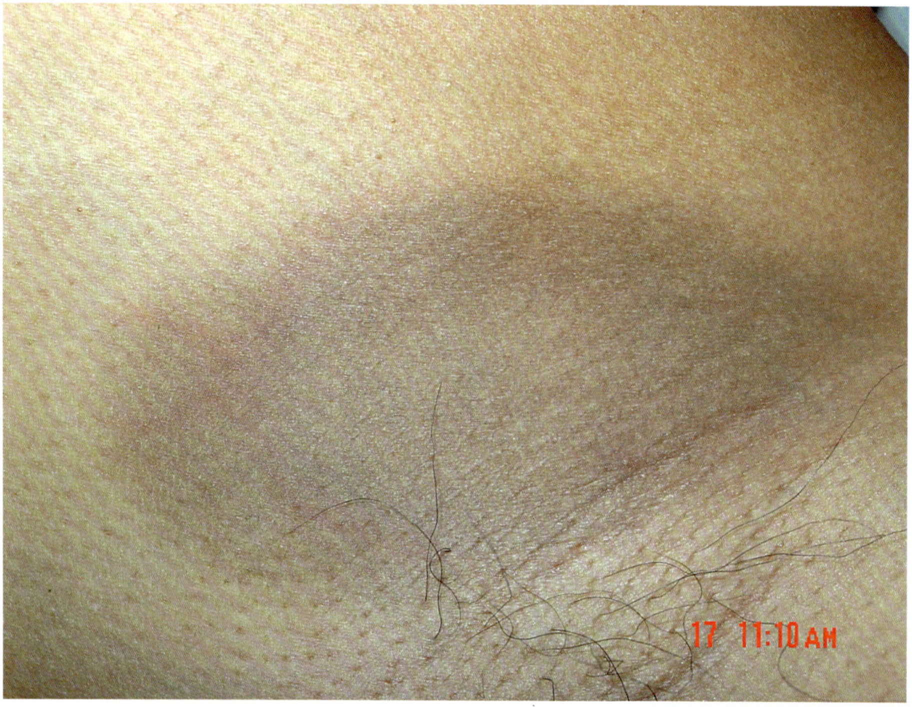

▲ **临床特征：**右腋窝可见青灰色色素沉着斑，边缘可见环状红斑

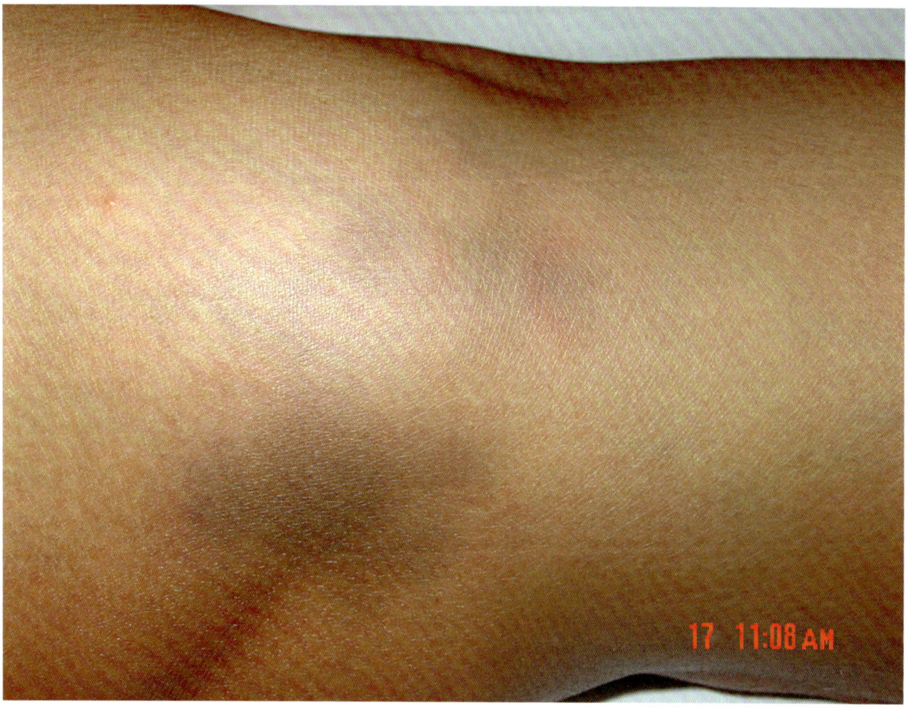

▲ **临床特征：**左膝部可见青灰色色素沉着斑，边缘可见环状红斑

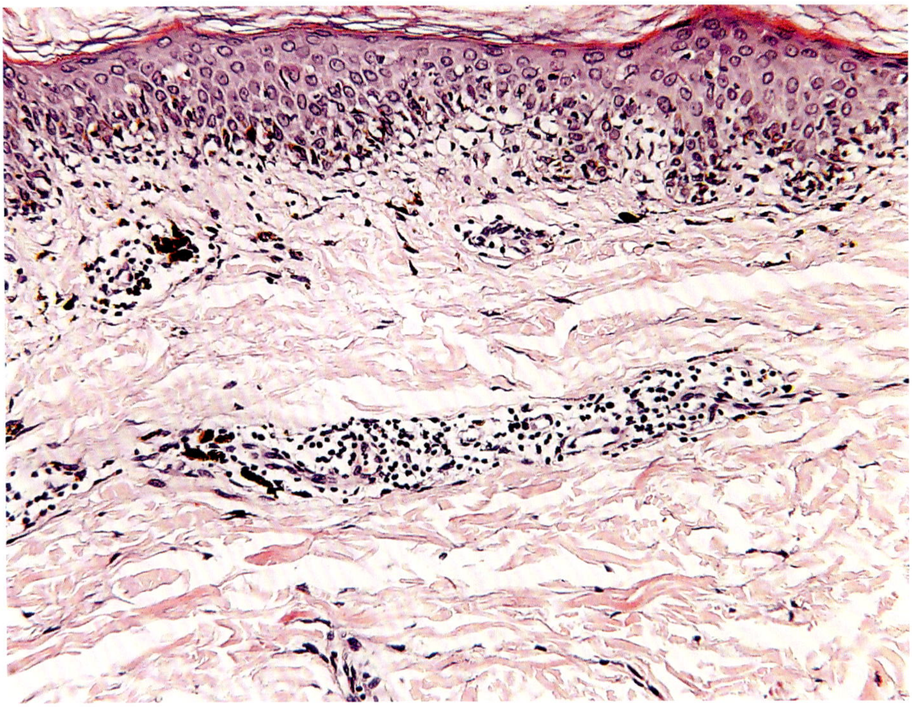

▲ **病理特征（边缘红斑处）：**基底细胞液化变性，真皮浅层可见噬黑素细胞，血管周围淋巴细胞浸润

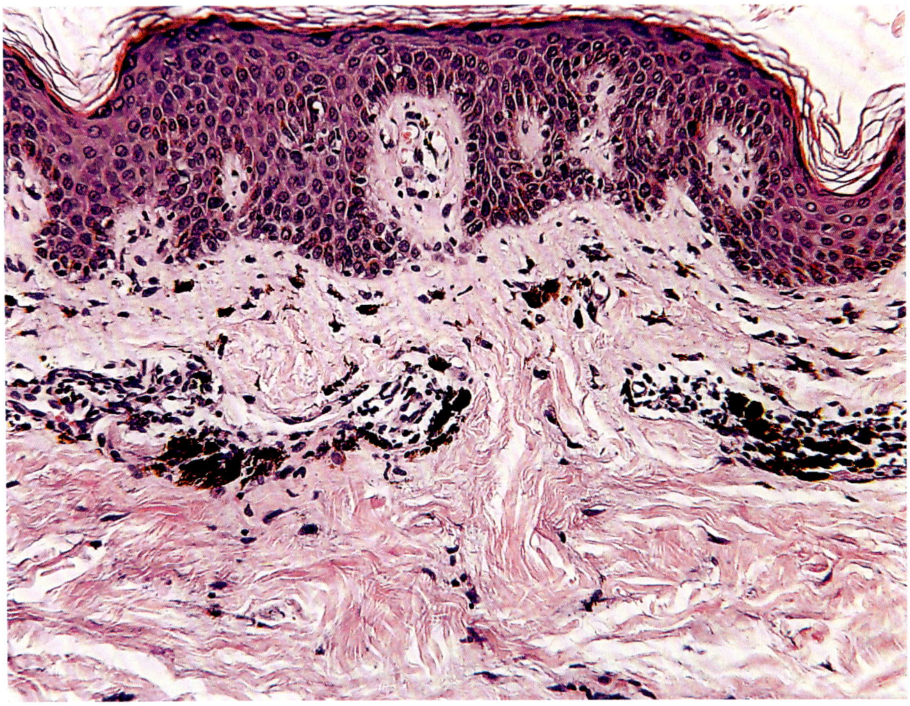

▲ **病理特征（色素沉着处）：**真皮浅层可见大量噬黑素细胞

临床要点

- 持久性色素异常性红斑，又称“灰皮病”(ashy dermatosis)。
- 有人认为本病是扁平苔藓的特殊类型，或与色素性扁平苔藓为同一疾病。
- 可发生于任何年龄，青壮年居多，女性多于男性。
- 皮损散在分布于躯干、四肢和颈部。
- 可单侧分布或沿 Blaschko 线分布。
- 初发皮损为红斑，境界清楚，渐变为淡灰色、灰蓝色色素斑。
- 在病变活动期，红斑边缘隆起，或在原色素斑边缘出现红晕并隆起，可离心性向周围扩大，形成环状、多环状或不规则形。
- 红斑发展缓慢，经数周或数月消退，留下色素沉着。
- 一般无自觉症状，或活动期有轻度瘙痒。
- 病理特征：早期活动性皮损类似色素性扁平苔藓，表现为表皮基底细胞液化变性，晚期皮损可见噬黑素细胞。

（北京医院皮肤科 常建民）

49病例 持久性色素异常性红斑

Erythema dyschromicum perstans

临床资料

- 患者男，27 岁。
- 因躯干部色素斑 3 个月就诊。
- 患者 3 个月前无明显诱因腰部出现硬币至桃核大小红色斑片，轻度瘙痒。
- 斑片缓慢扩大，数量明显增多，部分融合成大片，皮疹颜色变为灰褐色，部分皮疹边缘可见淡红色斑。
- 既往体健，无扁平苔藓病史。
- 家族中无类似患者。
- 系统检查未见明显异常。
- 皮肤科检查：躯干见大片状类圆形灰褐色斑，大小不一，以腰背部及下腹部为主，皮疹表面未见明显鳞屑，部分皮疹边缘仍可见淡红色晕。

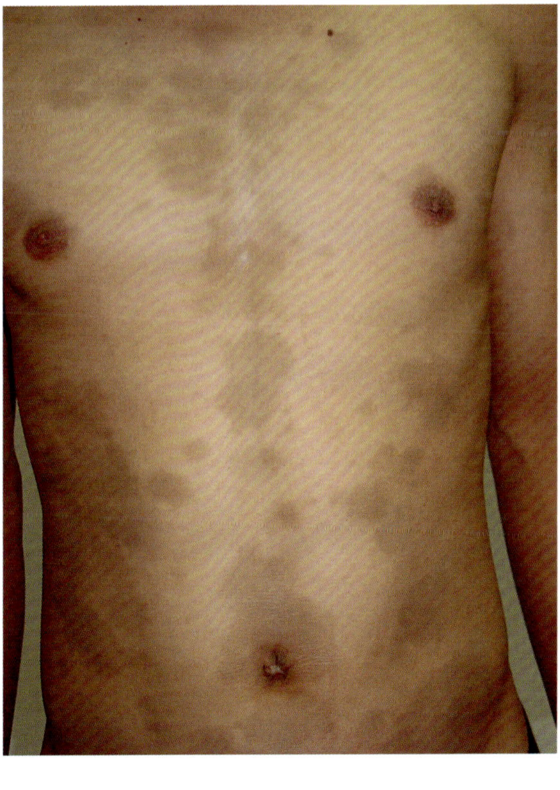

◀ **临床特征：** 胸腹部散在灰褐色斑片，大小不一

▶ **临床特征：**躯干灰褐色斑片

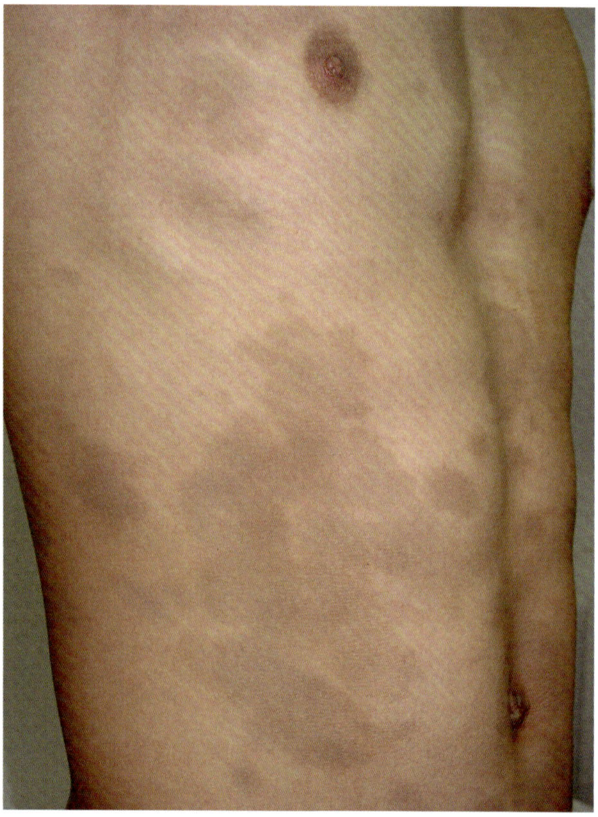

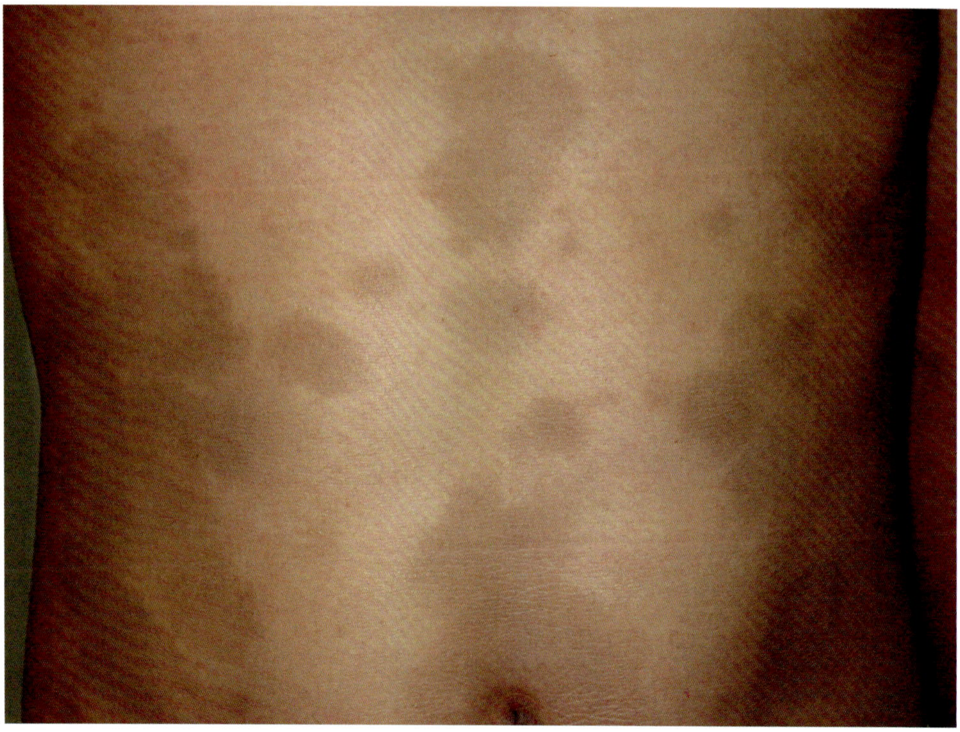

▲ **临床特征：**腹部多发灰褐色斑，大小不一，部分皮损边缘仍可见淡红色晕

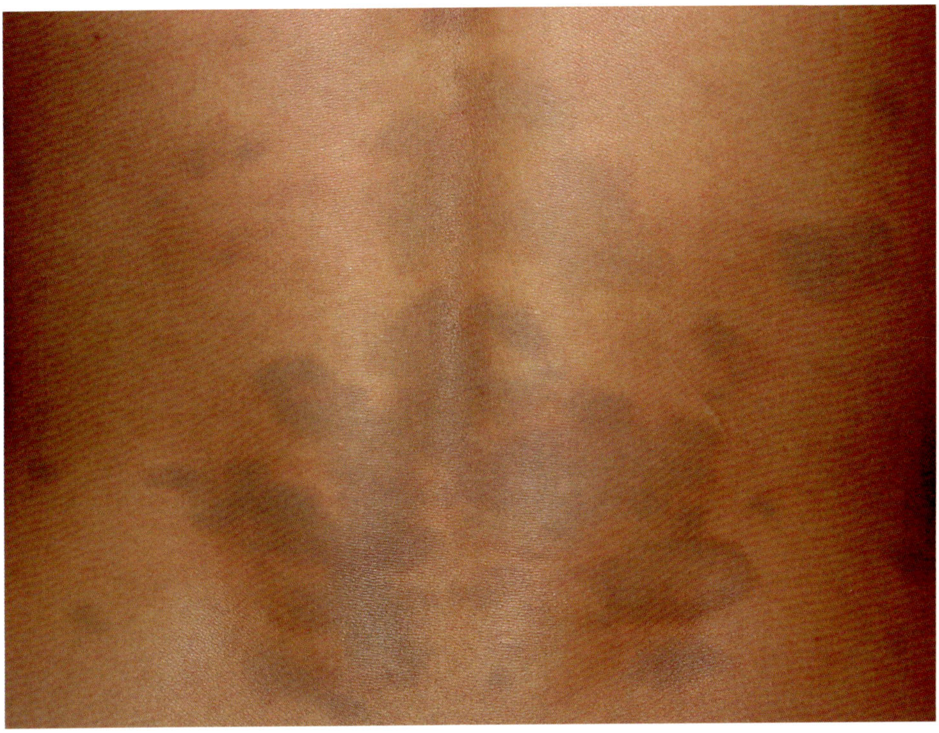

▲ **临床特征：** 腰背部灰褐色斑片，呈圆形或类圆形，边缘有红晕

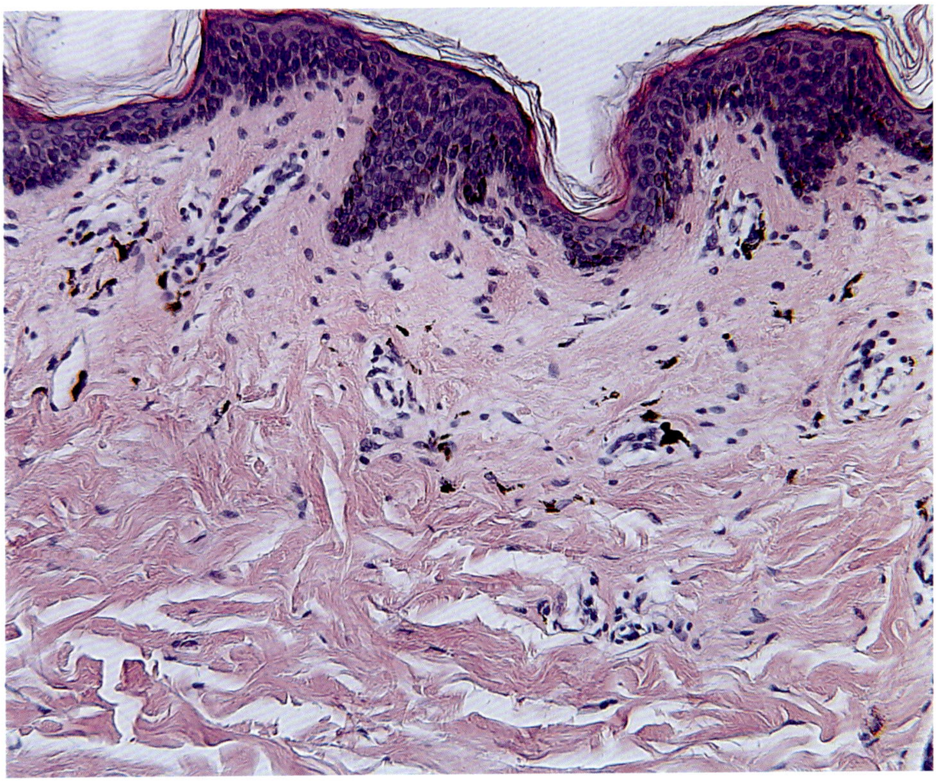

▲ **病理特征：** 表皮基底层色素增加，真皮浅层可见噬黑素细胞，血管周围淋巴细胞浸润

临床要点

- 持久性色素异常性红斑（erythema dyschromicum perstans），又称灰皮病（ashy dermatosis）或灰色皮炎。
- 1957 年首次被描述命名，常见于Ⅲ型和Ⅳ型皮肤人群。
- 发病无性别差异。
- 一般 30 岁前发病，国内外有报道最小发病年龄 3 岁。
- 可疑致病因素有日晒、肝功能异常、昆虫叮咬、摄入硝酸铵类食物、对氯化钴过敏及自身免疫性疾病等因素。
- 好发部位为颈部、躯干和上肢近端，常对称分布，掌跖、头皮、甲和黏膜极少受累。
- 临床表现为无症状、缓慢进行发展的灰色斑片，多为椭圆形。
- 皮损可单侧发病，也可沿 Blaschko 线分布。
- 部分皮疹边缘可出现红晕。
- 病理特征：活动期表现为基底细胞空泡变性，真皮不同程度淋巴细胞浸润。非活动期皮损可见表皮萎缩，真皮浅层可见噬黑素细胞。
- 本病临床上应与色素性玫瑰糠疹、特发性发疹性斑状色素沉着症、固定性药疹、色素性扁平苔藓鉴别。有人认为本病是色素性扁平苔藓的一个类型。

（北京医院皮肤科 刘霞 常建民）

50 病例 色素性痒疹

Prurigo pigmentosa

临床资料

- 患者男，30 岁。
- 因肩背部、前胸反复丘疹及色素沉着 6 年就诊。
- 患者 6 年前无明显诱因肩背部出现散在丘疹、丘疱疹，瘙痒剧烈，皮疹逐渐增多，并累及前胸。
- 皮疹 3～4 周后可自行消退，留有棕褐色网状色素沉着。
- 皮疹在原有色素沉着区成批出现、反复发作，无明显季节性。
- 曾被诊断为湿疹，外用糠酸莫米松等激素药膏，效果欠佳。
- 既往体健。
- 家族中无类似患者。
- 系统检查未见异常。
- 皮肤科检查：胸部及肩背部棕褐色网状色素沉着，其间及边缘散在红色丘疹、丘疱疹。

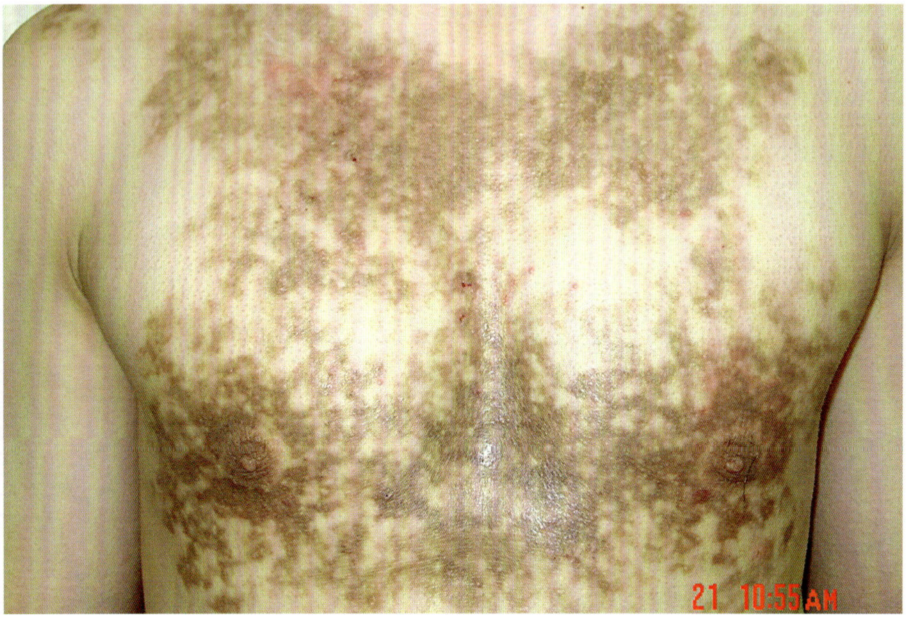

▲ **临床特征：**胸部棕褐色网状色素沉着，其间及边缘散在红色丘疹、丘疱疹

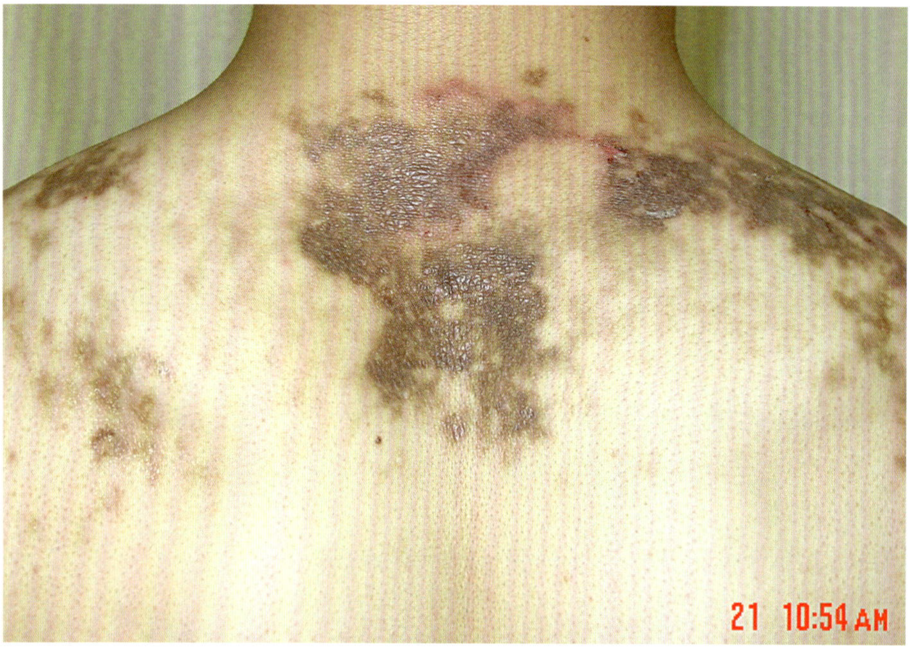

▲ **临床特征：**肩背部棕褐色网状色素沉着，其间及边缘散在红色丘疹、丘疱疹

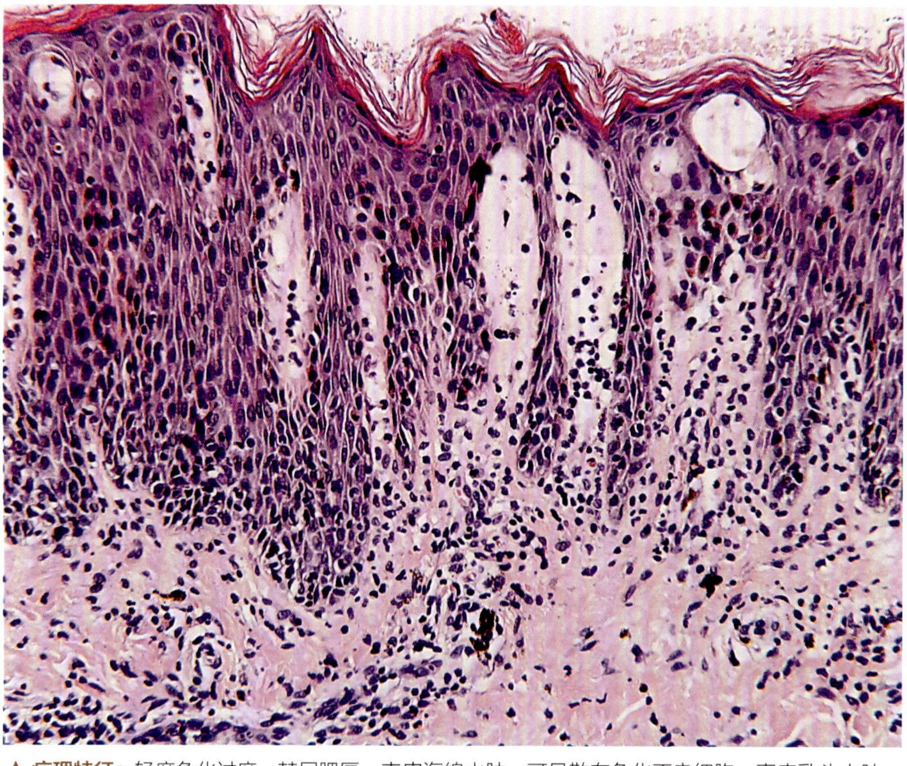

▲ **病理特征：**轻度角化过度，棘层肥厚，表皮海绵水肿，可见散在角化不良细胞。真皮乳头水肿，血管周围以淋巴细胞为主的炎症细胞浸润，可见噬黑素细胞

临床要点

- 色素性痒疹（prurigo pigmentosa）由Nagashima等于1971年首次报告。
- 青年女性多见。
- 好发于颈部、背部、肩胛、胸部，其次为上臂和躯干等部位。
- 临床主要表现为淡红色丘疹，可融合或呈风团样及湿疹样改变，剧痒，皮损消退后遗留特征性的网状或斑状色素沉着。
- 本病春夏季节易复发，复发主要限于原色素沉着区。
- 病理特征：早期皮损可见浅层血管周围中性粒细胞浸润，并可以进入表皮，同时伴棘层海绵水肿、角质形成细胞坏死；充分发展期皮损可见真皮浅层有程度不等的以淋巴细胞和嗜酸性粒细胞为主的浸润，可见到噬黑素细胞。
- 本病需与融合性网状乳头瘤病鉴别。融合性网状乳头瘤病好发于胸部，为色素性疣状或乳头瘤状丘疹，融合成网状，组织病理学改变为真皮水肿，呈乳头瘤状增生，但无炎症反应过程。

（北京医院皮肤科 张秋鹂 常建民）

51 病例

融合性网状乳头瘤病

Confluent and reticulated papillomatosis

临床资料

- 患者男，25 岁。
- 因躯干、双上肢褐色斑 2 年就诊。
- 患者 2 年前前胸出现红色皮疹，无自觉症状。
- 逐渐扩大、增多，呈褐色，累及前胸、上腹部及肘部，呈网状。
- 曾被诊断为花斑癣，外用特比萘芬乳膏无效。
- 既往体健。
- 家族中无类似患者。
- 皮肤科检查：胸部、上腹部、双肘屈侧可见网状分布的褐色扁平斑丘疹。
- 辅助检查：真菌镜检阴性。

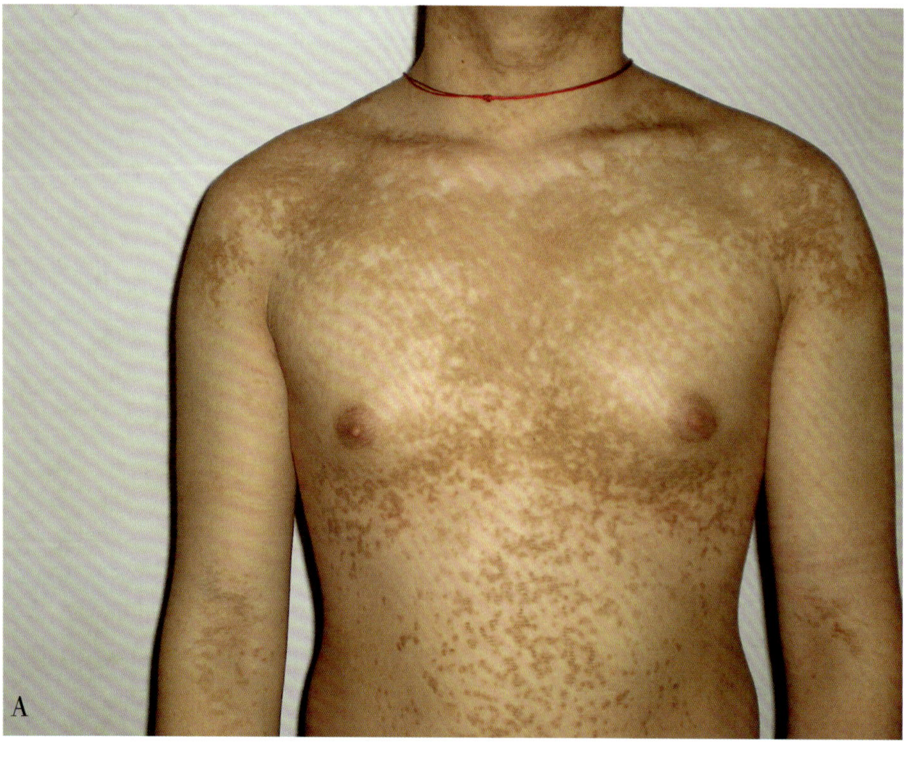

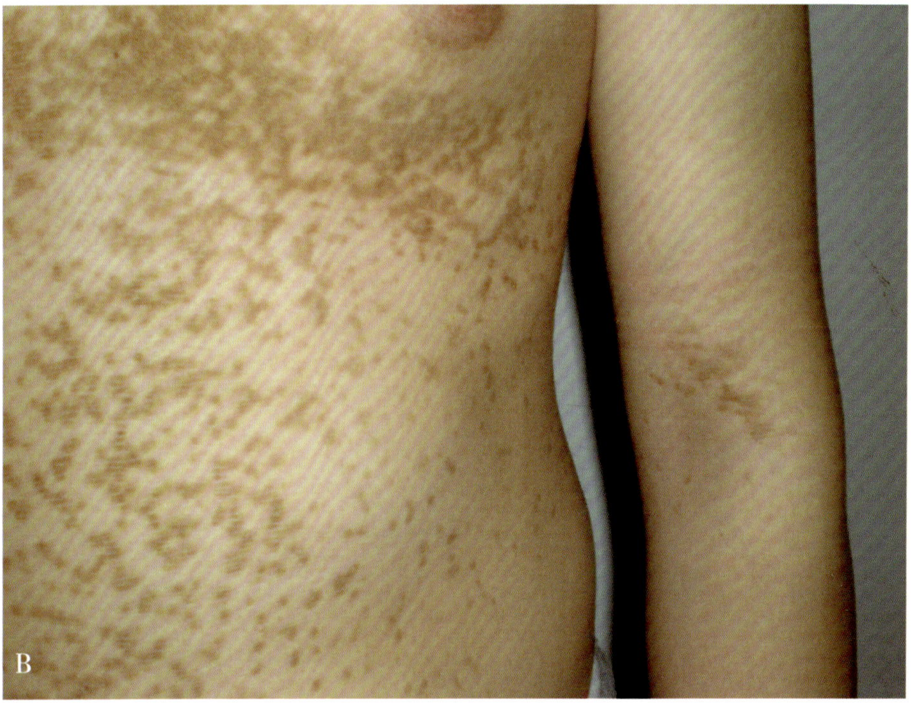

▲ **临床特征（A、B）：**表现为胸部、上腹部及肘部褐色扁平的斑丘疹，呈网状分布

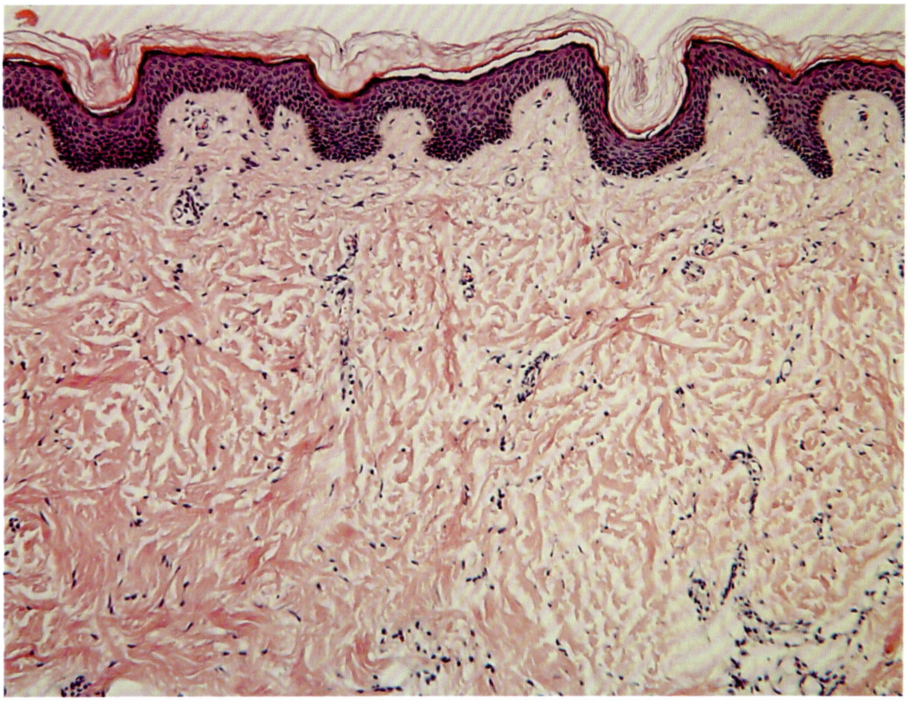

▲ **病理特征：**表皮角化过度，乳头瘤样增生，皮突延长，基底层色素轻度增加

临床要点

- 融合性网状乳头瘤病（confluent and reticulated papillomatosis）由 Gougerot 和 Carteud 于 1927 年首次报道。
- 多为散发，偶有家族聚集的报道。
- 好发于青少年，女性多见。
- 常累及双乳间、上腹部和胸部。
- 皮损初始为红色丘疹，逐渐扩大呈灰褐色，中央融合，周边呈网状。
- 轻度瘙痒或无自觉症状。
- 病理特征：表皮角化过度，乳头瘤样增生，基底层色素增加。
- 本病在临床上应与毛囊角化病相鉴别。毛囊角化病常有家族史，好发于脂溢部位，早期为小丘疹，逐渐融合成斑块，表面有油腻性痂，去除痂后可见凹陷，组织病理学上可见棘层松解及角化不良细胞。

（北京医院皮肤科 高小曼 常建民）

52 病例 Civatte 皮肤异色病

Poikiloderma of Civatte

临床资料

- 患者女，37 岁。
- 因面颈部褐色色素沉着斑 21 年，加重 2 年就诊。
- 自 16 岁化彩妆后双颊部出现淡褐色斑，无自觉症状。就诊前 2 年皮损逐渐蔓延至颧、额及颈部，颜色亦加深，并呈网状。
- 下腹部、腹股沟也有类似损害。
- 无长期日晒、口服避孕药史。
- 月经周期规律，皮疹在经期、妊娠期无加重，亦不随季节变化。
- 无甲状腺及肾上腺疾病史。
- 其姐面部亦有类似损害。
- 皮肤科检查：双面颊及颈部可见网状色素沉着。
- 病理检查：表皮萎缩，可见基底细胞液化变性，真皮内可见噬黑素细胞。

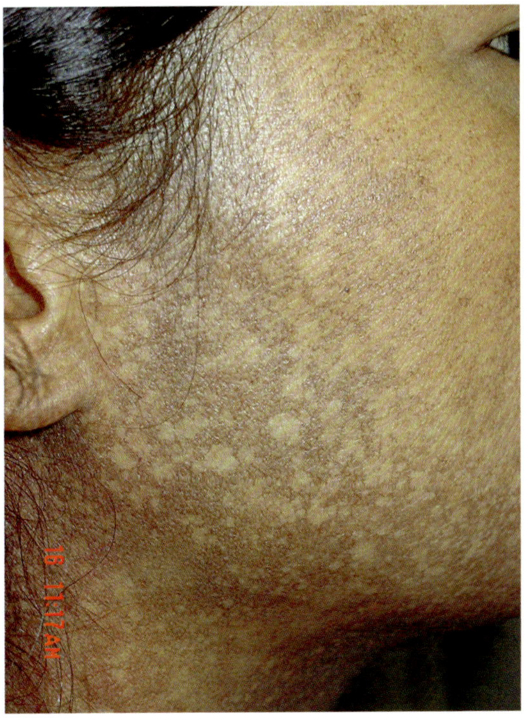

◀ **临床特征：**右面颊及颈部可见网状色素沉着

▶ **临床特征：**左面颊可见网状色素沉着

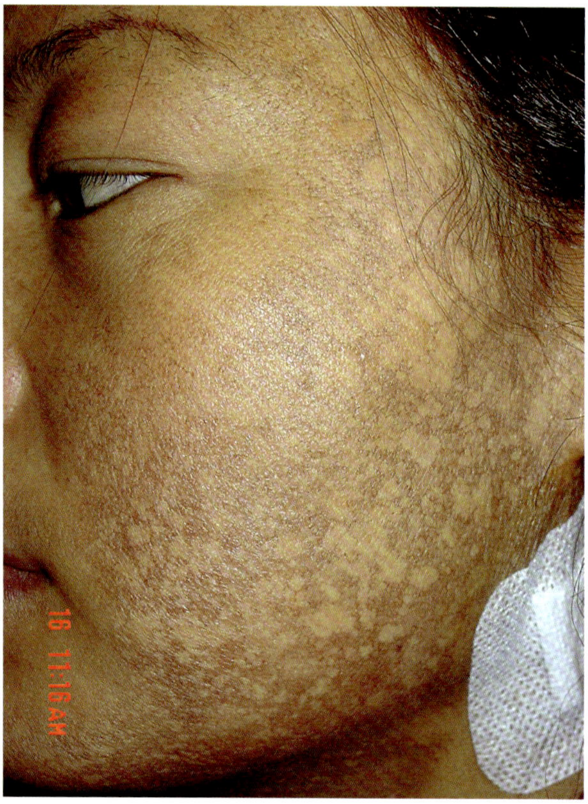

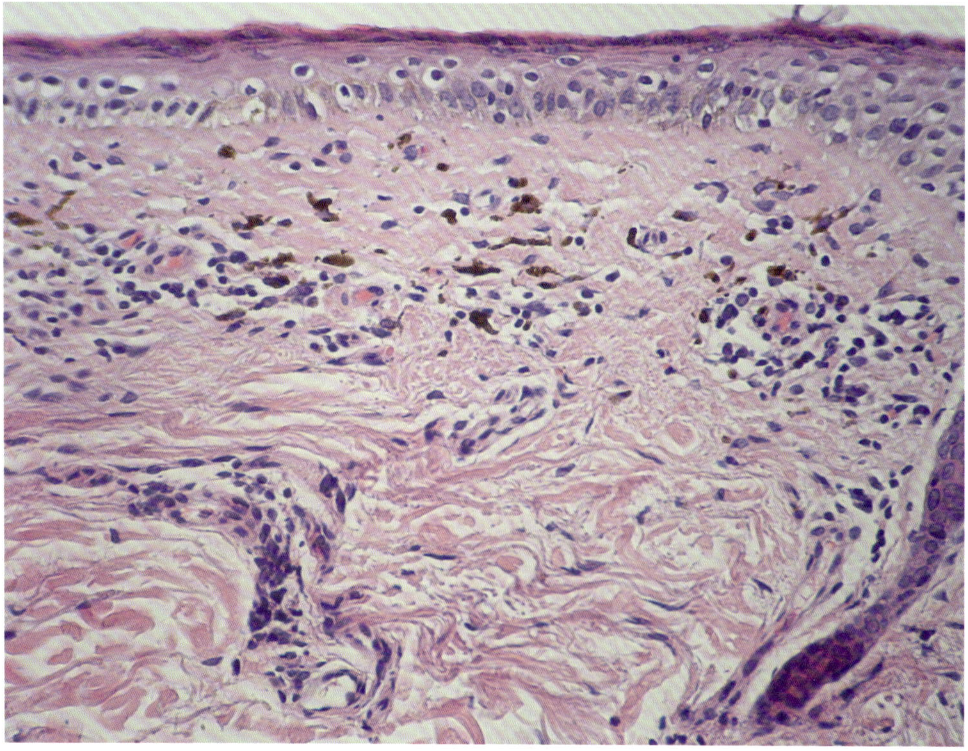

▲ **病理特征：**表皮萎缩，基底细胞液化变性，真皮内可见噬黑素细胞

临床要点

- 本病于 1923 年由 Civatte 首先报告。
- 多见于中年女性。
- 病因不明，部分可能与化妆品引起的光敏性反应有关。
- 好发于面、颈、胸部 V 字区。
- 特征性皮损为对称分布的棕褐色网状色素沉着，伴毛细血管扩张，晚期可有表皮萎缩。
- 病理特征：表皮正常或萎缩，基底层黑素不规则增多，基底细胞可见灶状液化变性，真皮乳头层血管周围淋巴细胞浸润，散在噬黑素细胞。
- 本病应与 Riehl 黑变病、血管萎缩性皮肤异色病鉴别。

（北京医院皮肤科 杨敏 常建民）

53 病例

线状黄褐斑

Linear melasma

临床资料

例 1

- 患者男，28 岁。
- 因前额色素斑 1 年就诊。
- 患者 1 年前发现前额出现线状色素沉着斑，色素逐渐加深，无自觉症状。
- 发病前 2 个月去海边旅游，有较强日光照射史。
- 色素斑出现前前额无明显外伤史，亦无红肿。
- 既往体健，家族中无类似患者。
- 皮肤科检查：前额发际下方可见水平分布线状黄褐色色素斑，边界清楚，皮肤无红肿。

例 2

- 患者男，35 岁。
- 因前额色素斑 2 年就诊。
- 患者 2 年前无明显诱因发现前额出现线状褐色斑，逐渐加深。
- 自觉夏季加重，冬季减轻。
- 发病前无明显强烈日光照射史，前额无外伤史。
- 发病前患者无长期药物服用史。
- 既往体健，家族中无类似患者。
- 皮肤科检查：前额可见线状黄褐色色素沉着斑，形状似城垛，从前额到双侧鬓角。

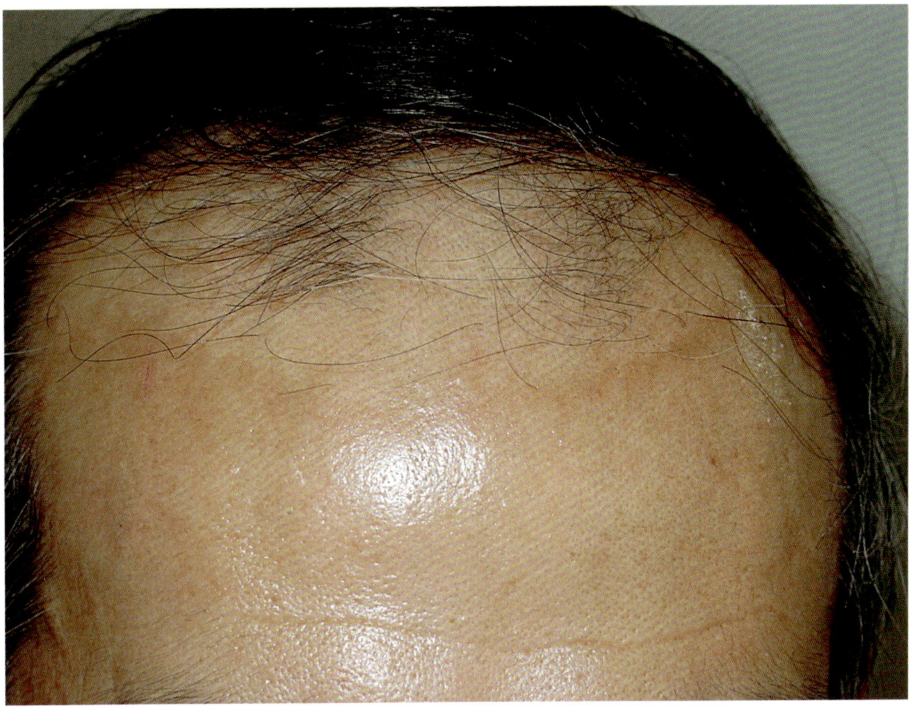

▲ **临床特征（例 1）：**前额发际下方可见水平分布线状黄褐色色素斑，边界清楚

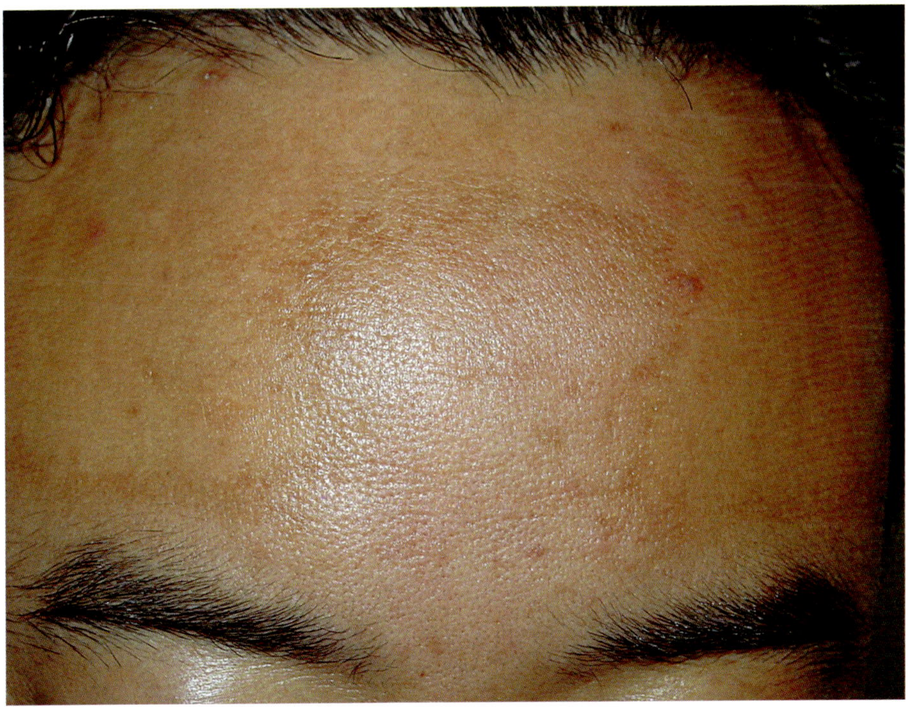

▲ **临床特征（例 2）：**前额可见线状黄褐色色素沉着斑，形状似城垛

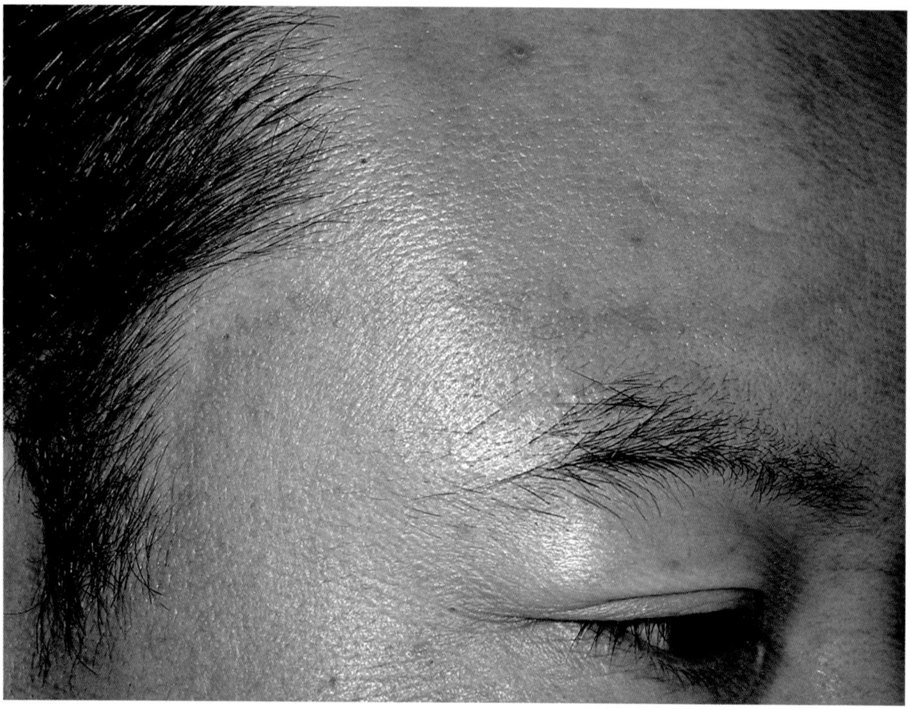

▲ **临床特征（例 2）：**自前额至右鬓角呈线状分布的褐色斑

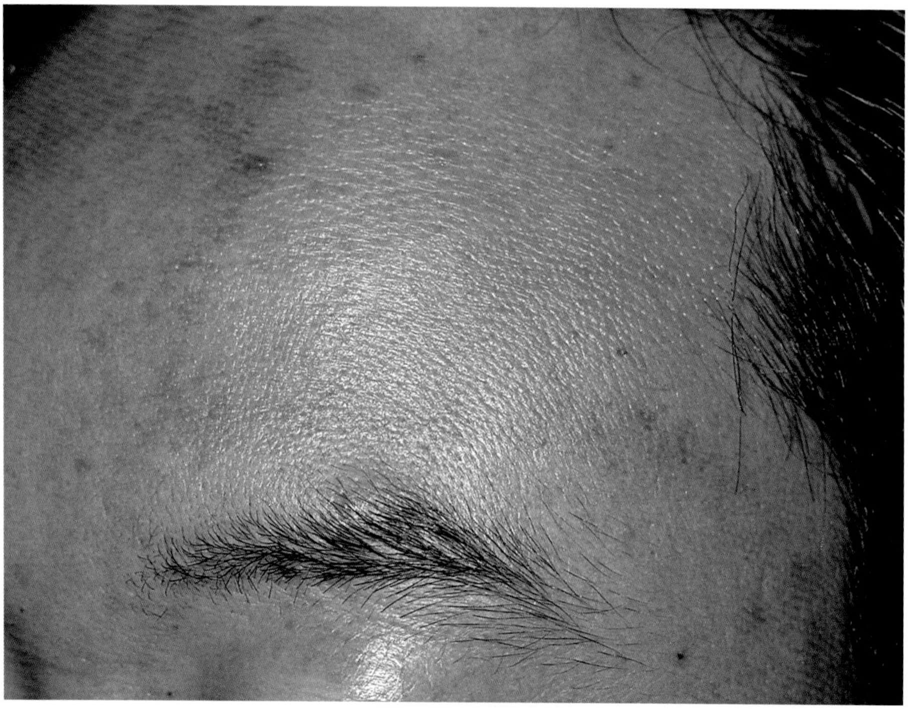

▲ **临床特征（例 2）：**自前额至左鬓角呈线状分布的褐色斑

临床要点

- 黄褐斑多发生在妊娠期和绝经期女性，也可见于卵巢功能紊乱和内分泌疾病的患者。
- 有研究发现本病的发生与服用避孕药物有关，但是停用避孕药后黄褐斑也不能消退。
- 有部分妊娠期出现黄褐斑的患者分娩后黄褐斑消退。
- 本病多见于青年女性，男性约占 10%。
- 本文的 2 例线状黄褐斑均为男性，且均发生在前额。
- 临床上分为 3 种类型，即面中部型、面颊型及下颌型。
- 主要临床特征是棕褐色斑片，发病缓慢，边界清楚。
- 面颊型最为常见，对称分布于双面颊。
- 线状黄褐斑临床上非常少见，主要发生在前额。
- 1998 年 Tabata 首次报道了 1 例呈带状分布的黄褐斑。
- 黄褐斑呈线状分布，其发生机制目前尚不明了。
- 线状黄褐斑应与线状分布的炎症后色素沉着鉴别。后者在发生色素沉着之前，常有外伤或其他皮肤病的病史。

（北京医院皮肤科 常建民）

54 病例 米诺环素导致的皮肤色素沉着

Hyperpigmentation caused by minocine

临床资料

- 患者女，28 岁。
- 因面部反复起丘疹、脓疱 3 年余，色素沉着 2 个月就诊。
- 患者面部反复起丘疹、脓疱，诊断为痤疮，5 个月前开始口服米诺环素 50mg Bid，联合外用夫西地酸乳膏。
- 患者原有皮疹逐渐消退，近 2 个月面部出现多发色素沉着斑。
- 既往体健。
- 皮肤科检查：面部多发蓝黑色斑疹，均发生在原痤疮皮损处。

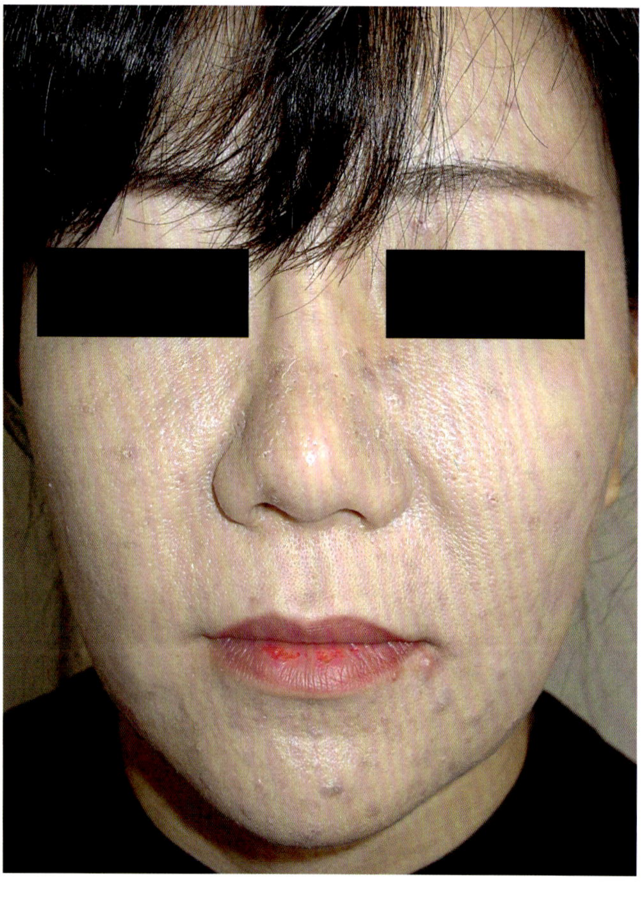

▶ **临床特征：**面部多发蓝黑色斑疹，均在原痤疮皮损处

临床要点

- 米诺环素为亲脂性药物，黄色结晶物质氧化后转变为黑色。
- 国内外均有使用米诺环素导致色素沉着的病例报道。
- 国内有报道服用米诺环素引起瘢痕部位色素沉着。
- 色素沉着可以发生在服药后 2 周至 1 年。
- 米诺环素引起的皮肤色素沉着分三种类型：Ⅰ型色素沉着见于先前炎症、创伤或瘢痕处，颜色为蓝黑色；Ⅱ型色素沉着通常发生于四肢伸侧（尤其是胫前），颜色为蓝黑色；Ⅲ型色素沉着多发生于曝光部位，颜色为褐色。
- 部分患者可有指甲、巩膜、口腔黏膜、甲状腺、骨以及牙齿变黑。
- 病理特征：不同的变异型有不同的组织病理表现。Ⅰ型色素沉着组织学显示真皮细胞内和细胞外含有铁色素，这可能是含铁血黄素或米诺环素衍生物加上螯合铁所致；Ⅱ型色素沉着显示在真皮及皮下组织内有黑色素和含铁色素颗粒；Ⅲ型色素沉着显示表皮基底层和真皮巨噬细胞内仅黑色素增加，而未发现有铁色素。
- 本病根据病史及用药史可明确诊断。
- 色素沉着具有可逆性，停药、避光可消退，完全好转可能需要数月至数年时间。

（北京医院皮肤科 王晶 常建民）

55 病例

口服特比萘芬致牙齿色素沉着

Teeth hyperpigmentation caused by oral terbinafine

临床资料

- 患者女，56 岁。
- 因牙齿褐色斑就诊。
- 患者因诊断“甲癣”口服“盐酸特比萘芬片”0.25g，每日 1 次（QD），在连续服用的第三个月初，患者两颗上中切牙的中部出现点状褐色的色素沉着斑。
- 患者在继续按上述方法服药的 2 个月，褐色斑范围进一步扩大。
- 服药 4 个月期间不伴其他不良反应。
- 每月检测血、尿常规及肝肾功能均正常。
- 既往体健。
- 皮肤科检查：全身皮肤检查未见明显异常。两颗上中切牙可见点状不规则的褐色沉着斑。

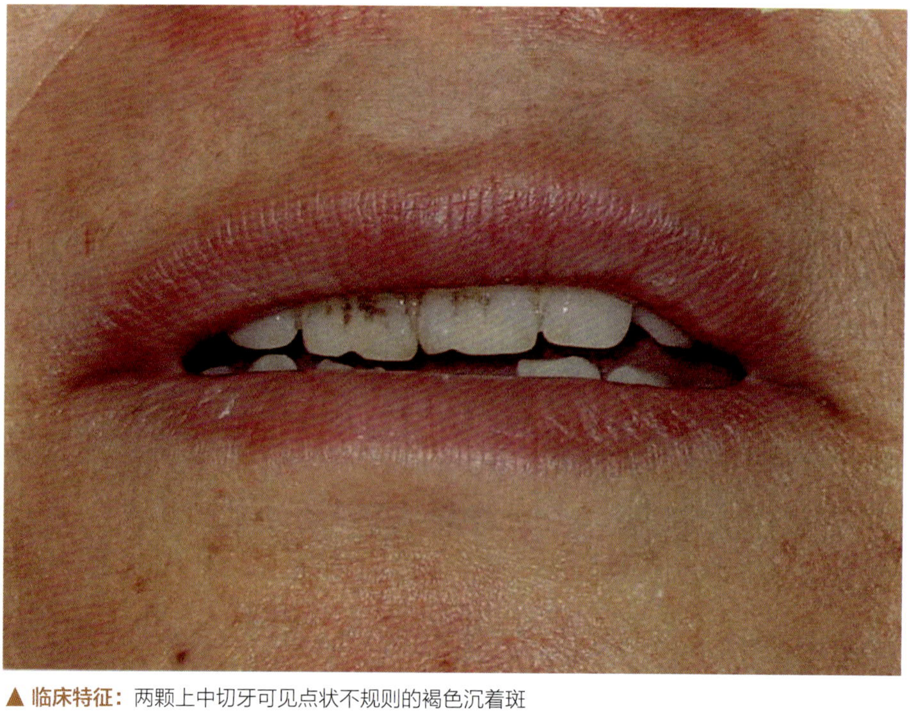

▲ **临床特征：**两颗上中切牙可见点状不规则的褐色沉着斑

临床要点

- 口服特比萘芬所致不良反应的发生率约 7%~10%。
- 一般发生于服药的第 1 个月内。
- 系统损害报道较多的是可逆性肝功能受损和味觉紊乱或丧失。
- 皮肤不良反应的发生率约为 2%，其中荨麻疹型和多形红斑型药疹报道最多。Steven-Johnson 综合征、中毒性表皮坏死松解症和红皮病等重症药疹亦有报道。
- 其他少见的皮肤不良反应包括：银屑病（包括泛发性脓疱型银屑病和掌跖银屑病）、急性泛发性发疹型脓疱病、亚急性皮肤型红斑狼疮、固定型药疹、远心性环形红斑、玫瑰糠疹、苔藓样药疹、皮肌炎、大疱性类天疱疮、脱发和甲下裂片形出血等。
- Beuer 等报道 1 例 65 岁男性患者口服特比萘芬 4 周后面部出现灰褐色色素沉着斑，其他部位（包括口腔黏膜及牙齿）未见色素改变。
- 口服特比萘芬导致牙齿色素沉着目前尚无报道，发生机制有待进一步探讨。

（北京医院皮肤科 杨敏）

56 病例

皮肤垢着病

Cutaneous dirt-adherent disease

临床资料

- 患者女，34 岁。
- 因面部皮疹 3 月余就诊。
- 患者 3 月余前双侧面颊出现多发褐色结痂，逐渐扩大、融合，不伴明显瘙痒。
- 发病前曾于美容院行“激光嫩肤”治疗，后连续数日未洗脸。
- 未接受任何治疗。
- 既往体健，患者性格急躁。
- 家族中无类似患者。
- 系统检查未见异常。
- 皮肤科检查：双面颊对称分布片状褐色结痂，表面粗糙，不易剥离，边界清楚。
- 真菌学检查：皮损处可见真菌孢子。

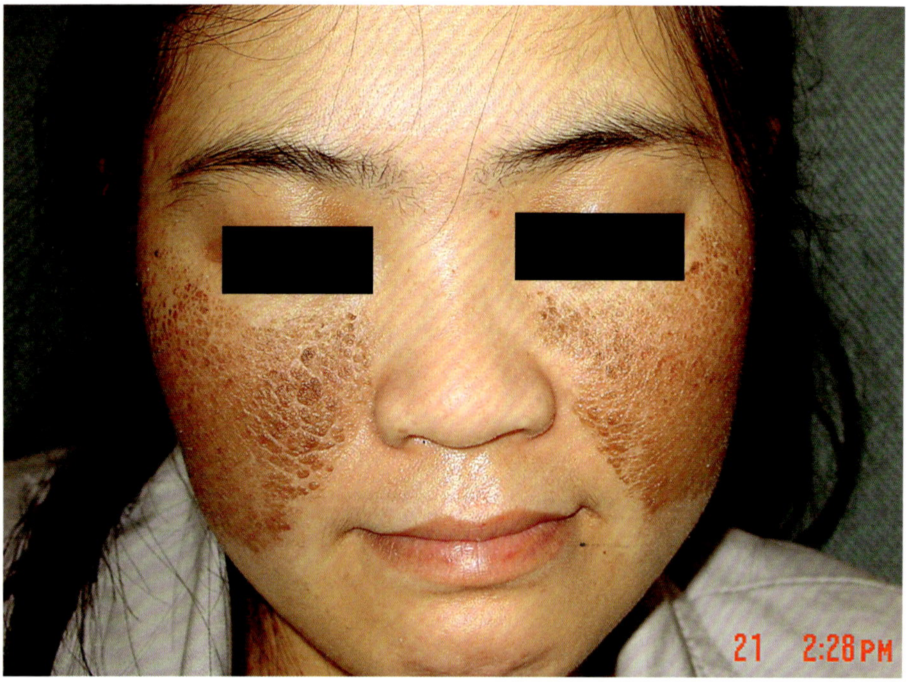

▲ **临床特征：** 双面颊对称分布片状褐色结痂，表面粗糙，不易剥离，边界清楚

临床要点

- 皮肤垢着病（cutaneous dirt-adherent disease）于1960年由坂本邦树首次报告，并于1964年命名。
- 发病可能与精神因素、头面部外伤、长期不清洗或过度清洗有关。
- 可能与糠秕孢子菌感染相关。
- 好发于青少年女性。
- 好发于面颊，也可以累及颈部、乳头、乳晕、外阴等部位。
- 皮损初为褐色小丘疹，逐渐增多、扩大、融合，形成疣状堆积的黑褐色痂，质地较硬，不易剥离。
- 一般无自觉症状，可伴有轻度瘙痒。
- 病理特征：表皮角化过度，有时角质层内可见孢子，真皮浅层血管周围少许淋巴细胞浸润。

（北京医院皮肤科 孙凯律 常建民）

57 病例

瘢痕疙瘩继发皮肤垢着病

Keloid associated with cutaneous dirt-adherent disease

临床资料

- 患者女，16 岁。
- 因外阴肿物 1 年就诊。
- 患者 1 年前无明显诱因阴阜处出现一淡红色皮疹，黄豆大小，轻度疼痛，未曾治疗。
- 患者曾多次自行挤压。皮损逐渐增大变硬，一年来增至饼干大小。
- 患者自己怀疑肿物生长可能与不清洁有关，于是近半年来每天清洗外阴达1~2次。
- 就诊半年前阴阜以及大阴唇两侧出现黑褐色痂，逐渐增多，轻痒。
- 既往体健。
- 皮肤科检查：阴阜处可见突出皮面的淡红色肿物，呈圆形，直径约为 4cm，质硬，无压痛，全身其他部位未见类似皮损。阴阜以及大阴唇外侧可见较多黑褐色痂，部分边缘翘起。
- 黑褐色痂行真菌学镜检可见较多真菌孢子。

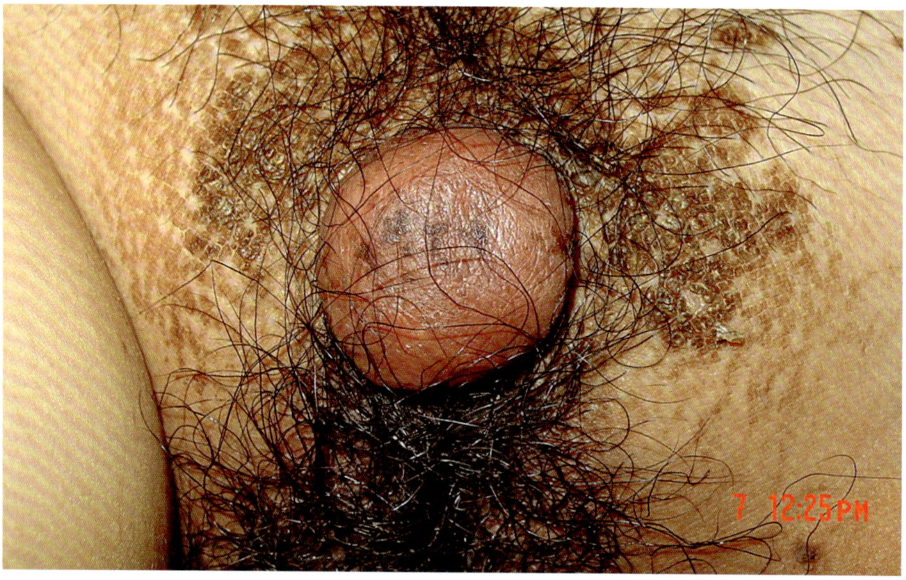

▲ **临床特征：** 阴阜处可见直径 4cm 圆形淡红色肿物；周围可见黑褐色痂

临床要点

- 皮肤垢着病多发生于青少年女性，也可见于男性。
- 皮损多发生于前额、面颊，也可以累及颈部、乳头、乳晕等处。
- 初为褐色小丘疹，逐渐增多、扩大、融合，形成疣状堆积的黑褐色痂，质地较硬，不易剥离。
- 一般无明显自觉症状，可以有轻度瘙痒。
- 多数学者认为精神因素与本病发病有密切关系，部分患者有性格方面的异常。
- 部分患者发病前有外伤史。
- 很多研究发现该病的发生与糠秕孢子菌感染有关。
- 该病多发生在脂溢部位，如果患者不注意清洗，容易导致糠秕孢子菌过度繁殖，导致该病的发生。
- 本例患者发生在瘢痕疙瘩之后，患者经常对该处进行清洗。
- 既往也有瘢痕疙瘩继发皮肤垢着病的报道。
- 可能患者对该处皮肤过度清洗导致该处皮肤发生菌群失调，糠秕孢子菌过度繁殖引起该病的发生。
- 对皮肤不清洗或过度清洗都会引起皮肤局部微环境的改变，如引起菌群失调，可导致皮肤垢着病的发生。

（北京医院皮肤科 常建民）

58 病例

黑踵病

Black heel

临床资料

- 患者男，46 岁。
- 因右手掌心皮疹 2 个月就诊。
- 患者 2 个月前偶然发现右手掌心出现黑色丘疹。
- 2 个月来皮疹无明显变化，无破溃，有轻压痛。
- 既往体健。
- 家族史无特殊。
- 皮肤科检查：右掌心一黑褐色丘疹，边界清楚。

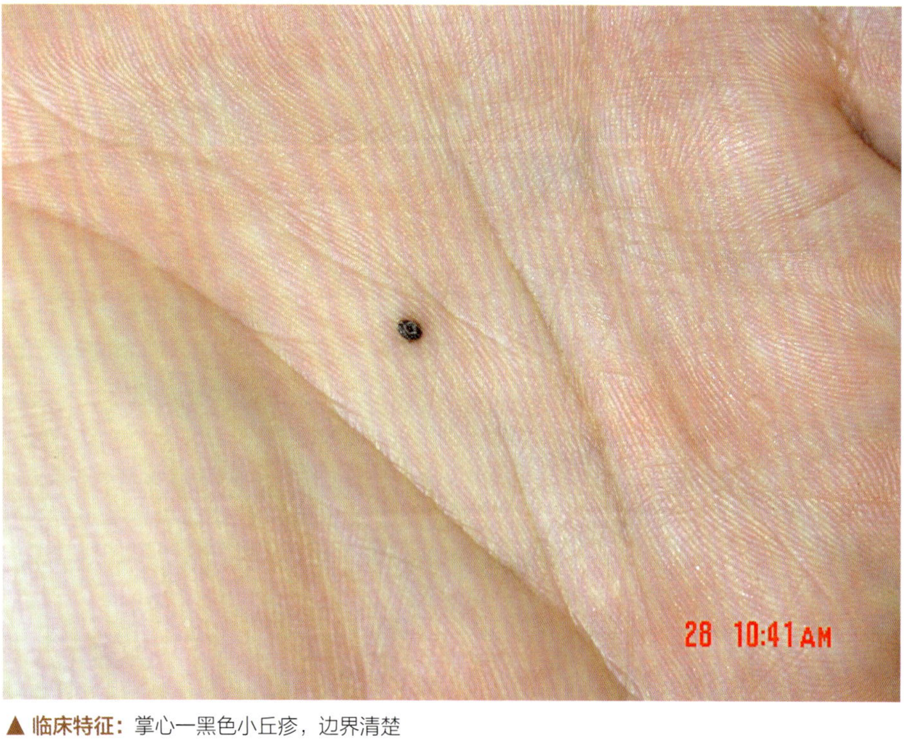

▲ **临床特征：**掌心一黑色小丘疹，边界清楚

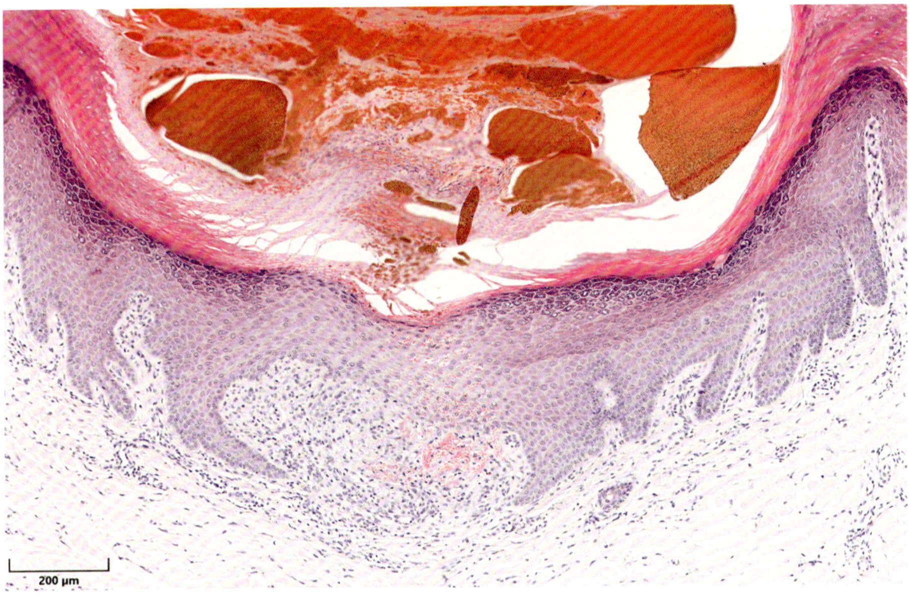

▲ **病理特征：** 角质层内可见大量嗜伊红、淡染的无定形物质（角质层内出血）

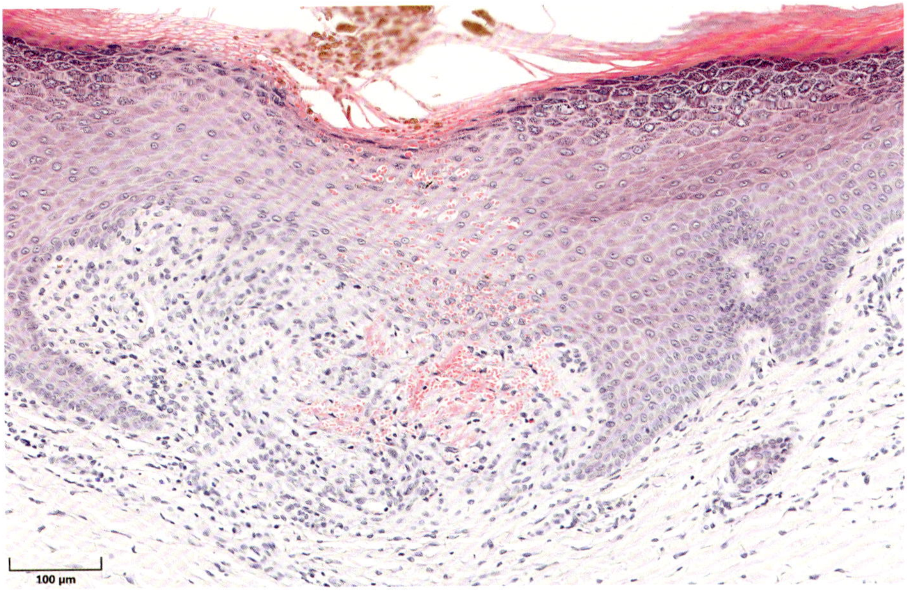

▲ **病理特征：** 真皮乳头层毛细血管周围红细胞外溢，表皮内可见红细胞

临床要点

- 黑踵病（black heel）又称足跟瘀点。
- 本病认为与局部反复受摩擦刺激或损伤有关。
- 好发于青少年，尤其以球类运动员多见。男女发病无明显差别。
- 临床常见于单侧或双侧足跟侧面或后面，也可见于足趾末端、掌心。
- 临床常表现为群集性淡蓝黑色、褐色、黑色的小斑点，压之不褪色，常呈线状。
- 通常无自觉症状。
- 病理特征：表皮角化过度，角质层内有大量嗜伊红、淡染的无定形物质。这些物质来源于血红蛋白，真皮乳头层毛细血管周围有红细胞外溢。

（北京医院皮肤科 张秋鹂 常建民）

59 病例

高胡萝卜素血症

Hypercarotenaemia

临床资料

- 患者女，58 岁。
- 因双手掌心及指甲黄染半月余就诊。
- 患者半月前双手掌心出现片状橘黄色色素沉着，无自觉症状。
- 无前驱不适症状。
- 近两周来曾摄入大量蔬果及大量口服维生素。
- 既往体健，否认家族性遗传病史。
- 皮肤科检查：双手掌皮肤呈橘黄色，巩膜及口腔黏膜未见明显异常。

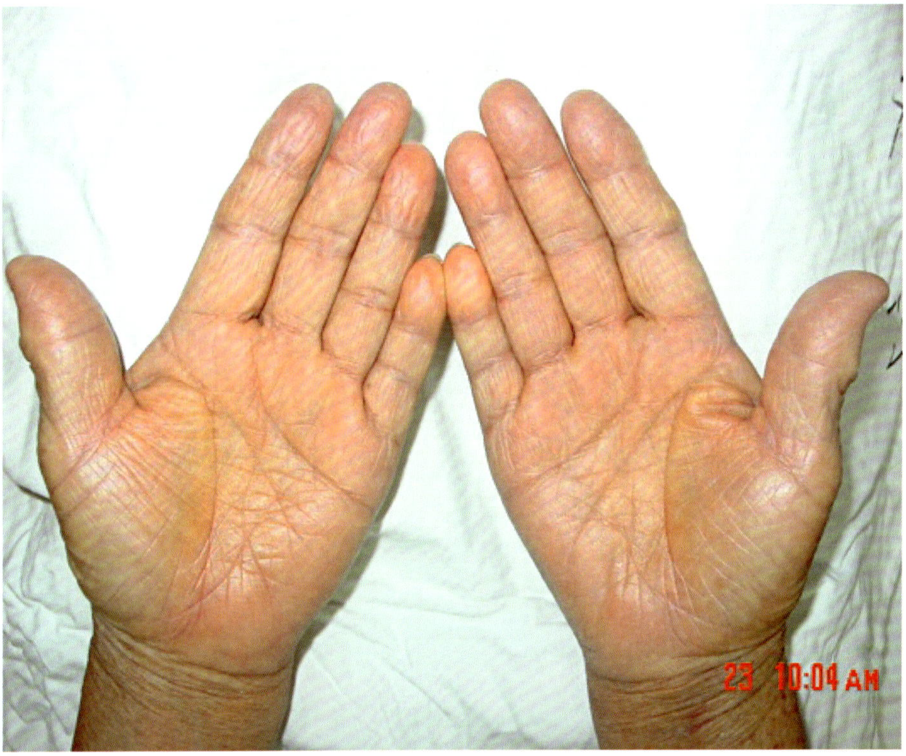

▲ **临床特征：**双手掌皮肤呈橘黄色

临床要点

- 高胡萝卜素血症（hypercarotenaemia）于1907年由Von Noorden首次报道。
- 直接病因为血中胡萝卜素浓度增加，与摄入过量、代谢异常等相关。
- 富含胡萝卜素的食物包括胡萝卜、木瓜、南瓜、柑橘等橘黄色食物及抗氧化类营养保健品等。
- 正常经口摄入胡萝卜素总量的1/3被人体吸收，转化为维生素A，过量的胡萝卜素以β-胡萝卜素的形式储存于体内，并不会引起维生素A的异常增加。
- 胡萝卜素的生理推荐量是成人1500μg/d，血清中超过250μg/dl时就会出现胡萝卜素黄色色素沉着。
- 皮肤角质层含有大量脂质，对胡萝卜素亲和力强，故色素沉着主要在角质层、汗腺丰富部位明显，如鼻唇沟、手掌、足跖，其次是下颏、耳后、指关节等处。
- 长期胡萝卜素血症可能导致虚弱、体重下降、血压降低、肝脏增大、白细胞减少、闭经等。
- 本病在临床上需要与肝性黄疸进行鉴别，胡萝卜素血症者巩膜及口腔黏膜一般不受累。

（北京医院皮肤科 邵雅昆 常建民）

60 病例

阴茎黑子

Penile lentigo

临床资料

- 患者男，30 岁。
- 因龟头部色素沉着斑 3 年就诊。
- 患者 3 年前龟头部出现不规则色素沉着斑，无自觉症状。
- 色素斑逐渐增多。
- 色素斑发生前无红斑、水疱和瘙痒。
- 未接受任何治疗。
- 既往体健。
- 家族中无类似患者。
- 皮肤科检查：龟头可见多个褐色色素沉着斑，表面光滑无鳞屑。

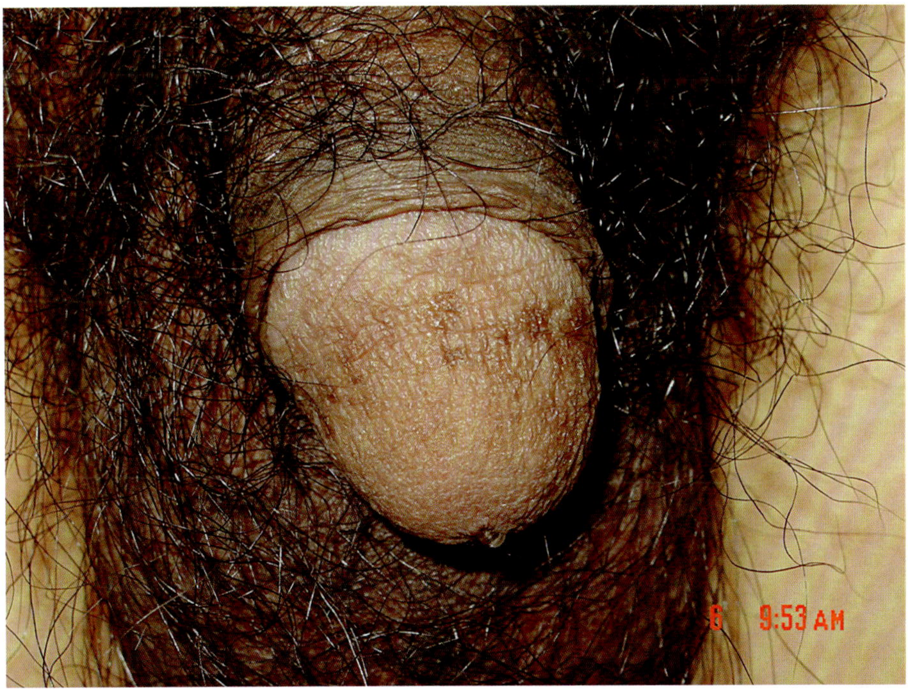

▲ **临床特征：**多发浅褐至深褐色斑疹，边界清楚，形状不规则，表面光滑无鳞屑

临床要点

- Koph 于 1982 年报道 1 例男性患者的阴茎部发生不规则的色素沉着斑，将其命名为阴茎黑子（penile lentigo）。
- 类似损害也见于女阴部，又称阴茎和女阴黑变病（penile and vulvar melanosis）。
- 本病任何年龄均可发生，但成年人居多。
- 无自觉症状。
- 损害分布在阴茎、龟头。
- 女性则以小阴唇最常受累。
- 临床上表现为不规则的色素沉着斑，色素沉着出现前无水疱和疣状皮损。
- 病理特征：表皮棘层肥厚，表皮突延长，基底层色素增加，黑素细胞轻度增加。

（北京医院皮肤科 孙玉华 孙凯律）

61 病例

单纯性雀斑样痣

Lentigo simplex

临床资料

- 患者女，25 岁。
- 因右上腹色素沉着斑 22 年就诊。
- 患者 3 岁时出现右上腹棕色斑点，无自觉症状，逐渐增多、不融合。
- 皮疹局限在右上腹。
- 既往体健。
- 家族中无类似患者。
- 皮肤科检查：右上腹可见散在多数针尖至米粒大小棕色斑点。

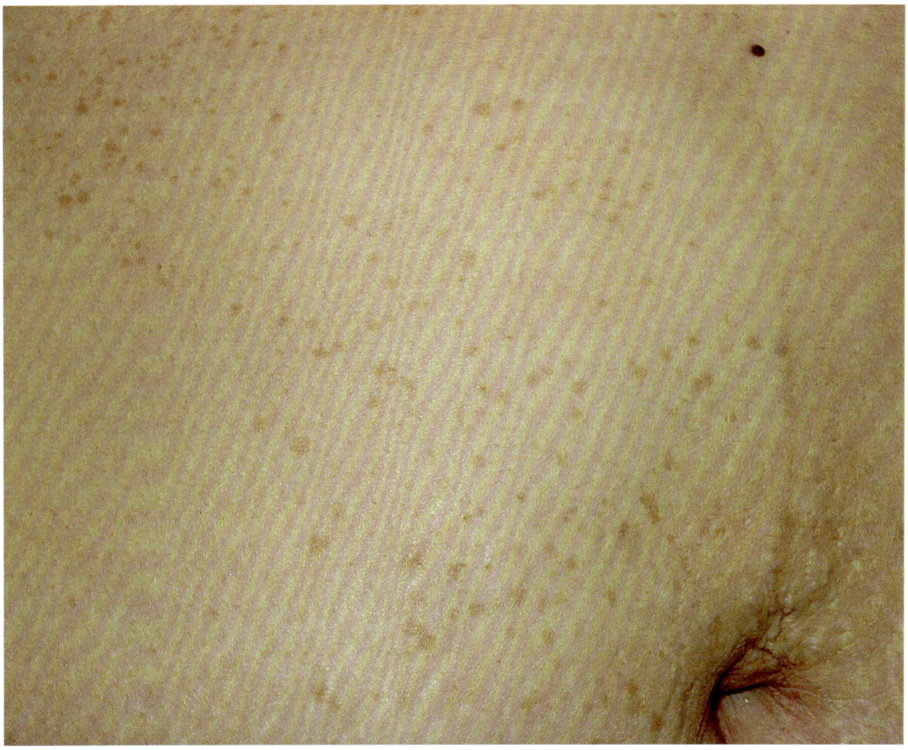

▲ **临床特征：**右上腹单侧分布的针尖至米粒大小棕色斑点，不融合。

临床要点

- 单纯性雀斑样痣（lentigo simplex），也称幼年性雀斑样痣（juvenile lentigo），是雀斑样痣中最常见的类型。
- 本病发病率尚不清楚，可发生于所有种族中。
- 男女比例大致相同。
- 好发于幼年儿童，但也可发生于任何年龄。
- 皮损可出现于皮肤、黏膜及皮肤黏膜交界处等任何部位，但不好发于曝光部位。
- 多呈单侧分布。
- 皮损表现为针尖至米粒大小斑点，呈棕色、棕褐色，一般不融合。
- 无自觉症状。
- 病理特征：基底层黑素细胞增加，但不成巢。
- 本病在临床上应与雀斑相鉴别。雀斑好发于暴露部位，面部多见，日晒后可加重，组织病理上基底层黑素增加而黑素细胞数目正常。

（北京医院皮肤科 常建民）

62 病例 面部及乳房同发 Becker 痣

Bilateral multiple Becker's nevus present on face and breast

临床资料

- 患者男，39 岁。
- 因左面部及右胸部色素斑 30 余年就诊。
- 患者 7 岁起于左面部及右胸部同时出现不规则色素沉着斑，无自觉症状，未诊治。
- 皮损面积逐渐增大，并于皮损上出现毛发增多增粗。
- 系统检查未见异常，智力未见异常，未见单侧肢体发育不良、漏斗胸、鸡胸、脊柱裂、脊柱侧弯等发育畸形。
- 皮肤科检查：左面部可见一棕色色素沉着斑，呈带状，边界不规则，色素斑上毛发增多增粗，有散在的毛囊性丘疹。右上胸部可见一棕色色素沉着斑，呈带状，大小约 10cm × 4cm，未过前正中线，边界不规则，色素斑上毛发增多增粗，有散在毛囊性丘疹。

▶ **临床特征：** 左面部一带状色素沉着斑，边界不规则，色素斑上毛发增多增粗，有散在的毛囊性丘疹

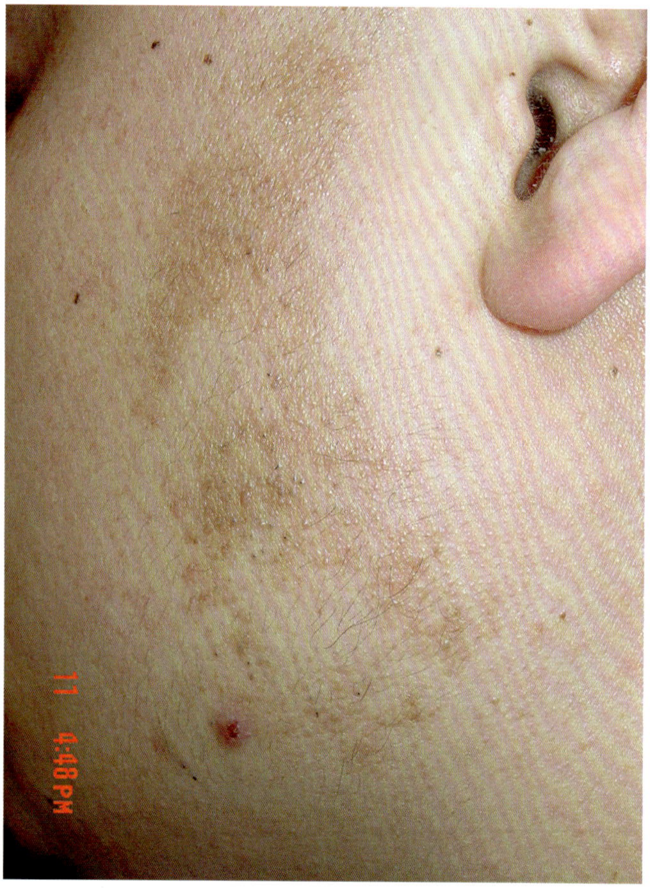

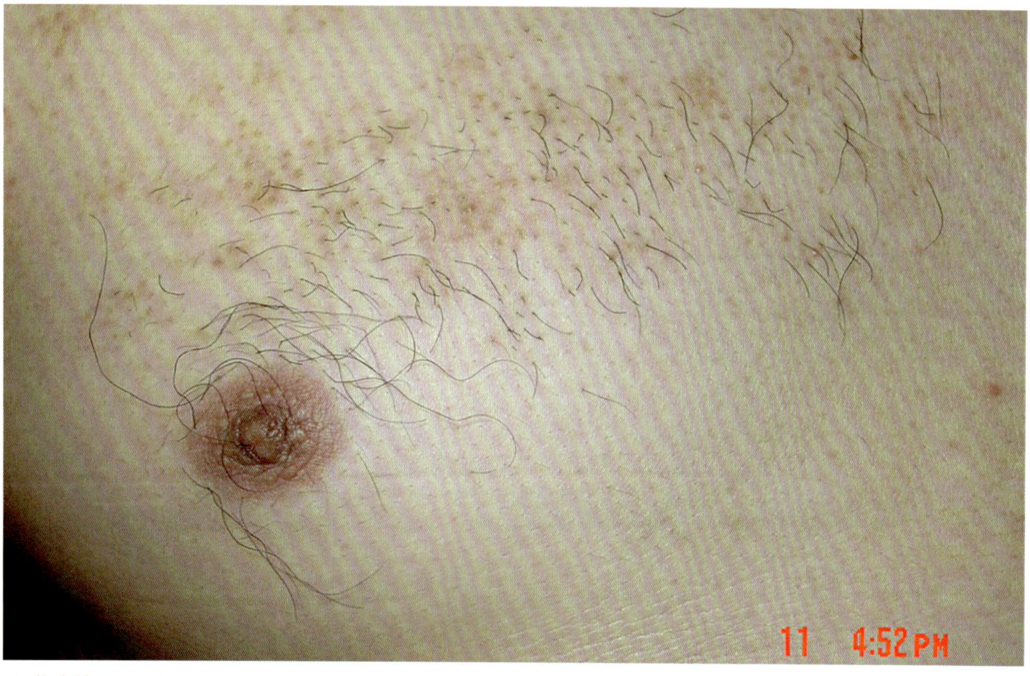

▲ **临床特征：** 右胸部可见一带状色素沉着斑，边界不规则，色素斑上毛发增多增粗

临床要点

- Becker 痣又称色素性毛表皮痣，是一种良性皮肤错构瘤。
- 可出生即存在，但多于儿童期或青春期出现，男性多于女性。
- 初起皮损为浅棕色或棕黑色色素沉着斑，界限清楚，但形态不规则。
- 随着年龄增长可逐渐增大，并在色素斑上出现毛发增多。
- 部分皮损处可无毛发生长。
- 本病好发于躯干及上肢，面部、颈部及下肢少见。
- 一般单侧发生。
- 同时于面部及躯干发生 Becker 痣的病例少见。
- 可伴发多种发育畸形，如患侧乳房发育不良、肩部及手臂发育不良、脊柱裂或脊柱侧凸、漏斗胸、鸡胸及其他骨骼肌肉和皮肤发育缺陷等，称为 Becker 痣综合征。有时这些发育异常可不局限于身体同侧。
- Becker 痣可与多种皮肤疾病伴发，如色素痣、结缔组织痣、恶性黑色素瘤、穿通性毛囊炎、平滑肌瘤、淋巴管瘤、痤疮、扁平苔藓及白癜风等。
- 病因不明，根据其多在青春期发病、且男性多发这一特点，雄激素代谢可能与 Becker 痣的发生有关。

（北京医院皮肤科 常建民）

63 病例 Becker 痣并发痤疮以及口唇皮脂腺异位

Facial Becker's nevus associated with acne and lip Fordyce's disease

临床资料

- 患者男，22 岁。
- 因面颈部皮疹 10 余年就诊。
- 患者自诉自 8 岁开始即发现左面颈部有一色素斑，缓慢扩大，并发现色素斑上毛发明显增多。
- 5 年前发现左侧上唇出现淡黄色的米粒大小的斑点，无自觉症状，逐渐增多。
- 近 4 年来面部反复发生红色丘疹及脓疱，尤其以色素斑处明显。多次于院外诊断为痤疮。
- 既往体健，家族中无类似疾病患者。
- 系统检查未见异常。
- 皮肤科检查：左面颊以及颈部可见不规则的色素沉着斑，呈棕褐色，色素斑处毛发增多，毛发较粗。面部散在分布炎症性的丘疹和脓疱，尤其在左面部色素斑处明显；自左口角至左上唇中部可见弥漫的淡黄色的米粒大小的丘疹，部分皮疹融合。
- 左面部色素斑处皮肤病理检查：表皮棘层肥厚，表皮下部色素增加，真皮浅层血管周围淋巴细胞浸润，真皮部分毛囊周围胶原纤维以及平滑肌增生。

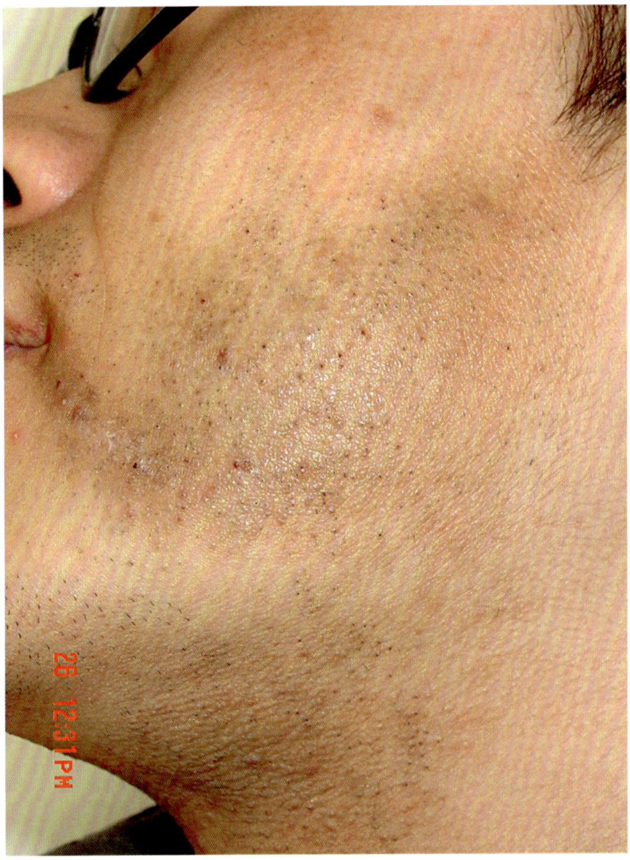

◀ **临床特征：**左面部不规则的色素沉着斑，中央有较多的毛发，散在炎症性丘疹

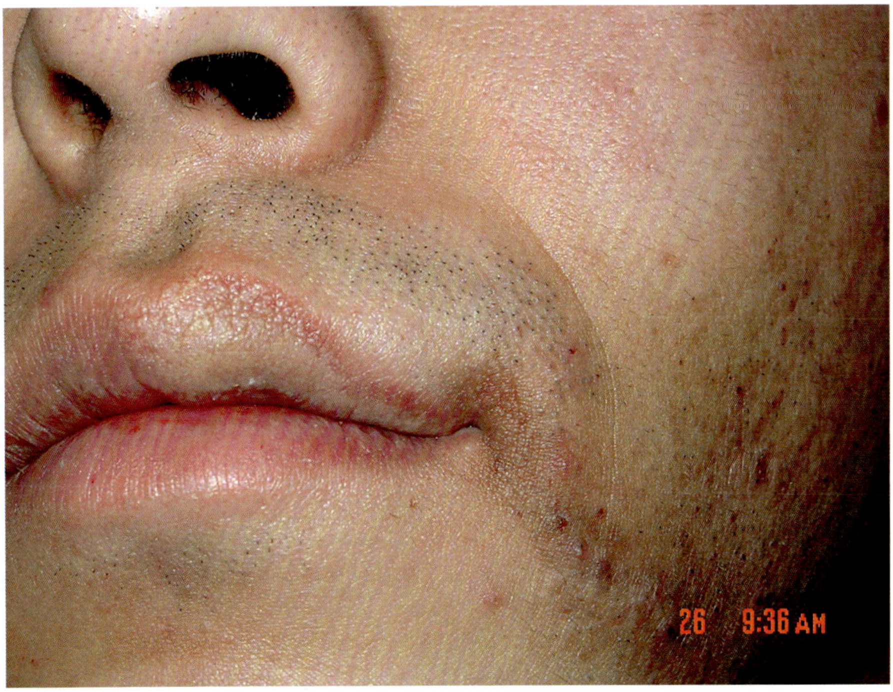

▲ **临床特征：**左上唇淡黄色斑片，散在粟粒大小的丘疹

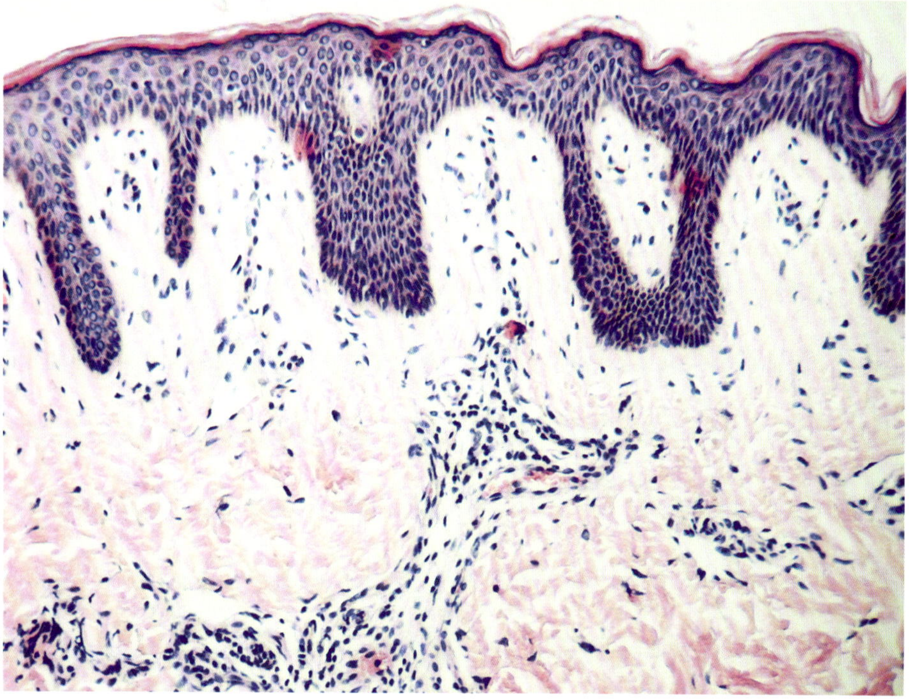

▲ **病理特征：**表皮轻度角化过度，棘层肥厚，色素增加，血管周围淋巴细胞浸润

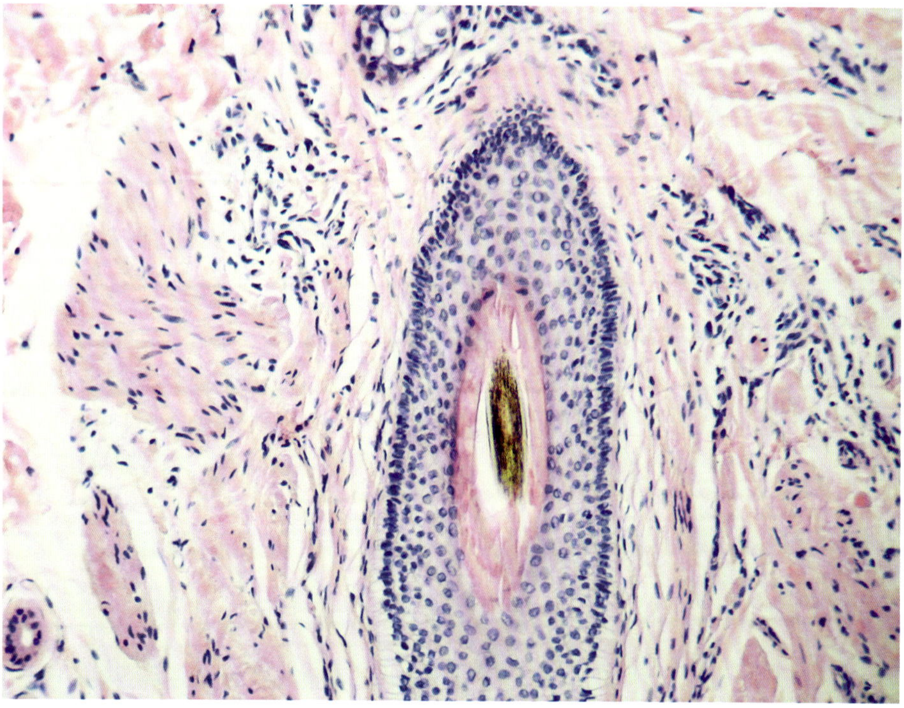

▲ **病理特征：**毛囊周围平滑肌增生

临床要点

- Becker 痣又称为色素性毛表皮痣、Becker 黑变病，是一种皮肤错构瘤或器官样痣。
- 一般自儿童期开始发病。
- 部分患者有家族史。
- 最初表现为不规则的棕色色素沉着斑，后在色素斑上出现毛发增多。
- 本病好发于肩胛部位，但其他部位如前臂、下肢亦可发生。
- 有时皮损可多发。
- 皮损一般单侧发生，但也有双侧发生的报道。
- 本病可伴发发育畸形如胸部及四肢发育不全、漏斗胸、脊柱裂、脊柱侧突、乳房发育不全、外胚叶发育不良和皮下脂肪组织发育不良等，称为色素性毛表皮痣综合征。
- 本病可与一些皮肤病伴发，如黑棘皮病、痤疮、扁平苔藓、局限性硬皮病、穿通性肉芽肿性毛囊炎、鲜红斑痣、结缔组织痣、表皮痣、淋巴管瘤、多发性平滑肌瘤等。
- 有学者认为雄激素代谢异常在 Becker 痣的发生中起重要作用。
- 有研究发现与正常人相比，皮损处表皮角质形成细胞雄激素受体明显增多。
- 也有研究发现在伴有乳房发育不全的 Becker 痣患者应用螺内酯（抗雄激素受体药物）治疗 1 个月后，发育不全的乳房明显增大。
- 皮脂腺异位又称为 Fordyce 病，好发于口唇及口腔黏膜。其发生是否与雄激素相关尚不明了。
- 已经明确痤疮的发生与雄激素有关。
- 本例 Becker 痣患者伴发痤疮，尤其在色素斑的部位更为明显，同时伴有皮脂腺异位，提示 Becker 痣发生可能与雄激素有关。

（北京医院皮肤科 常建民）

64 病例

左胸部 Becker 痣伴左乳房发育不良

Breast hypoplasia associated with Becker's nevus

临床资料

- 患者女，28 岁。
- 因左胸部色素沉着斑 20 余年，左乳发育不良 10 余年就诊。
- 患者 20 余年前左胸部出现色素沉着斑，无自觉症状，随年龄增长逐渐扩大。
- 10 余年前双侧乳房开始发育，左乳较右乳发育滞后。
- 既往体健。
- 家族中无类似患者。
- 系统检查未见异常。
- 皮肤科检查：左胸部包括左乳上方皮肤不规则色素沉着斑，边缘呈岛屿状，颜色不均匀，中央部分融合，无毛发增生。双侧乳房不对称，左乳明显偏小。外阴发育未见异常。

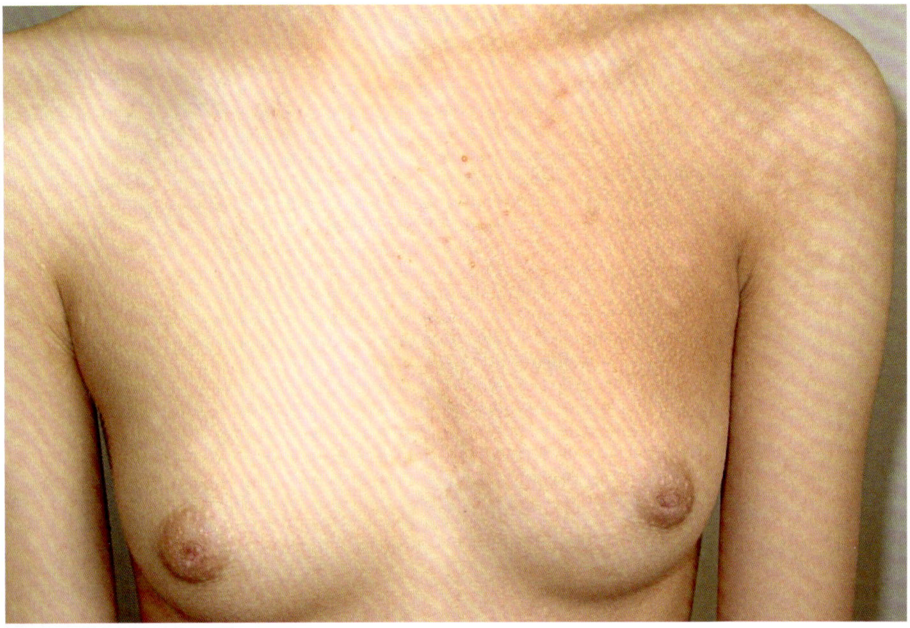

▲ **临床特征：**左胸部包括左乳上方皮肤不规则色素沉着斑，边缘呈岛屿状，颜色不均匀，中央部分融合，无毛发增生。双侧乳房不对称，左乳明显偏小

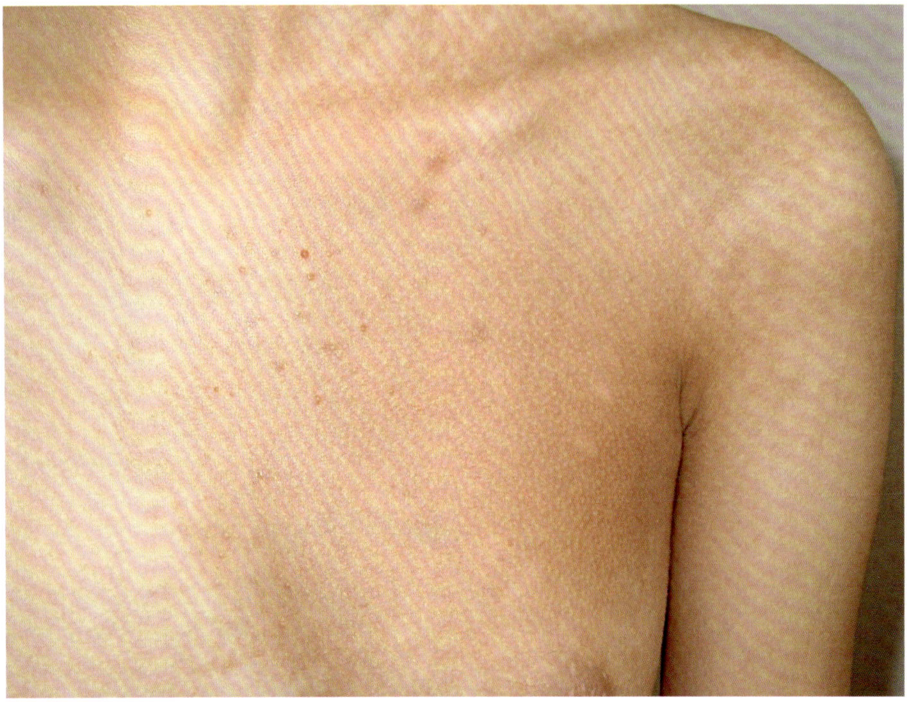

▲ **临床特征：**左胸部不规则色素沉着斑，边缘呈岛屿状，颜色不均匀，中央部分融合，无毛发增生

临床要点

- Becker 痣（Becker's nevus），又名色素性毛表皮痣，由 William Becker 于 1949 年首次报道。
- Happle 和 Koopman 于 1997 年提出 Becker 痣综合征的概念，即 Becker 痣并发同侧乳房发育不全或其他皮肤、肌肉、骨骼异常如四肢发育不全、漏斗胸、鸡胸、脊柱裂、脊柱侧弯、皮下脂肪组织发育不良、双侧小阴唇发育不良、颅骨缺失等。
- Becker 痣并发同侧乳房发育不全的发病机制尚不明确，可能与局部雄激素受体增加或者雄激素敏感性增加有关。
- Becker 痣综合征的乳房发育不全可以累及整个乳房或仅乳头、乳晕，多表现为患侧乳房体积小，乳头、乳晕畸形。
- 男性乳房发育不全表现不明显，多表现为乳晕发育不全。

（北京医院皮肤科 孙凯律 常建民）

65 病例

Becker 痣上出现蓝痣

Blue nevus arising from Becker nevus

临床资料

- 患者女，16 岁。
- 因右上臂褐色斑 12 年，蓝黑色肿物 1 年就诊。
- 患者 12 年前右上臂出现褐色斑，无自觉症状，皮损面积随着年龄增长逐渐增大，皮损上毛发增多。
- 1 年前在褐色斑处出现一个蓝黑色皮肤肿物，无自觉症状，逐渐变大。
- 既往史体健。
- 家族中无类似患者。
- 患者生长发育正常，全身系统查体无发育畸形。
- 皮肤科检查：右上臂可见不规则的浅褐色斑片，边界清楚，其上毛发增多，褐色斑上可见一孤立的圆顶状蓝黑色结节，边界清楚，表面光滑。

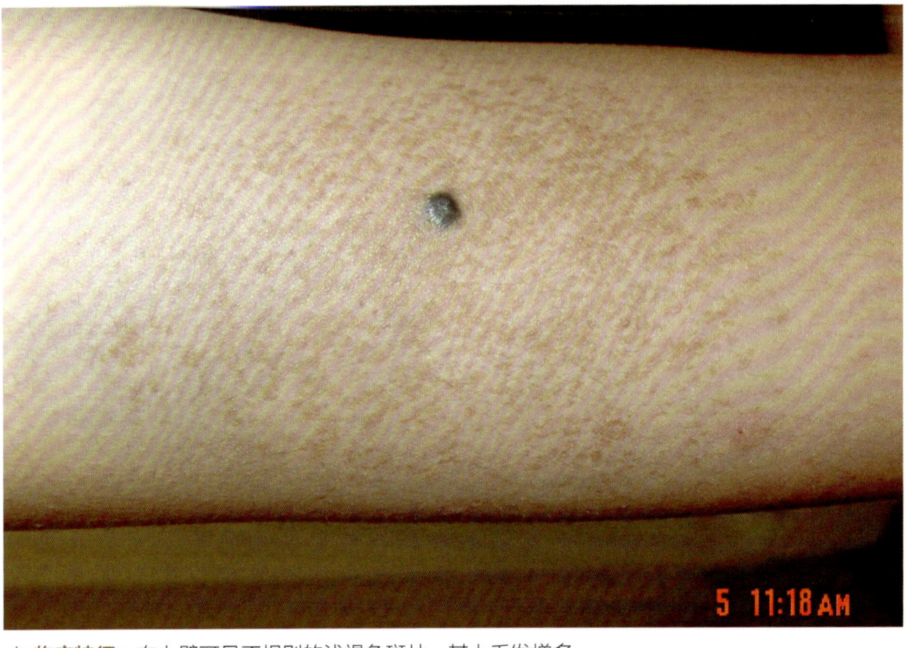

▲ **临床特征：** 右上臂可见不规则的浅褐色斑片，其上毛发增多

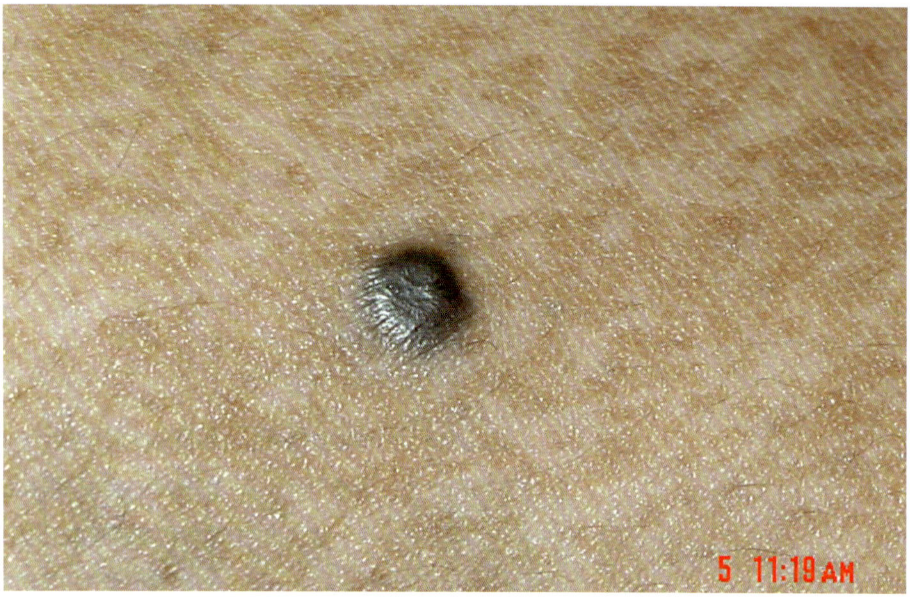

▲ **临床特征：** 褐色斑上可见一孤立的圆顶状蓝黑色结节，边界清楚，表面光滑

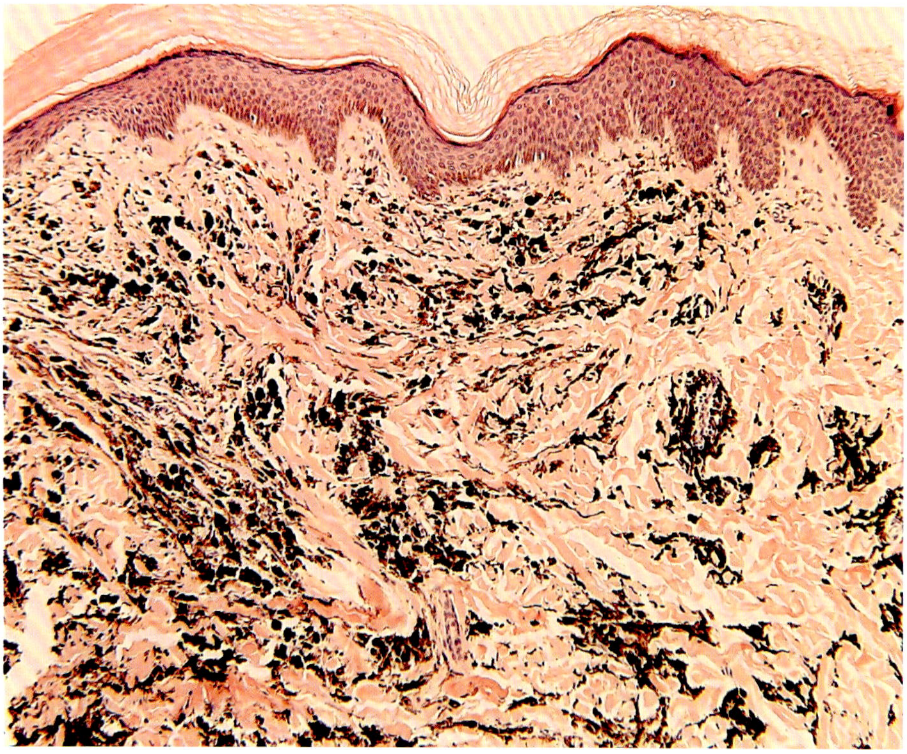

▲ **病理特征（蓝黑色结节）：** 表皮角化过度，真皮内大量富含色素颗粒的树枝状黑素细胞

临床要点

- Becker 痣表现为褐色、形状不规则的斑片。
- Becker 痣皮损上常有毛发增多，但也可没有毛发增多。
- 患者可伴有多种发育畸形，如乳房和四肢发育不全、漏斗胸、鸡胸、脊柱裂、脊柱侧凸、皮下脂肪组织发育不良、颅骨缺失等，称为 Becker 痣综合征。
- 可与多种皮肤病伴发如痤疮、花斑糠疹、扁平苔藓、湿疹、白癜风等。
- 可与多种皮肤肿瘤伴发，如色素痣、黑色素瘤、基底细胞癌、平滑肌错构瘤、淋巴管瘤、神经纤维瘤等。
- 目前尚无伴发蓝痣的病例报道。
- Becker 痣和皮肤肿瘤的关系尚不清楚，有人认为 Becker 痣皮损可能是皮肤肿瘤的好发部位，也有人认为与其他皮肤肿瘤合并仅为一种巧合。

（北京医院皮肤科 李明 常建民）

66 病例

Becker 痣合并神经纤维瘤和蓝痣

Becker's nevus with neurofibroma and blue nevus

临床资料

- 患者女，43 岁。
- 因背部色素沉着斑 43 年、丘疹 38 年就诊。
- 患者出生时背部即有一处褐色斑，无自觉症状。色素斑随着年龄增长逐渐扩大、颜色加深，其表面未出现多毛。
- 38 年前色素斑表面出现皮色丘疹，逐渐增多并融合成斑块。
- 数年后色素斑表面出现一蓝黑色丘疹，缓慢长大。
- 既往体健。
- 家族中无类似患者。
- 系统检查未见异常。
- 皮肤科检查：背部可见一褐色斑片，颜色不均匀，边界呈岛屿样改变；中央可见一皮色斑块，表面呈脑回状，质软，无压痛；褐色斑上可见一蓝黑色丘疹。

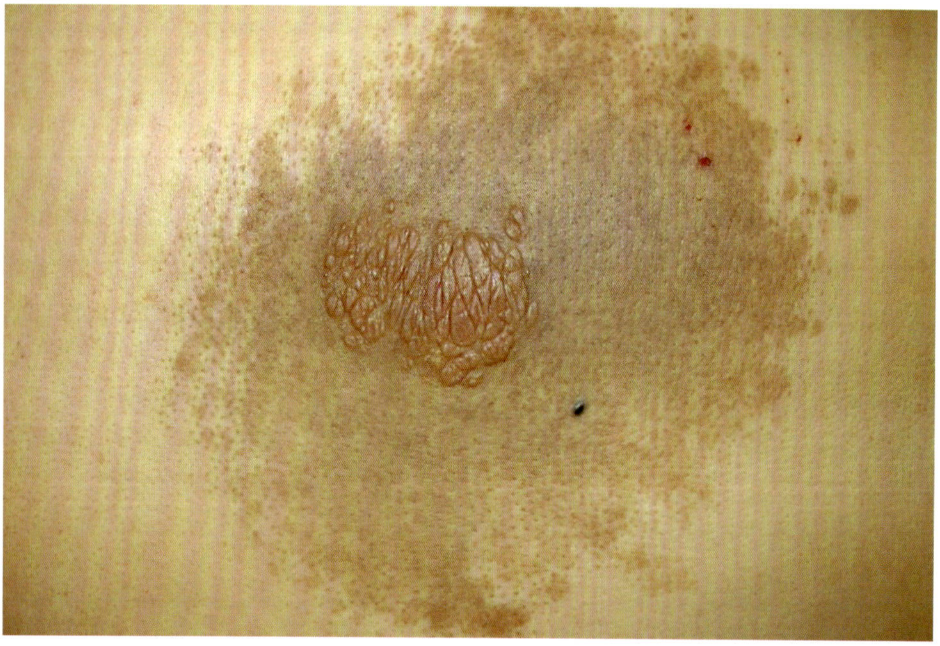

▲ **临床特征：**背部可见一褐色斑片，颜色不均匀，边界呈岛屿样改变；中央见皮色斑块，表面呈脑回状，质软；褐色斑上可见一蓝黑色丘疹

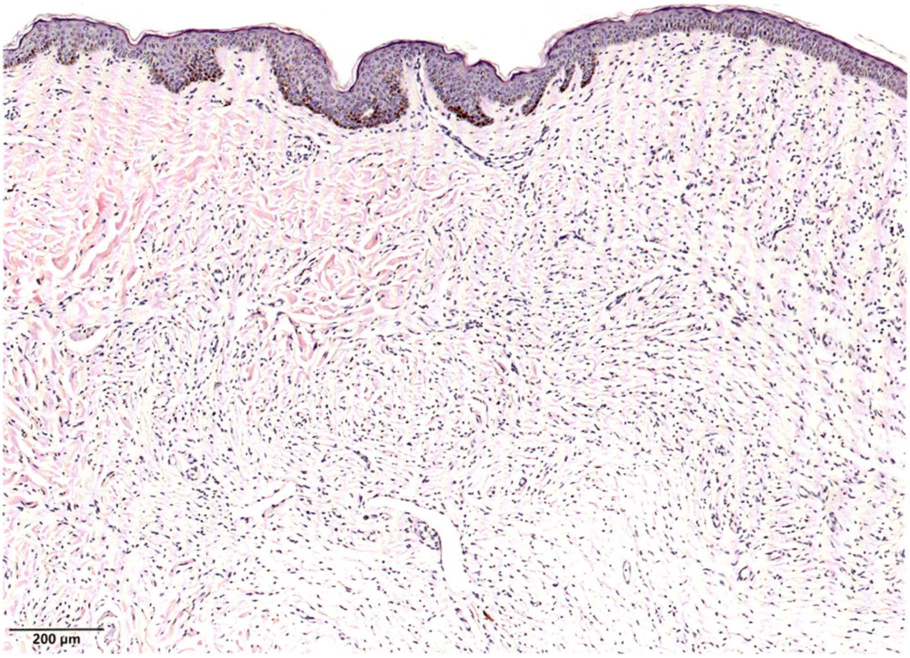

▲ **病理特征（色素斑上斑块）：**表皮轻度增生皮突延长，基底层色素增加。真皮内可见梭形细胞肿瘤

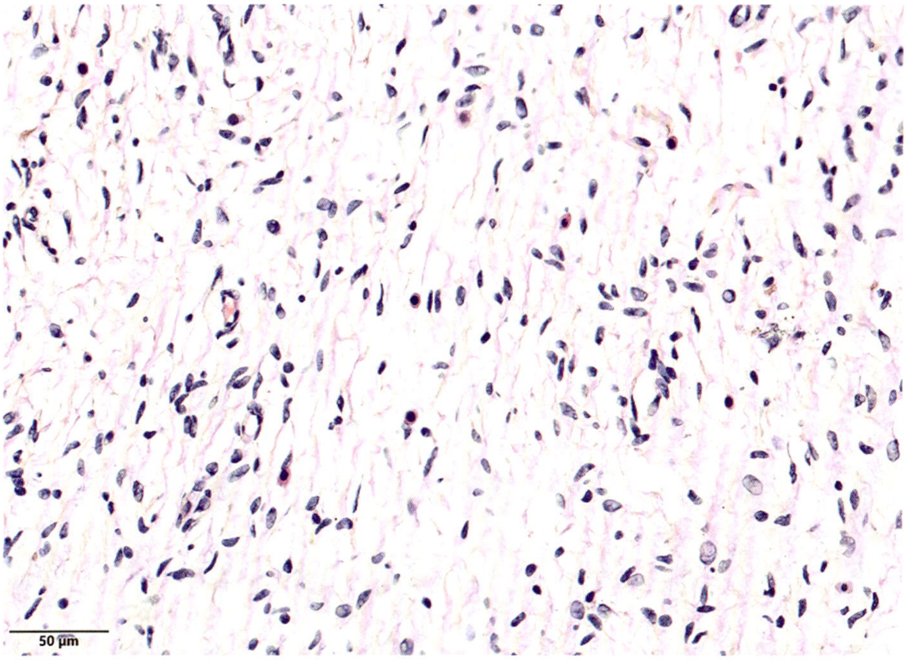

▲ **病理特征：**肿瘤内见散在肥大细胞，符合神经纤维瘤病理特征

临床要点

- 既往已报道 Becker 痣内出现Ⅰ型神经纤维瘤。
- 既往未曾有 Becker 痣合并蓝痣的报道。
- Becker 痣上出现神经纤维瘤及蓝痣，是巧合还是三者之间有一定的关联，目前尚不明了。
- 有文献认为黑素细胞可能来自神经嵴及神经鞘，神经纤维瘤、细胞型蓝痣可能是与神经嵴及神经鞘有关的形态不同的肿瘤。

（北京医院皮肤科 吕嘉琪 常建民）

67 病例

斑痣

Nevus spilus

临床资料

- 患者男，46 岁。
- 因左颈部色素沉着斑 40 余年就诊。
- 患者幼年起左颈部即出现色素沉着斑，逐渐扩大，后其上出现散在黑褐色丘疹，无自觉症状。
- 未接受任何治疗。
- 既往体健。
- 家族中无类似患者。
- 系统检查未见异常。
- 皮肤科检查：左颈部边界清楚的褐色斑片，其上多发大小不一的黑褐色丘疹、斑丘疹。

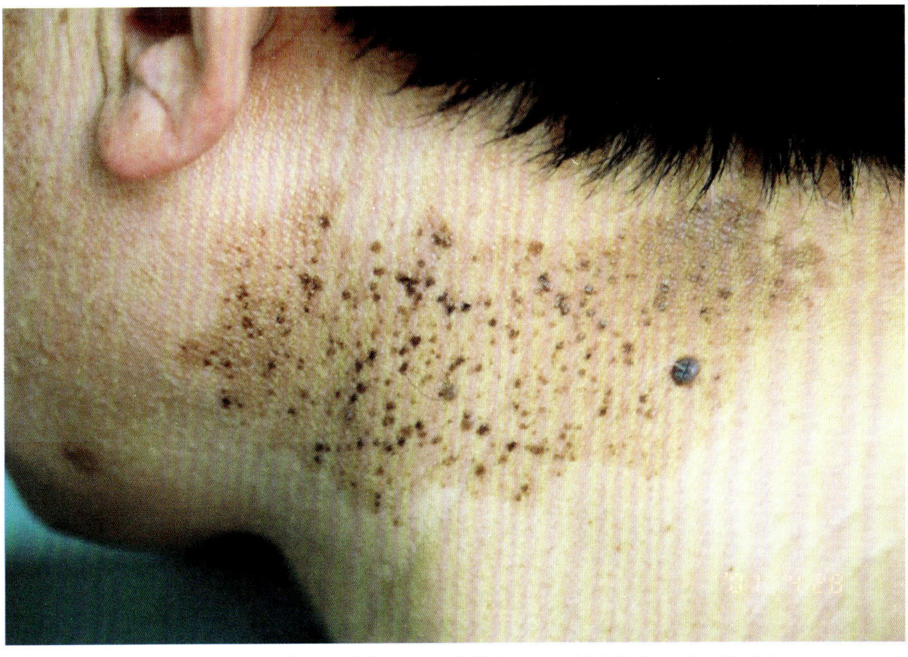

▲ **临床特征：**左颈部边界清楚的褐色斑片，其上多发大小不一的黑褐色丘疹、斑丘疹

临床要点

- 斑痣（nevus spilus），又名斑点状黑子样痣（speckled lentiginous nevus）。
- 男女均可发病，女性多于男性。
- 本病可见于任何年龄，多数病例发生于出生时或婴儿期。
- 好发于躯干，也可见于身体其他部位。
- 皮损主要特征是咖啡斑样色素斑的基础上出现颜色更深的斑疹、丘疹、结节或斑块。
- 皮损大小不等，单发或多发。
- 可呈片状、带状或沿 Blaschko 线分布。
- 不伴随多毛。
- 咖啡斑样色素斑的基础上出现的丘疹、结节或斑块可为交界痣、混合痣、皮内痣、蓝痣、Spitz 痣等。
- 病理特征：咖啡斑样皮损处病理表现为表皮基底层黑素细胞及色素增加；斑疹、丘疹、结节等处病理表现可为交界痣、混合痣、皮内痣、蓝痣、Spitz 痣等。

（北京医院皮肤科 孙凯律 常建民）

68 病例

单侧节段性斑痣

Unilateral segmental nevus spilus

临床资料

- 患儿女，8 岁。
- 因左面部及左上肢褐色斑片及丘疹 6 年就诊。
- 患者 6 年前发现左面部及左上肢出现淡褐色斑片，随后斑片缓慢扩大，面部皮损累及左耳后，左上肢皮损累及至左胸部，且斑片颜色逐渐加深，其上出现散在黑褐色斑丘疹，无瘙痒、疼痛等症状。
- 既往体健。
- 家族史：患者父亲躯干部可见类似皮损。
- 各系统检查无异常，生长发育正常。
- 皮肤科检查：左侧面部、耳后、肩部、胸背部和上肢可见大片不规则形的褐色斑片，边界清楚，其上散在分布大小不一的黑褐色斑丘疹。
- 组织病理学检查：左上臂色素性丘疹处，显示表皮轻度角化过度，皮突不规则延长，部分皮突内可见痣细胞巢。真皮浅中层可见许多痣细胞，呈散在或巢状分布。

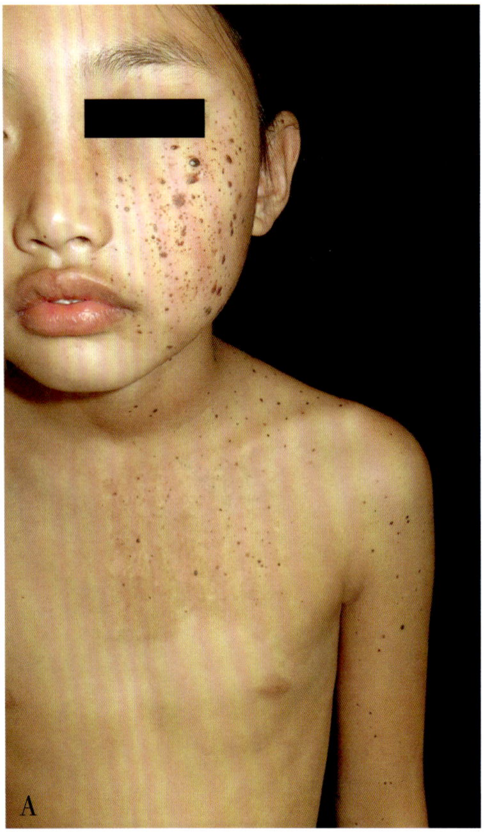

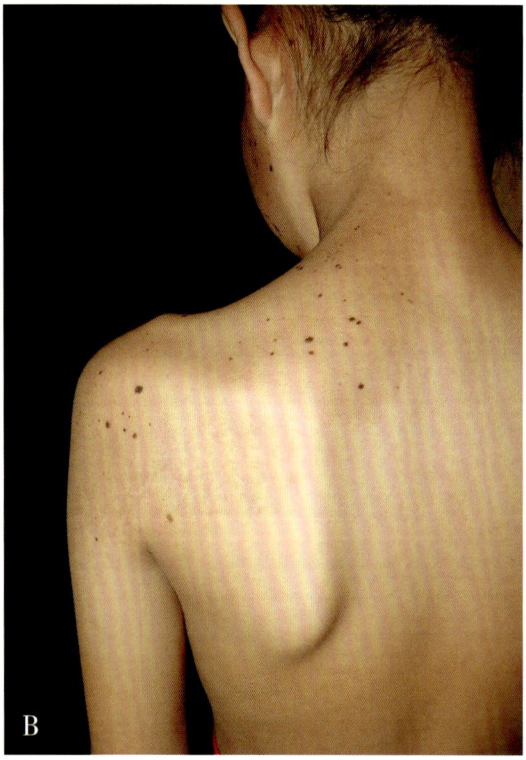

▲ **临床特征（A、B）：**左侧面部、耳后、肩部、胸背部和上肢可见大片不规则形的褐色斑片，边界清楚，其上散在分布大小不一的黑褐色斑丘疹

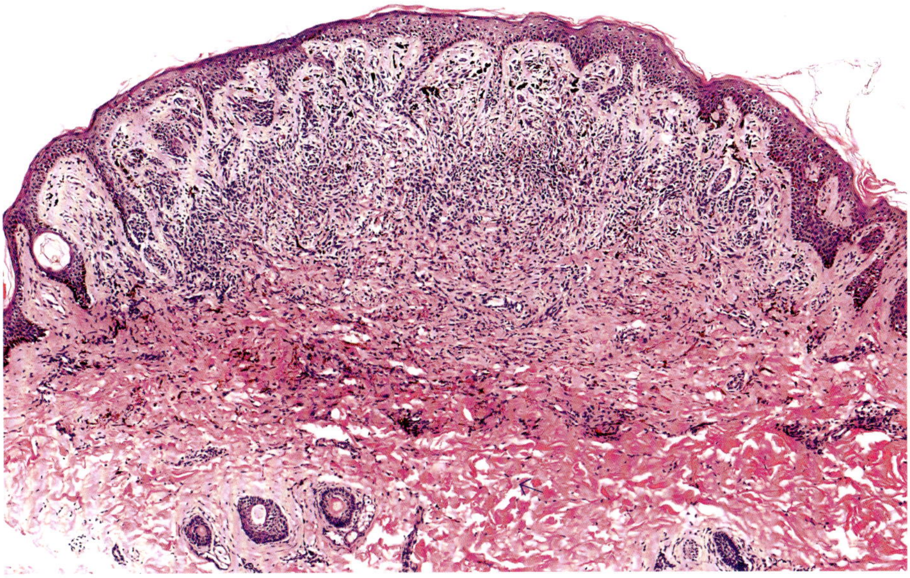

▲ **病理特征：** 表皮轻度角化过度，皮突不规则延长，部分皮突内可见痣细胞巢。真皮浅中层可见许多痣细胞，呈散在或巢状分布

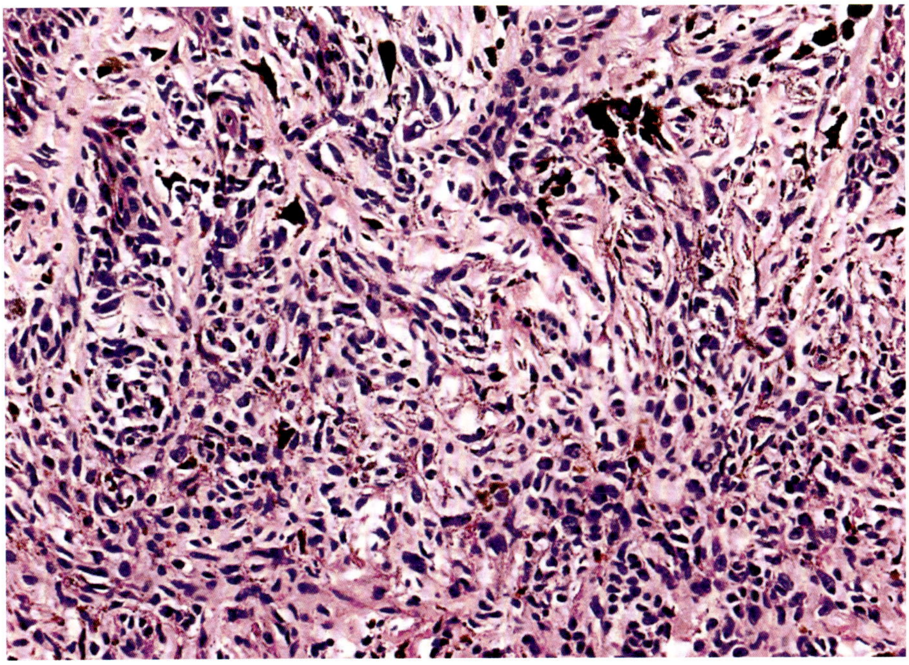

▲ **病理特征：** 真皮浅中层可见许多痣细胞，呈散在或巢状分布，位于真皮浅层的部分痣细胞胞质中含有较多色素颗粒

临床要点

- 斑痣又称 Spilus 痣、斑点状黑子，人群发病率约为 1%～2% 左右。
- 本病与日光暴露无关。
- 可出生时就有，也可后天获得。
- 有家族史者少见。
- 本病无特定好发部位，躯干、四肢的皮肤或黏膜处均可发病。
- 皮损特征为在咖啡斑上有针头至米粒大小扁平或稍隆起的棕黑色丘疹或色素沉着斑。丘疹可为色素痣，也可为蓝痣或 Spitz 痣等。
- 可单发或多发，大小不一，数厘米至数十厘米不等，形状常不规则。
- 少数患者皮损亦可呈节段性分布。
- 有学者提出 Spilus 痣应被分为斑片型和丘疹型两种类型，前者表现为咖啡斑上均匀分布有更深色斑片；后者表现为咖啡斑上不均匀分布有黑素细胞痣，呈丘疹或结节样，也可间有深色斑片。
- 斑片型 Spilus 痣常出现于Ⅲ型色素血管性斑痣性错构瘤病。
- 病理特征：基底层色素增加，表皮或真皮内可见散在分布痣细胞巢，部分皮损可伴有 Spitz 痣或蓝痣样病理表现。
- 极少数情况下有恶变为恶性黑色素瘤的可能。

（北京协和医院皮肤科 刘薇 马东来）

69 病例

斑痣上出现多发性簇发型 Spitz 痣

Multiple agminated Spitz nevus arising on nevus spilus

临床资料

- 患儿男，7 岁。
- 因右面颊带状褐色斑及暗褐色丘疹、结节 7 年就诊。
- 患者出生一月余发现右面颊及前额褐色斑及少许暗红色丘疹，后逐渐增多增大，向右侧鼻部及额部扩展呈条带状，并出现较多暗褐色绿豆大小结节，无自觉症状。
- 当地医院曾诊断“色素痣”，未做任何治疗。
- 既往体健，无肿瘤病史。
- 家族中无类似患者。
- 皮肤科检查：右面颊及额部可见一褐色斑，其上有较多大小不等的暗褐色丘疹、结节，呈条带状分布，直径 0.1cm～0.5cm 不等，表面光滑，边界清楚，质地中等，部分隆起呈半球形。
- 病理特征（黑褐色丘疹）：真皮上中部可见较多上皮样痣细胞及少许梭形痣细胞成巢或散在分布，部分痣细胞较大，呈多角形，边缘清楚，胞质丰富，胞质内含较多黑素颗粒。

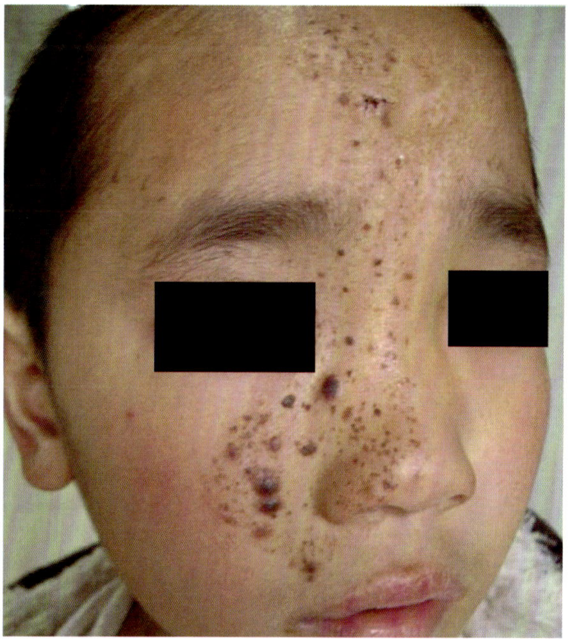

▶ **临床特征：**右面颊及额部褐色斑，其上有较多大小不等的暗褐色丘疹、结节，呈条带状分布

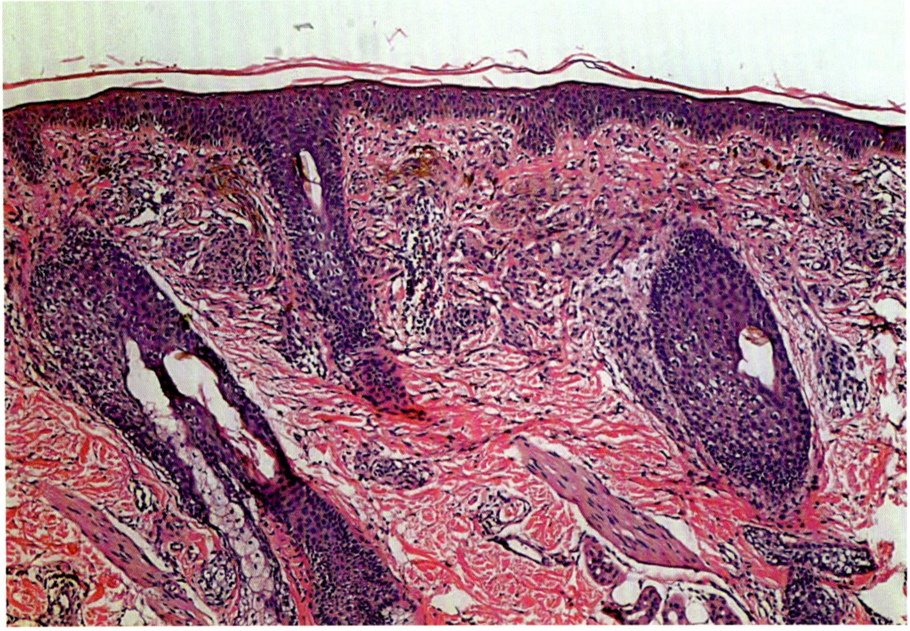

▲ **病理特征：** 真皮上中部可见较多上皮样痣细胞及梭形痣细胞成巢或散在分布，部分与周围组织形成小的裂隙

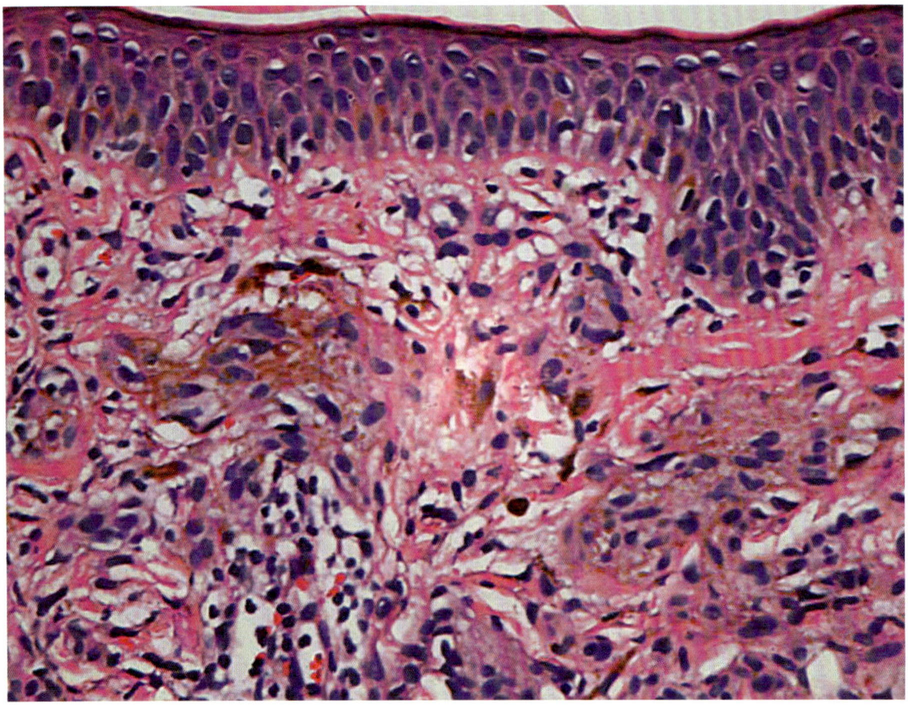

▲ **病理特征：** 部分痣细胞较大，呈多角形，边缘清楚，胞质丰富，胞质内含较多黑素颗粒

临床要点

- Spitz 痣又称幼年良性黑色素瘤、梭形或上皮样细胞痣，临床分为单发性 Spitz 痣和多发性 Spitz 痣。
- Spitz 痣多发生于正常皮肤，部分也可继发于咖啡斑、斑痣等。
- 在斑痣基础上出现 Spitz 痣的原因目前尚不明了。部分学者认为，斑痣可以为 Spitz 痣、蓝痣、黑素细胞痣、黑色素瘤等许多黑素细胞肿瘤的生长提供良好的环境。
- 多发性 Spitz 痣临床少见，可分为多发性播散型 Spitz 痣（multiple disseminated Spitz nevus）和多发性簇发型 Spitz 痣（multiple agminated Spitz nevus）。
- 播散型 Spitz 痣为发疹性表现，常数周或数月内一侧肢体或全身出现多个 Spitz 痣，易被误诊为黑色素瘤转移。
- 簇发型 Spitz 痣多于幼年发病，表现为局部有多个大小不等的 Spitz 痣聚集。
- 本病例为斑痣上出现多发性簇发型 Spitz 痣。
- Spitz 痣典型的病理特征：梭形或上皮样细胞增生，结构比较对称，边界清楚，黑素细胞有显著的成熟现象，多数具有裂隙，细胞排列有极性，细胞异型性少见。

（四川省人民医院皮肤病性病研究所 万慧颖）

70 病例

斑点状集簇性色素痣

Spotted grouped pigmented nevi

临床资料

- 患者男，26 岁。
- 因腹部色素斑 24 年就诊。
- 患者自出生 2 岁后左下腹部出现黄豆大的色素斑，无自觉症状，随着年龄的增长逐渐扩大，并出现点状色素性丘疹。
- 曾于院外就诊，诊为色素痣，未予治疗。
- 既往体健。无发育障碍。
- 家族中无类似患者。
- 系统检查未见异常。
- 皮肤科检查：左下腹可见 5cm × 4cm 的棕黑色色素斑，界限清楚；色素斑内分布黄豆大小的黑色丘疹，多数与毛囊一致，丘疹中心可见毳毛长出。

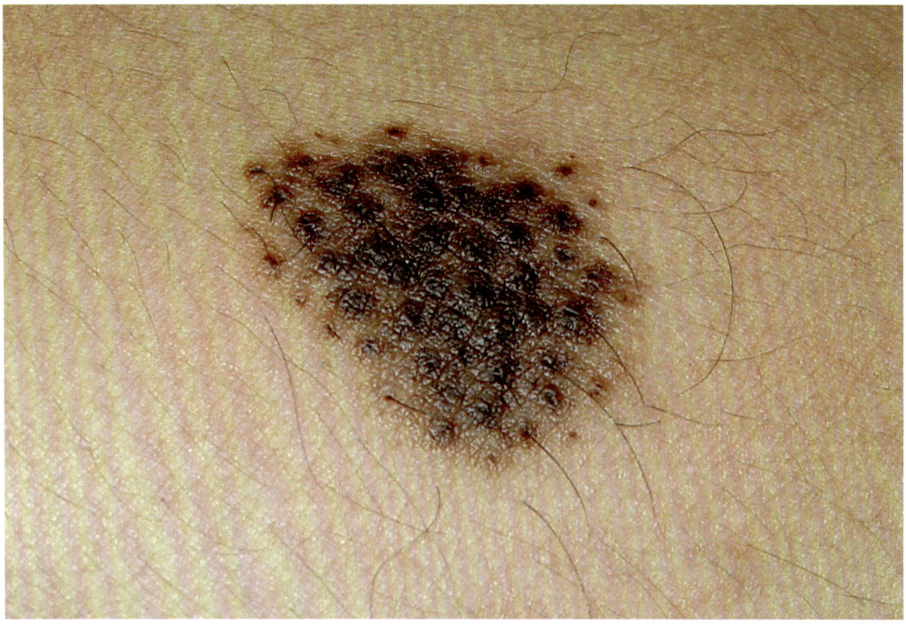

▲ **临床特征：**左下腹可见棕褐色色素斑，色素斑内分布黄豆大小的黑色丘疹，多数与毛囊一致，丘疹中心可见毳毛长出

临床要点

- 先天性痣细胞痣表现为出生即存在或出生后不久发生。
- 病理上表现为在真皮有较多的痣细胞，常常围绕毛囊和皮脂腺，可伴有胶原纤维的增生。
- 斑点状集簇性色素痣是先天性痣细胞痣的一个特殊类型，临床较为少见。
- 本病表现为密集排列的褐色至黑色的丘疹，丘疹中心往往可见毳毛。
- 曾有报道斑点状集簇性色素痣与斑痣在一个患者合并发生。
- 斑点状集簇性色素痣病理上表现为皮内痣，可以是以小汗腺为中心或毛囊为中心。如果以小汗腺为中心，可见小汗腺导管周围被痣细胞包绕；如果以毛囊为中心，则可见痣细胞环绕着毛囊。
- 临床上本病应与斑痣（nevus spilus）鉴别。斑痣又称为点状雀斑样痣，亦为先天性痣，皮损特征是在浅棕色或褐色斑的基础上出现多个深色的色素斑或小的丘疹，不与毛囊一致。

（北京医院皮肤科 常建民）

71 病例 簇发性黑素细胞痣

Agminated melanocytic nevi

临床资料

- 患者男，38 岁。
- 因胸部多发色素痣 20 余年就诊。
- 患者自 15 岁起左胸部出现色素痣，逐渐在局部增多，无自觉症状。
- 既往体健，无其他肿瘤病史。
- 系统检查无异常。
- 皮肤科检查：左胸部可见多发色素痣，大小颜色不一，部分融合，似呈带状分布。

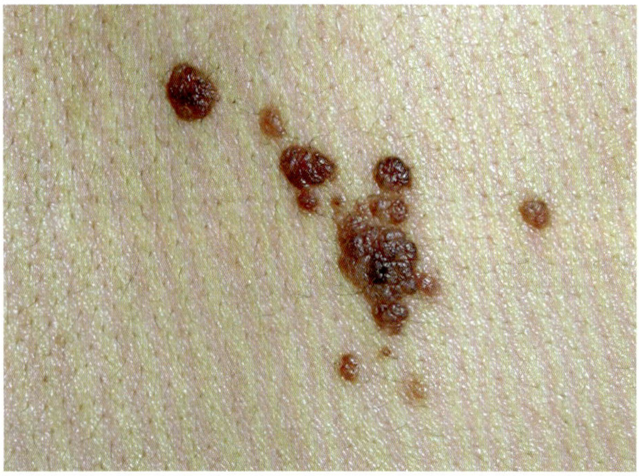

◀ **临床特征：**左胸部可见多发色素痣，大小颜色不一，部分融合，似呈带状分布

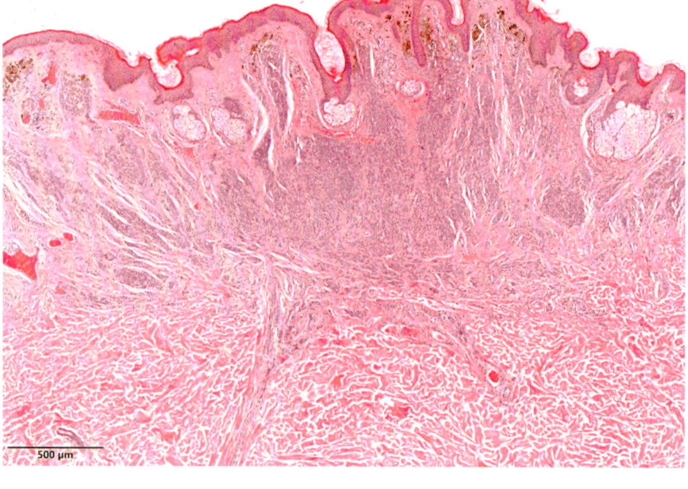

▶ **病理特征：**真皮内可见片状分布的黑素细胞痣

临床要点

- 黑素细胞痣临床常见，多为单发或散在分布。
- 在皮肤局部成簇发生，称为簇发性黑素细胞痣。
- 簇发性黑素细胞痣临床少见。
- 既往有较多簇发性 Spitz 痣的报道，也有簇发性蓝痣的报道。但是很少有簇发性黑素细胞痣的报道。
- 簇发性痣发生的机制目前尚不明了，有人认为可能与局部刺激或外伤有关。

（北京医院皮肤科 常建民）

72 病例 小阴唇内侧簇发性黑素细胞痣

Agminated melanocytic nevus on labia minora

临床资料

- 患者女，31 岁。
- 因右侧小阴唇内侧簇集状褐色丘疹 2 年余就诊。
- 无自觉症状。
- 否认局部外伤史。
- 既往体健。
- 家族无恶性黑色素瘤史。
- 系统检查无异常。
- 皮肤科检查：右侧小阴唇内侧可见多发黑褐色丘疹，部分融合，聚集成簇。

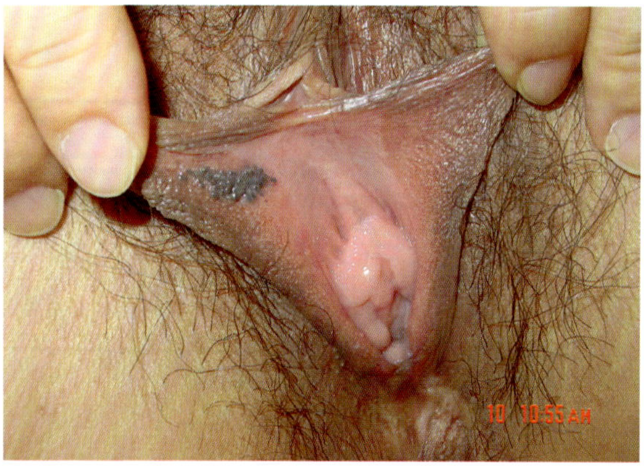

◀ **临床特征：**右侧小阴唇内侧可见多发黑褐色丘疹，部分融合，聚集成簇

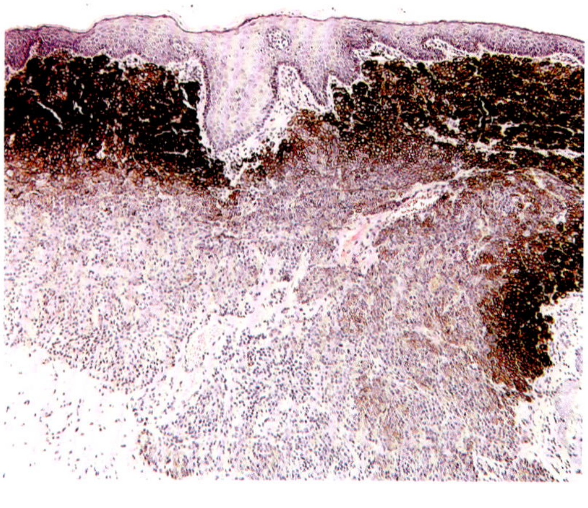

▶ **病理特征：**真皮内可见片状含有大量色素颗粒的痣细胞团

临床要点

- 黑素细胞痣临床常见。
- 发生于女性小阴唇内侧的黑素细胞痣相对少见。
- 在皮肤局部成簇发生，称为簇发性黑素细胞痣，临床少见。
- 既往有较多簇发性 Spitz 痣的报道，也有簇发性蓝痣的报道。但是很少有簇发性黑素细胞痣的报道。
- 发生于小阴唇内侧簇发性黑素细胞痣临床少见。
- 簇发性痣发生的机制目前尚不明了，有人认为可能与局部刺激或外伤有关。

（北京医院皮肤科 邵雅琨 常建民）

73 病例 眼睑分裂痣

Divided nevus of the eyelids

临床资料

- 患儿女，3 个月。
- 因左眼睑内侧黑褐色斑 3 个月就诊。
- 患儿出生时即发现左上、下眼睑内侧黑褐色斑，并渐增大，视力无明显异常。
- 足月产，既往体健。
- 家族中无类似病史。
- 皮肤科检查：左上睑内侧黑褐色斑 0.6cm × 0.8cm、左下睑内侧黑褐色斑 0.6cm × 0.7cm，呈椭圆形，稍隆起，闭眼时上下眼睑黑褐色斑吻合成一完整病变。

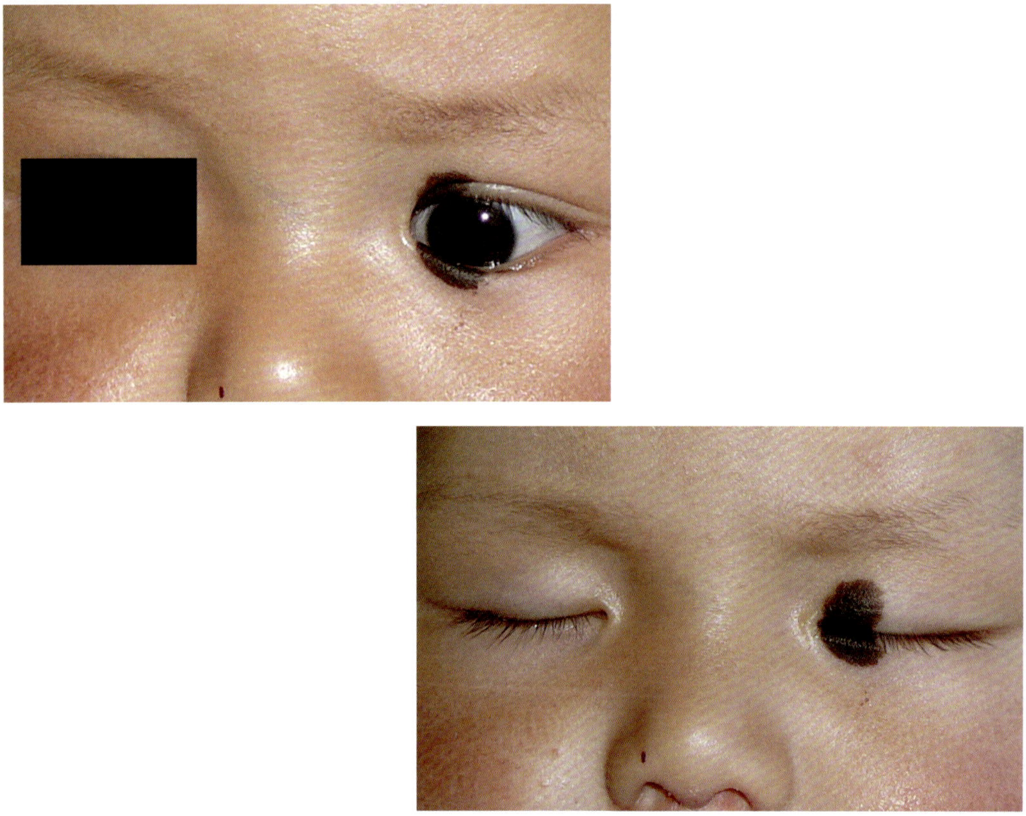

▲ **临床特征：**左上睑内侧黑褐色斑 0.6cm × 0.8cm、左下睑内侧黑褐色斑 0.6cm × 0.7cm，呈椭圆形，稍隆起，闭眼时上下眼睑黑褐色斑吻合成一完整病变

临床要点

- 眼睑分裂痣是一种罕见的发生于上下眼睑的先天性皮肤黑色素痣。
- 在胚胎时期上、下睑尚未分开，当眼外胚叶发育成熟，上下眼睑分开形成睑裂时将痣一分为二。在闭眼的状态下，上下睑色素痣互相吻合如一块完整的病变，睁眼时一分为二，故称为分裂痣。
- 分裂痣除了发生在眼睑外，亦罕见于阴茎、手指处。
- 眼睑分裂痣多以小到中等大小的色素痣为主。
- 一般生长缓慢，在青春期及内分泌改变时增长较快。
- 累及眼睑范围较大的分裂痣可能导致上睑下垂、视野缺损、形觉剥夺性弱视等一系列并发症。
- 部分患者可出现睫毛乱生，形成倒睫，导致眼部刺激征。
- 对于个别巨大分裂痣需警惕恶变。
- 分裂痣病理学特征与发生在皮肤上的色素痣相似，可分为皮内痣、交界痣和混合痣。

（武汉协和医院皮肤科 王明 黄长征）

74 病例

神经皮肤黑变病

Neurocutaneous melanosis

临床资料

- 患儿男，2 个月。
- 因全身多发褐色至黑色斑块 2 个月，抽搐 1 个月就诊。
- 2 个月前，患儿因出生后发现面部、背部、四肢多发性褐色至黑色斑块就诊，诊断为先天性色素痣。
- 1 个月前，患儿于哭闹后反复出现面部、口唇部发绀，双手握拳，双臂僵直，双眼凝视，口吐白沫，持续 2~3 分钟，停止后嗜睡。平均每日发作 2 次，持续 4 日，予以肌注鲁米那（苯巴比妥）30mg 后症状缓解。
- 既往史无特殊。
- 个人史：父母非近亲结婚，前 2 胎均在孕 10 周内自然流产。母孕期曾自服孕酮及中药。足月剖宫产。生长发育正常，牛乳及奶粉喂养，按计划接种疫苗。
- 家族史：家族中无类似患者。
- 皮肤科检查：面部、背部、双上肢及双下肢可见多发散在大小不等褐色至黑色斑块，直径约 0.5~8cm，颜色不均，高出皮面，表面呈橘皮样凹陷，边界清楚。
- 病理检查：表皮基底层及真皮浅层可见痣细胞呈巢状分布，部分痣细胞巢延及真皮深层，并围绕附属器分布。
- 脑电图：可见痫样放电。
- 头颅 MRI：双侧侧脑室扩大，小脑延髓池扩大，第四脑室扩大，脑积水，考虑 Dandy-Walker 畸形。

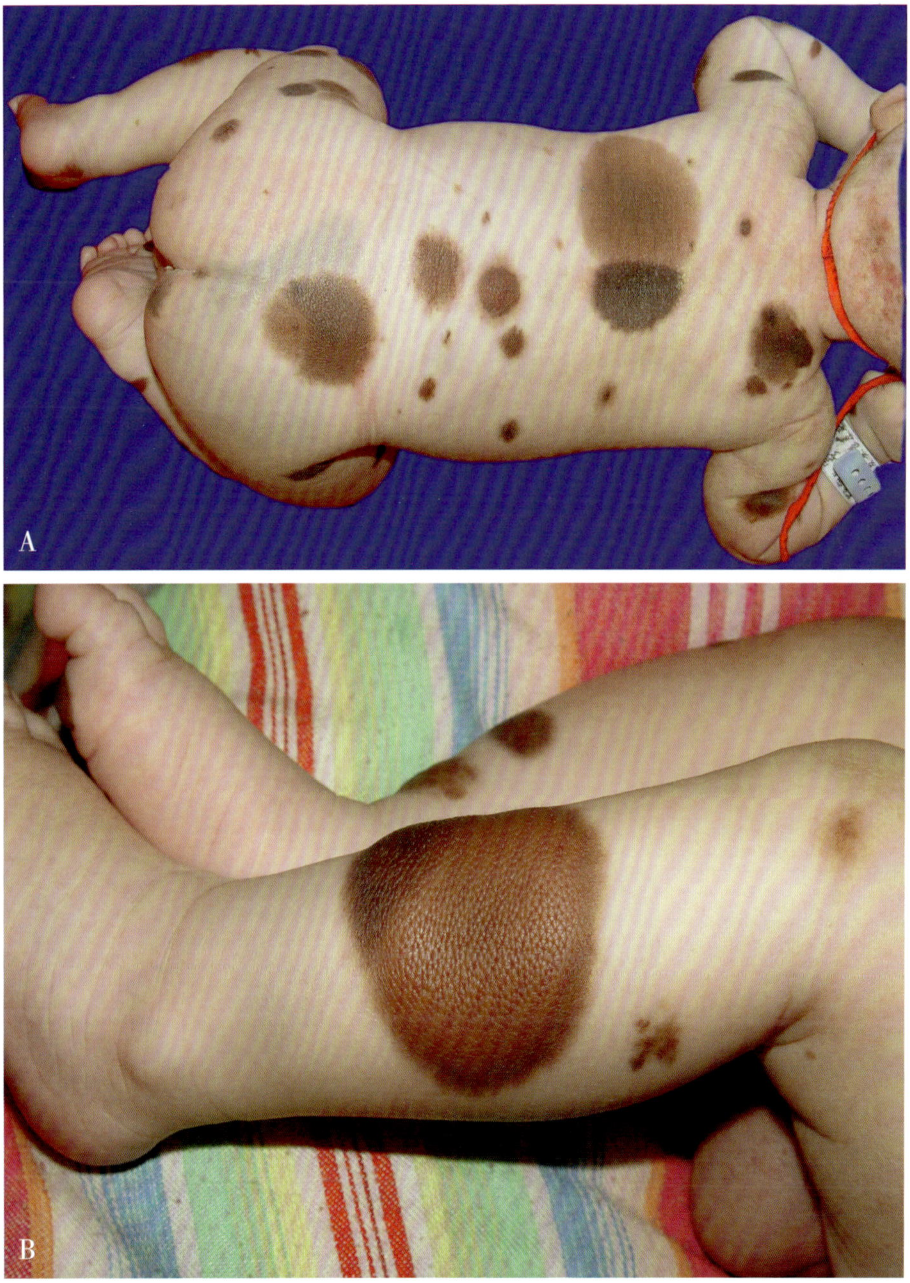

▲ **临床特征（A、B）：** 背部、双上肢及双下肢可见多发散在大小不等褐色至黑色斑块

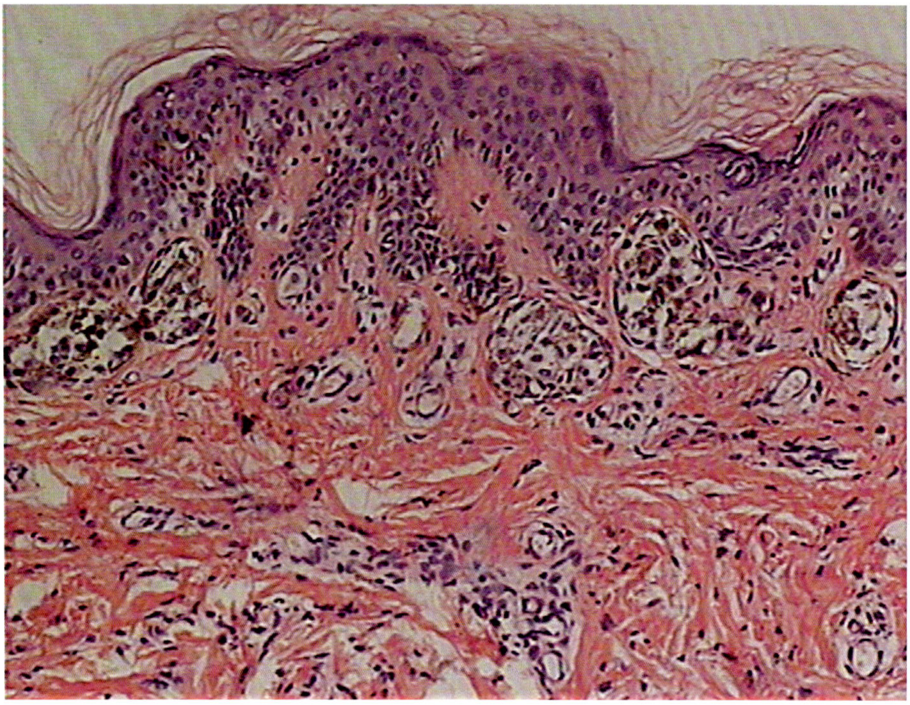

▲ **病理特征：**表皮基底层及真皮浅层可见痣细胞，呈巢状分布，痣细胞胞质丰富

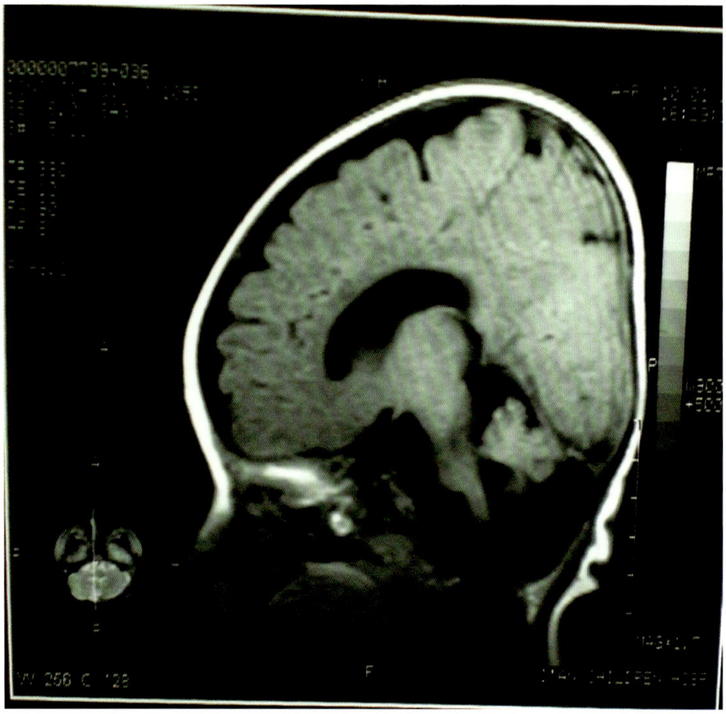

▶ **头颅 MRI：**双侧侧脑室扩大，小脑延髓池扩大，第四脑室扩大，脑积水，符合 Dandy-Walker 畸形

临床要点

- 神经皮肤黑变病（neurocutaneous melanosis，NCM）是来自胚胎期神经嵴的黑素细胞或外胚层发育异常所致的先天性疾病。
- 基本特征为先天性的巨大/多发性皮肤色素痣伴中枢神经系统的黑素细胞增生。
- 皮肤损害表现为先天性的多发或大片上覆毛发的黑色素痣。
- 中枢神经系统症状常为癫痫和（或）颅内高压。
- 头颅MRI扫描可见皮质及皮质下散在点片状病灶，即短T1、T2信号。
- Kadonaga与Frieden认为诊断标准为：（1）大片或多发的先天性色素痣；（2）皮肤色素痣没有恶变征象；（3）除神经系统外，其他器官无原发性恶性黑色素瘤。中枢神经系统异常在影像学中以Dandy-Walker畸形最为常见，包括第四脑室囊性扩张、小脑延髓池扩大及小脑蚓部发育不全或缺如，是由第四脑室正中孔及侧孔闭锁所致。
- 巨大皮肤色素痣分布于身体后轴部，具有“卫星病灶”可能是NCM的发病危险因素。
- 皮肤及软脑膜黑素细胞转变为恶性黑色素瘤的概率为6%～60%。
- 大约50%的患者在1岁以前死于脑膜、脑脊髓的黑素细胞浸润。

——（西安交通大学附属第二医院皮肤科 徐磊 曾维惠 耿松梅）

75 病例

“短裤”形先天性巨痣

Shorts-shaped congenital giant nevus

临床资料

- 患者女，11 岁。
- 因下腹部、会阴区、臀部大片黑色斑块，全身散在黑色丘疹、结节 11 年就诊。
- 患者 11 年前自出生时就发现下腹部、会阴区、臀部有大片黑色斑块，表面粗糙、有稀疏的毛发生长，全身皮肤散在大小不等灰褐色、黑色的斑片、丘疹及结节，随年龄增长皮损渐增大、色泽加深、毛发变粗。
- 既往体健。
- 父母非近亲结婚，家族中无类似患者。
- 皮肤科检查：下腹部、会阴区、臀部可见大片黑色斑块，稍隆起，皮纹较粗厚，其上有黑色粗毳毛生长，质韧似兽皮样，皮损边缘清楚，但欠规则，前面观呈“短裤”形，臀部皮损呈类圆形，全身皮肤散在灰褐色、黑色的斑疹、丘疹、斑块及结节，共 1112 个，以躯干、双上肢、臀部为多。

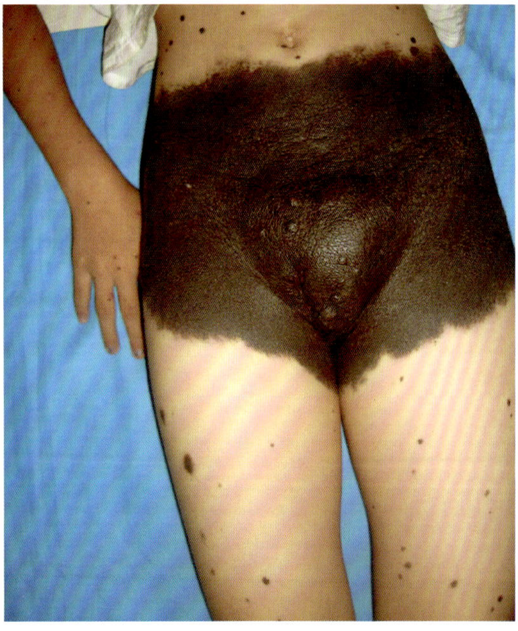

▶ **临床特征：**下腹部、会阴区可见大片黑色斑块，界限清楚，呈“短裤”形

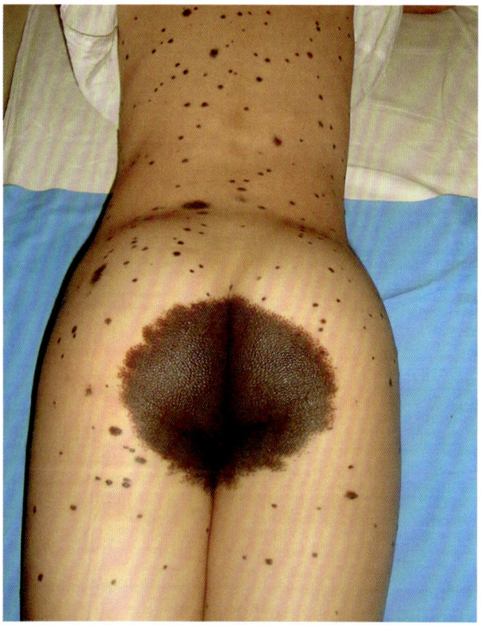

▲ **临床特征：**臀部可见黑色斑块，呈类圆形，躯干、下肢散在黑色的斑疹、丘疹、斑块及结节

临床要点

- 先天性色素痣皮损直径超过 10cm 称为先天性巨痣。
- 皮损可随年龄增长逐渐扩大、增厚，可有乳头状突起或脑回状皱褶，外围常发生散在的、小的卫星样损害。
- 如果表面常有粗黑的毛发，犹如兽皮，称为巨大毛痣或兽皮痣。
- 皮损面积较大时可在某一部位形成如帽、靴、袜套状或短裤状外观。
- 发生于头颈部者可伴发软脑膜黑素细胞瘤，出现癫痫、智力障碍；发生于脊椎部可伴发脊柱裂或脑膜膨出；还可伴发咖啡斑、纤维瘤、脂肪瘤、神经纤维瘤、血管瘤、多发性脂肪瘤等。
- 先天性巨痣 10%~30% 患者在痣或卫星状损害处可发生黑色素瘤。

（云南省曲靖市第一人民医院皮肤科 乔娜）

76 病例 乳头瘤样黑素细胞痣

Papillomatous melanocytic nevus

临床资料

- 患者女，16 岁。
- 因腹部皮肤肿物 16 年就诊。
- 患者自出生时其父母即发现其上腹部出现一黑色小点，逐渐增大，至 1 岁左右时长为米粒大小。
- 16 年来皮损缓慢生长至直径约 2cm 大小的圆形突出皮面的肿物。
- 无自觉症状，也未曾诊治。
- 既往体健。
- 家族中父亲背部以及面部有大约 20 余个色素痣，无恶性黑色素瘤病史。
- 皮肤科检查：上腹部可见一黑褐色椭圆形结节，形似乳头，直径 2.0cm×1.8cm 大小，基底略窄，表面有脑回状沟纹。
- 病理检查：表皮明显角化过度，大部分表皮萎缩，表皮突延长，呈乳头瘤样增生，有较多的角囊肿形成。真皮内有大量的黑素细胞，大部分呈巢分布，真皮上部黑素细胞可见有较多的色素。不规则增生的皮突将真皮内的痣细胞巢分隔，部分表皮基底层可见痣细胞巢。

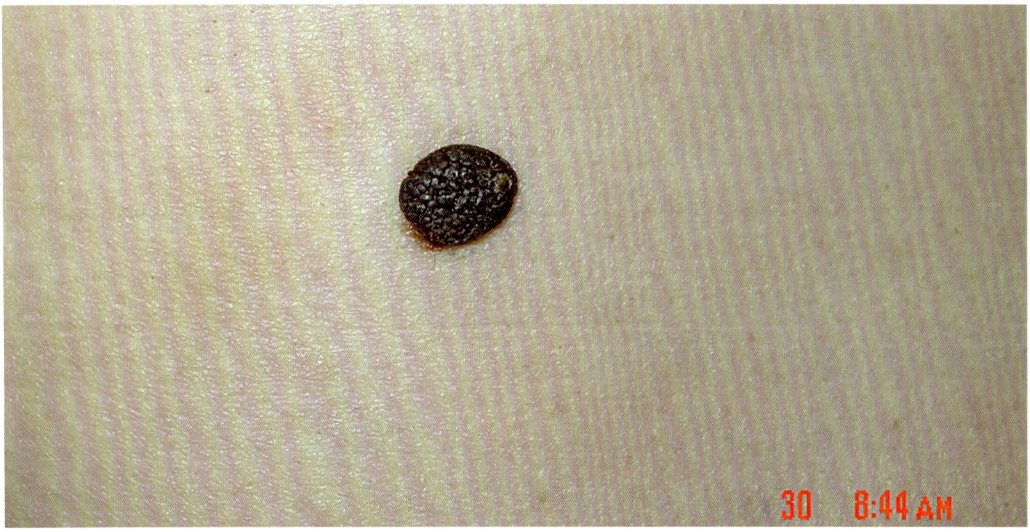

▲ **临床特征：**上腹部可见一黑褐色椭圆形结节，形似乳头，表面有脑回状沟纹

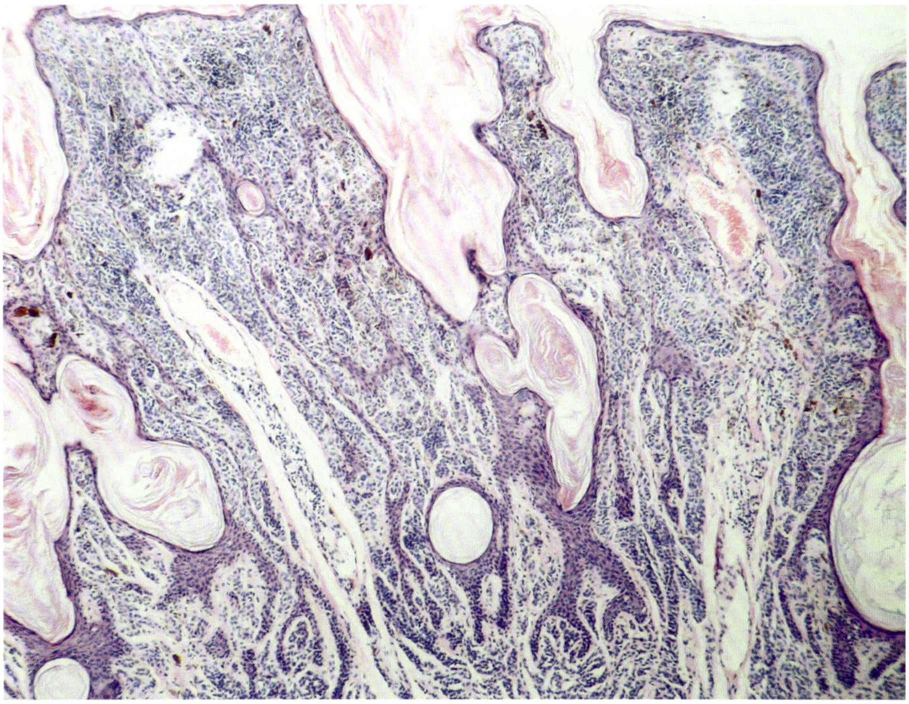

▲ **病理特征：**表皮角化过度，表皮突延长，呈乳头瘤样增生，有较多的角囊肿形成，真皮内有大量的黑素细胞

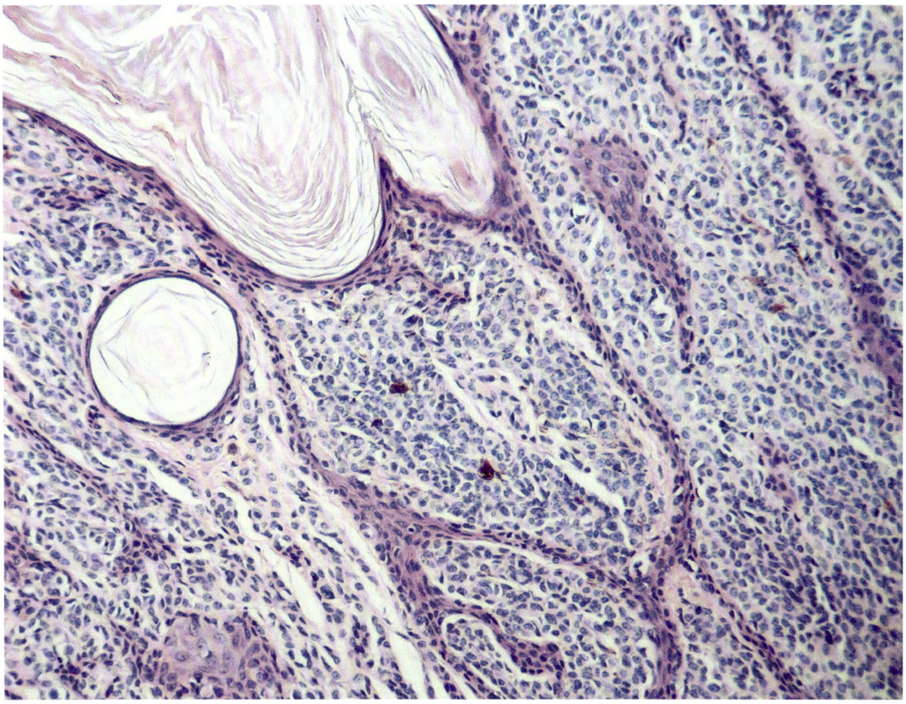

▲ **病理特征：**不规则增生的皮突将真皮内的痣细胞巢分隔

临床要点

- 乳头瘤样黑素细胞痣（papillomatous melanocytic nevus）是色素痣的一种特殊类型。
- 可以是先天性痣也可以是获得性痣。
- 临床上表现为突出皮面的结节，表面粗糙不平，似女性乳头，有明显的角化，呈黑褐色，容易被误诊为脂溢性角化。
- 乳头瘤样黑素细胞痣表面也可以表现为脑回状。
- 病理特征：除了有混合痣或皮内痣外，可见明显的乳头瘤样增生，表皮角化过度，表皮突延长，可有角囊肿，皮突将真皮内的痣细胞分隔。
- 黑素细胞痣出现表皮角化过度，表皮萎缩以及表皮乳头瘤样增生，提示表皮可能参与色素痣的形成。

（北京医院皮肤科 常建民）

77 病例

先天性脑回状黑素细胞痣
Congenital gyrus-like melanocytic nevus

临床资料

- 患者女，39 岁。
- 因右上腹赘生物 39 年就诊。
- 患者于 39 年前右上腹部出现一肿物，无自觉症状，多年来缓慢生长。
- 未曾接受任何治疗。
- 既往体健。
- 家族中无类似患者。
- 皮肤科检查：右上腹部可见一大小约 1cm × 2.5cm 的椭圆形肿物，色素不均，表面呈脑回状。

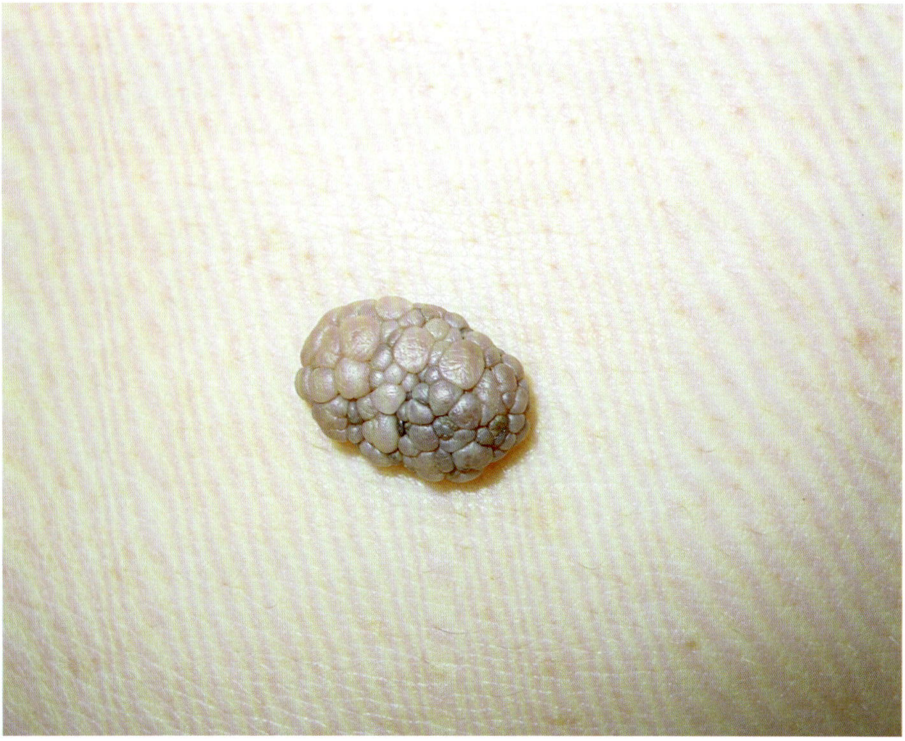

▲ **临床特征：** 右上腹部一大小约 1cm × 2.5cm 的椭圆形肿物，色素不均，表面呈脑回状

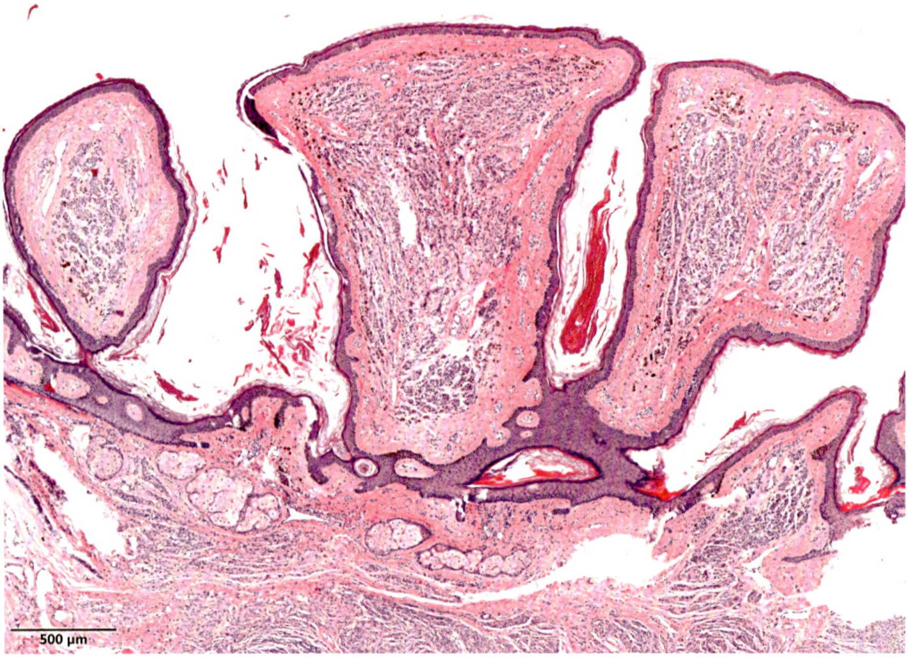

▲ **病理特征：**棘层不规则肥厚，可见多个皮赘样突起，真皮内可见大量的痣细胞

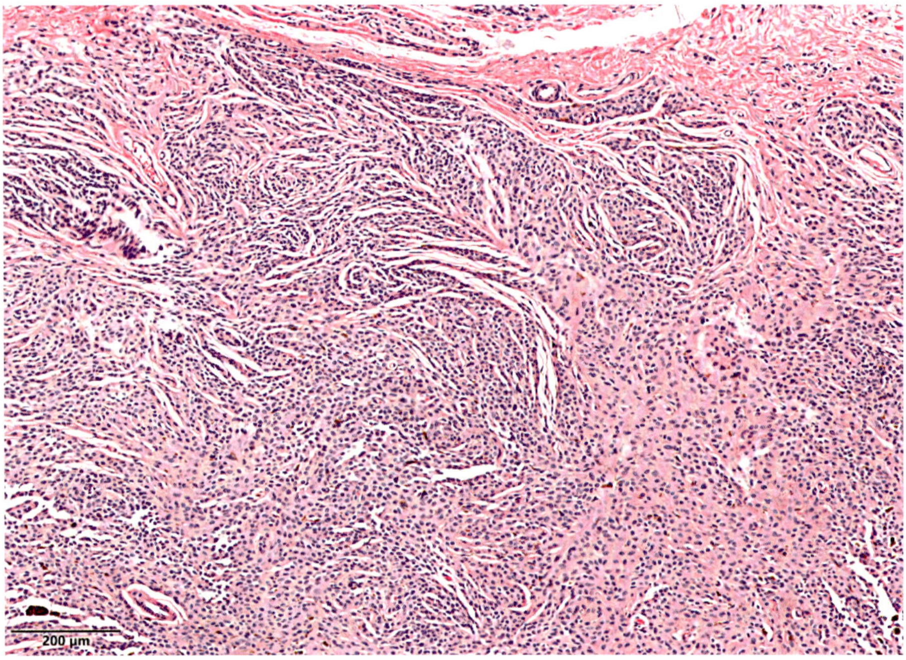

▲ **病理特征：**真皮内可见大量的痣细胞

临床要点

- 先天性脑回状黑素细胞痣（congenital gyrus-like melanocytic nevus）又称脑回状真皮内痣，是一种少见的先天性色素痣的特殊类型。
- 病变常在出生时即存在，大多在青春期迅速增大，呈脑回状隆起，易破溃出血。
- 一般无毛发。
- 大部分病例生长缓慢，病程可长达数十年。
- 大多为皮内痣，也可为混合痣，表皮常有皮赘样突起。

（北京医院皮肤科 白央 常建民）

78 病例

靶样含铁血黄素样痣

Targetoid hemosiderotic nevus

临床资料

- 患者男，45 岁。
- 因左腋下肿物 10 余年，变大 3 个月就诊。
- 患者 10 余年前发现左腋下绿豆大小黑色肿物，缓慢变大，质软，无自觉症状。
- 3 个月前偶然发现肿物出血，此后自觉肿物变大，担心恶变。
- 既往体健。
- 皮肤科检查：左腋下可见一色素痣，周围可见环状瘀斑，瘀斑与色素痣之间皮肤颜色呈淡黄色。
- 病理学检查：真皮内痣细胞巢，周围可见血管扩张、出血以及含铁血黄素沉积。

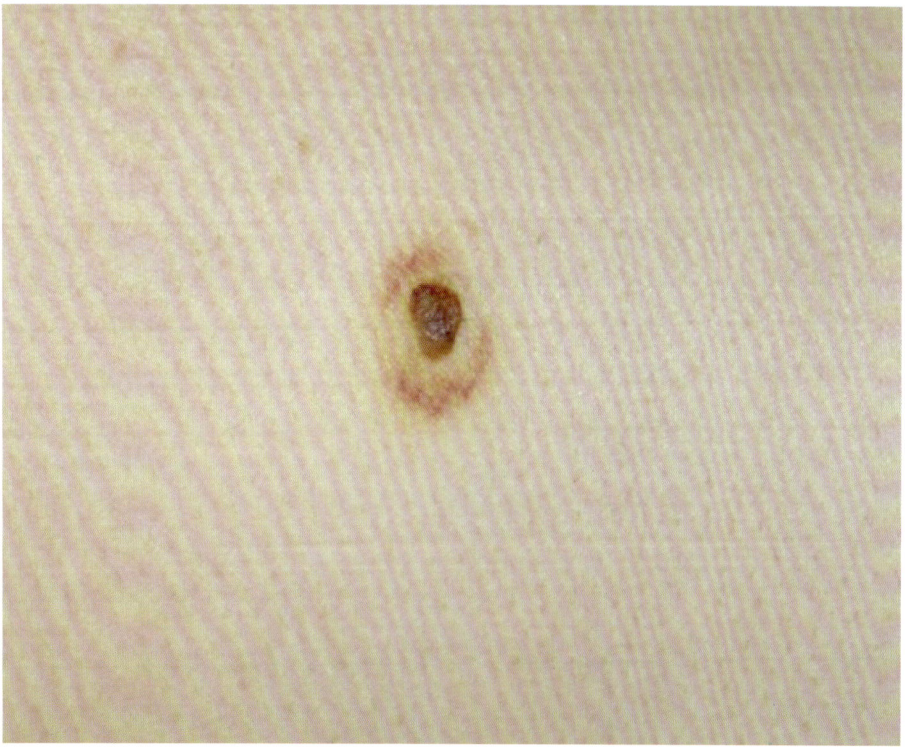

▲ **临床特征：**中心为色素痣，周围皮肤颜色呈淡黄色，外围为环状瘀斑

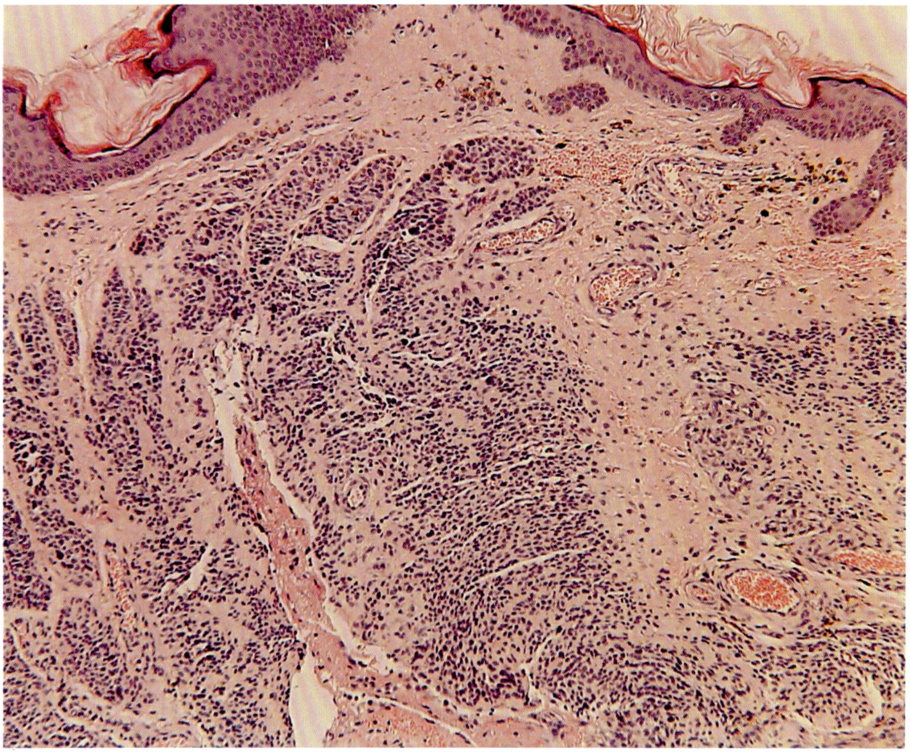

▲ **病理特征：**真皮内痣细胞巢，周围可见血管扩张

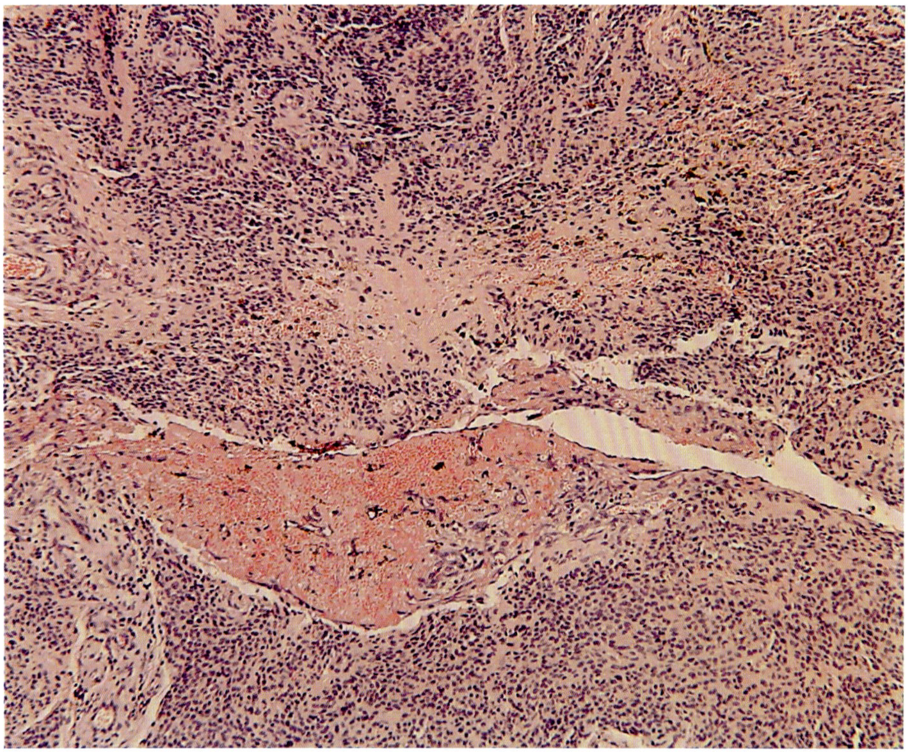

▲ **病理特征：**痣细胞巢，周围可见血管扩张、出血及含铁血黄素沉积

临床要点

- 靶样含铁血黄素样痣由 Tomasini 等人于 2005 年首先提出。
- 又称为“刺激性痣”。
- 属于黑素细胞痣的特殊表现。
- 既往少有报道。
- 病因可能与慢性损伤有关。
- 主要特征是原有黑素细胞痣周围突然出现瘀斑，中央变紫呈靶样表现。
- 病理特点：真皮内痣细胞巢，周围可见血管扩张，红细胞外溢，含铁血黄素沉积。
- 本病需要与靶样含铁血黄素沉积性血管瘤鉴别。

（北京医院皮肤科 常建民）

79 病例

Meyerson 痣

Meyerson nevus

临床资料

- 患者男，71 岁。
- 因右胁部皮损 2 年，发生红晕偶伴瘙痒就诊。
- 患者 2 年前发现右胁部出现一枚黑痣样皮损，直径约 1cm，有时无意中会受到摩擦。约 2 个月前皮损周围出现约 1cm 宽红晕，有时伴有瘙痒，原黑色皮损无明显消退。
- 既往体健，无肿瘤病史。
- 家族中无类似患者。
- 皮肤科检查：右胁部一枚直径约 1cm 大小的黑色丘疹，表面粗糙，周围可见宽度约 1cm 的红晕。
- 病理检查（中心痣）：灶状角化不全，表皮轻度增生。真皮上部可见较多上皮样痣细胞，散在或成巢排列，细胞无明显异形，未见核分裂象，浅层有较多黑素沉积。痣细胞周围可见淋巴细胞为主的炎性细胞浸润。

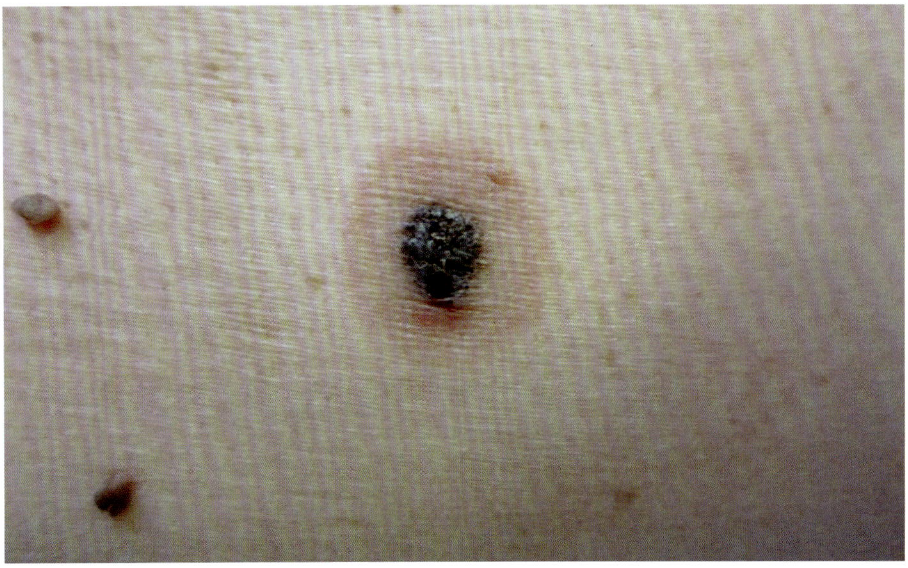

▲ **临床特征：**右胁部一 1cm 大小黑色丘疹，表面粗糙，周围有红晕

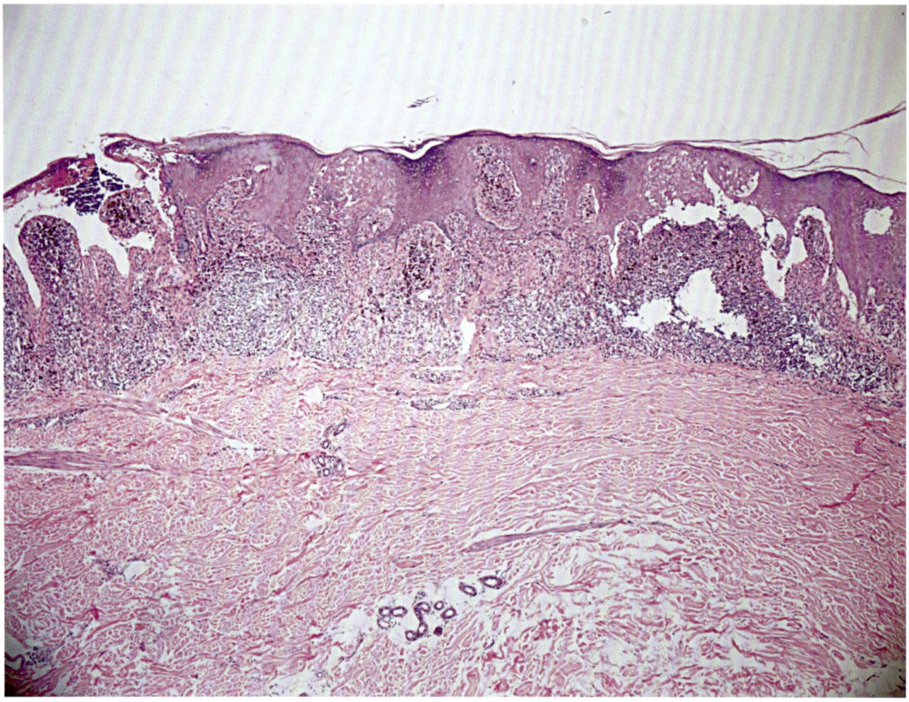

▲ **病理特征：**真皮上部痣细胞团块，伴较多色素

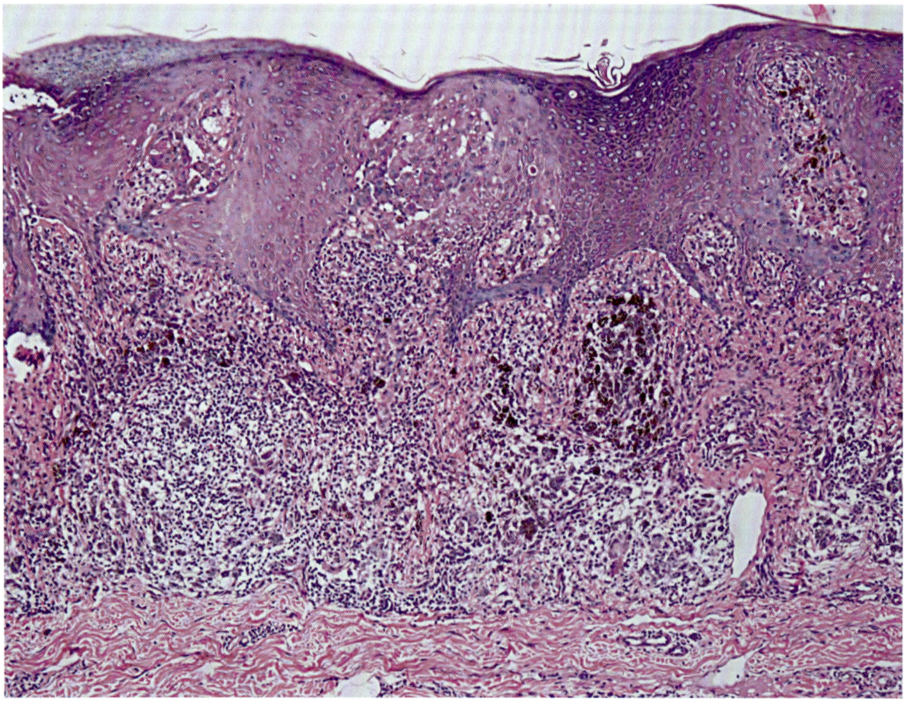

▲ **病理特征：**表皮灶状角化不全，真皮上部可见痣细胞散在或成巢排列，伴较多色素，痣细胞周围致密淋巴细胞浸润

临床要点

- Meyerson 痣是一种周围出现环状湿疹样改变的色素痣，由 Meyerson 于 1971 年首次提出。
- 多种皮肤病如黑色素瘤、基底细胞癌、鲜红斑痣、皮肤纤维瘤等也可出现皮损周围环状湿疹样改变，统称为 Meyerson 现象。Meyerson 现象也被称为晕皮炎或晕湿疹。
- 该现象出现的机制不明，可能与 $CD4^+T$ 淋巴细胞的细胞间黏附分子 -1 表达增加有关。
- 切除中央的痣后，周围湿疹样皮损会逐渐消退，但手术并非必须，外用糖皮质激素同样可以获得很好的疗效。
- 部分病例湿疹样皮损也可自行消退。
- 病理特征呈痣细胞痣和湿疹双重表现。湿疹表现为表皮角化不全，浆痂形成，海绵水肿，浅层血管周围炎性细胞浸润以淋巴细胞为主，可伴有嗜酸性粒细胞。
- 良性疾病出现 Meyerson 现象有时可能和恶变有关，需要引起注意。

（上海市皮肤病医院皮肤病理科 陈佳）

80 病例 深部穿通性痣

Deep penetrating nevus

临床资料

- 患者女，32 岁。
- 因左上肢皮疹 10 余年就诊。
- 患者 10 余年前无明显诱因左上肢出现一米粒大小黑色丘疹，无自觉症状。
- 近半年逐渐增大。
- 系统检查未见明显异常。
- 皮肤科检查：右上肢伸侧可见一绿豆大小黑色丘疹，边界清楚，表面光滑。

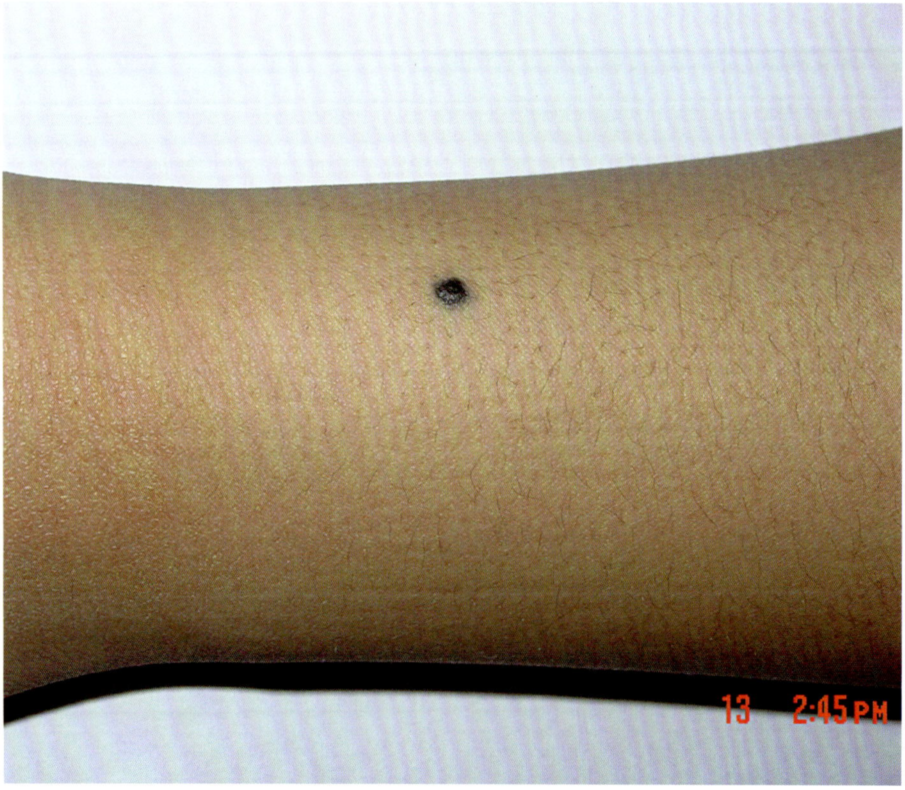

▲ **临床特征：**右上肢伸侧可见一绿豆大小黑色丘疹，边界清楚，表面光滑

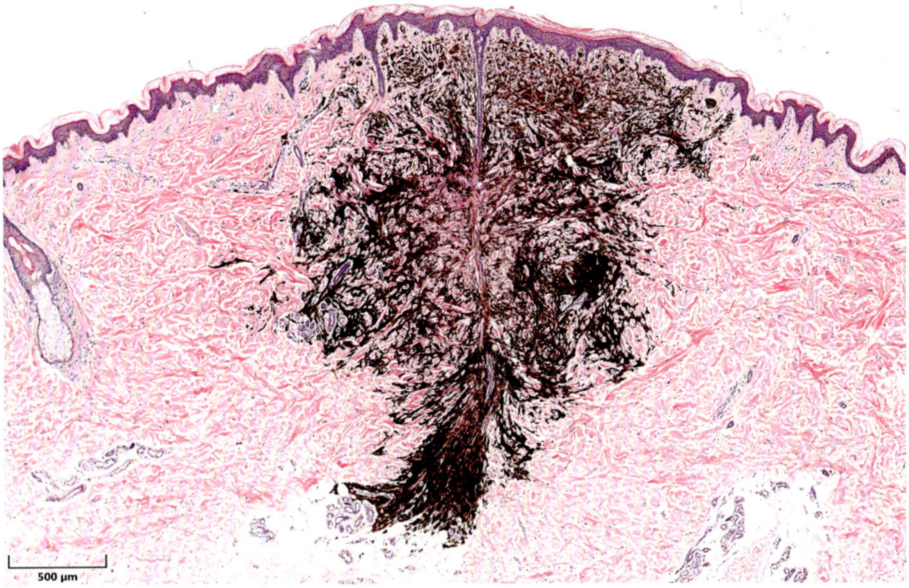

▲ **病理特征：**表皮大致正常，肿瘤细胞团块位于真皮内，呈楔形生长模式，尖端穿入真皮深层和脂肪层，界限较清晰

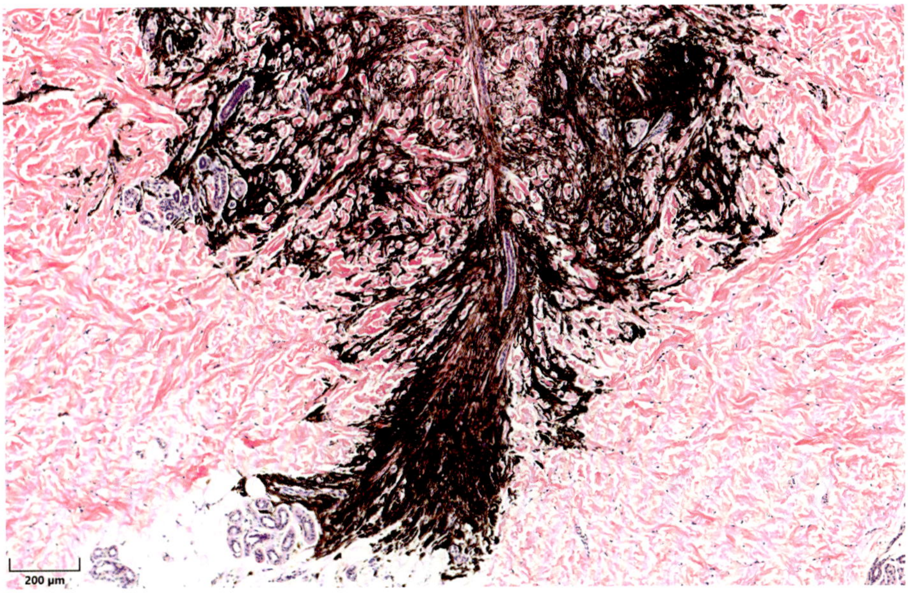

▲ **病理特征：**肿瘤团块由梭形及上皮样细胞组成，内有大量色素颗粒；细胞无明显异型性，肿瘤团块周围可见胶原纤维增生，无明显炎性细胞浸润

临床要点

- 深部穿通性痣(Deep penetrating nevus)由Seab等于1989年首次报告。
- 本病临床上较为少见。
- 发病年龄为3~64岁，多见于20~30岁。
- 好发部位为面部、躯干上部及四肢远端。
- 临床表现为单发的丘疹或结节，直径一般小于1cm，表面呈蓝色、蓝黑色或黑色。
- 病理特征：肿瘤细胞团块主要位于真皮内，真皮乳头一般不受累，肿瘤细胞呈楔形生长模式，上宽下窄，边界较清晰，肿瘤细胞由色素性梭形细胞及上皮样细胞组成，黑素细胞形成界限清楚的束状、丛状或楔形的团块深入真皮深部甚至脂肪层。肿瘤细胞可沿小汗腺、毛囊、立毛肌自上向真皮深部分布。
- 深部穿通性痣多为皮内痣，少数为混合痣。

（北京医院皮肤科 常建民）

81 病例

上皮样蓝痣

Epithelioid blue nevus

临床资料

- 患者女，39 岁。
- 因左足肿物 10 余年就诊。
- 患者 10 余年前左足背无明显诱因出现一蓝黑色肿物，逐渐增大，无自觉症状，无破溃、出血。
- 患处无外伤史。
- 既往体健。
- 家族中无类似患者。
- 皮肤科检查：左足背可见一黄豆大小蓝黑色丘疹，表面光滑，边界较清晰。

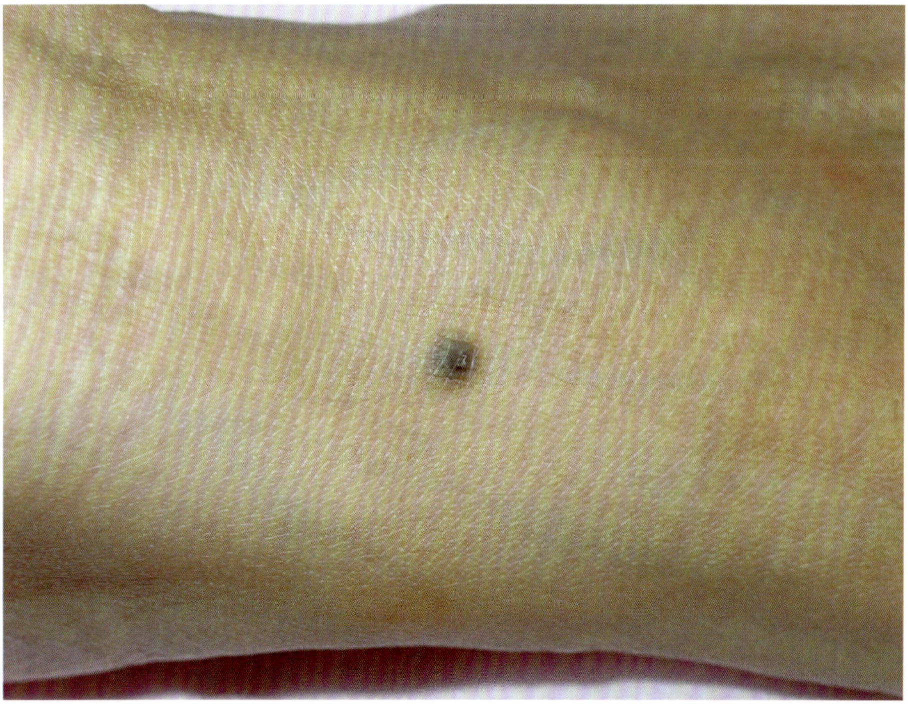

▲ **临床特征：**左足背一黄豆大小蓝黑色丘疹

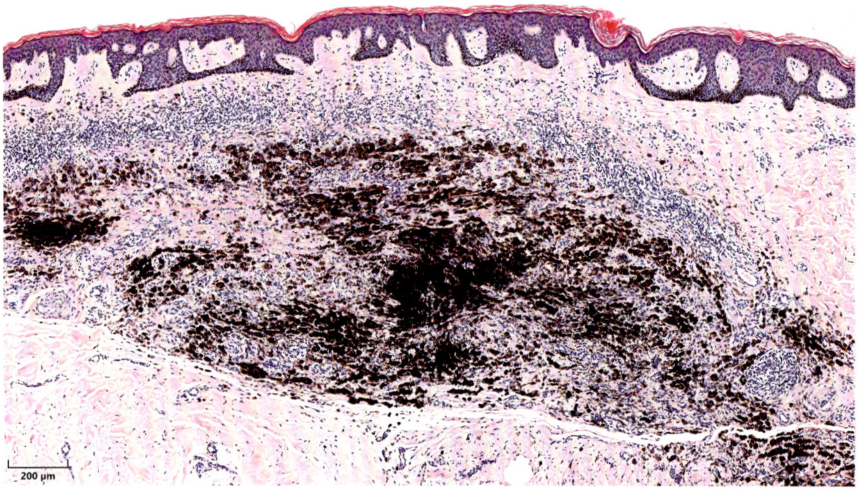

▲ **病理特征：** 真皮内可见黑褐色肿瘤团块

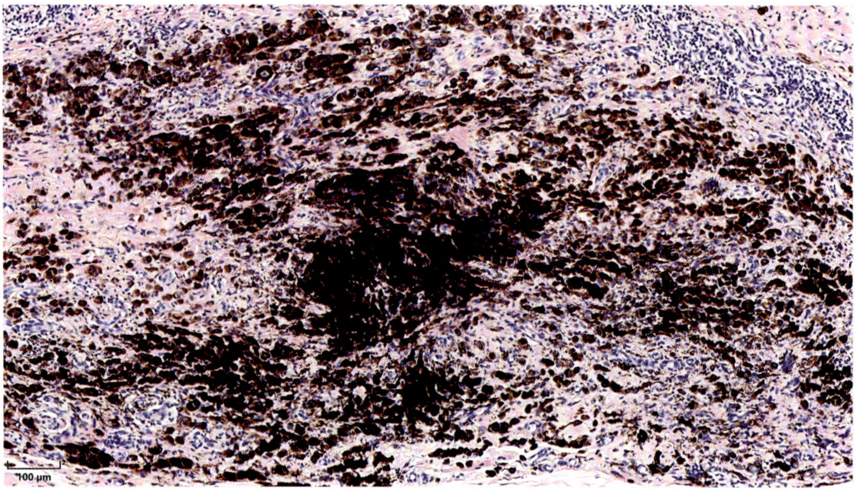

▲ **病理特征：** 肿瘤主要由上皮样细胞组成，呈线状或片状分布，富含较多色素

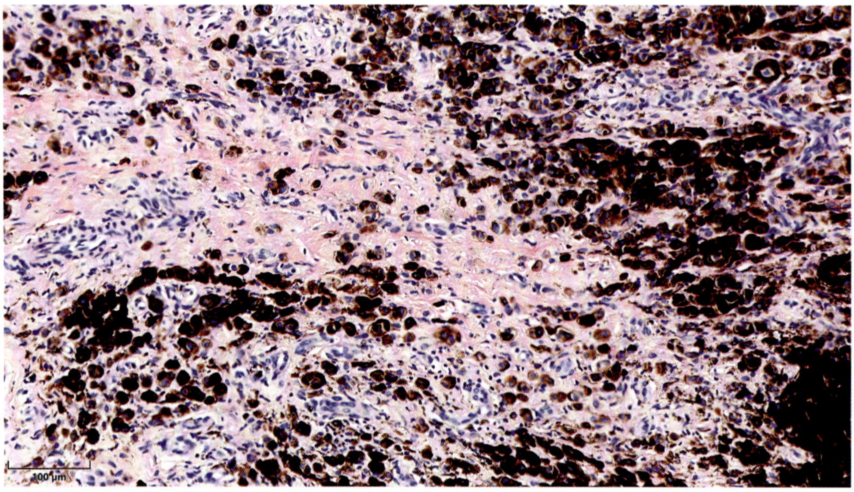

▲ **病理特征：** 上皮样细胞呈球形，分布于胶原纤维束间，富含色素

临床要点

- 上皮样蓝痣（epithelioid blue nevus）是蓝痣的一种少见变异型。
- 常发生于 Carney 综合征患者中，少数也可单独存在。
- Carney 综合征是一种罕见的常染色体显性遗传病，除蓝痣外，还可伴有皮肤色素沉着、黏液瘤、库欣综合征、肢端肥大症、性早熟、黑色素神经鞘瘤等表现。
- 上皮样蓝痣常单发，有时可多发。
- 好发于躯干和四肢。
- 表现为蓝黑色至紫色的圆形丘疹或结节，典型皮损直径可达 1cm。
- 病理特征：真皮内肿瘤团块，界限不清，偶可侵及脂肪层，附属器常受累。可见大小不等的球形细胞和多角形细胞分布于胶原纤维束间。球形细胞色素明显，核呈泡状，核仁明显；多角形细胞内仅有少量色素沉积，核亦呈泡状，可见单个明显的核仁。有时可见零散分布的有丝分裂象。
- 免疫组化：球形细胞表达 CD68；上皮样细胞表达 S100 和 HMB-45，但不表达 CD68。
- 病理上上皮样蓝痣需与色素性合成性黑色素瘤即动物型黑色素瘤相鉴别。后者有表皮受累，其细胞异型性及有丝分裂也较上皮样蓝痣明显。多数认为前者为良性，而后者为恶性。但也有学者把此二者归为同一谱系，命名为色素性上皮样黑素细胞瘤（pigment epithelioid melanocytoma），认为其有低度恶性潜能，但较传统黑色素瘤预后良好。

（北京医院皮肤科 孙凯律 常建民）

82病例

伊藤痣

Naevus of Ito

临床资料

- 患者男，34 岁。
- 因肩背部色素斑 30 年就诊。
- 患者自 4 岁始右肩背部出现色素斑，无自觉症状，色素斑逐渐扩大。
- 曾于当地医院诊断为“蒙古斑”，未予任何治疗。
- 30 年来皮损由原来的 5 分硬币大小扩展至整个肩部、右上背部及右上臂。
- 患者无疼痛、麻木及出汗不良等症状。
- 既往体健。
- 家族中无恶性黑色素瘤、太田痣及类似色素病患者。
- 患者发育正常，系统检查无异常。
- 皮肤科检查：右上背部、右肩部、右颈下部以及右上臂三角肌区域可见褐青色斑片，境界清楚，色素不均匀，可见褐色斑点。
- 病理检查：表皮大致正常。真皮中部胶原纤维之间可见散在分布的圆形、椭圆形及梭形的黑素细胞。

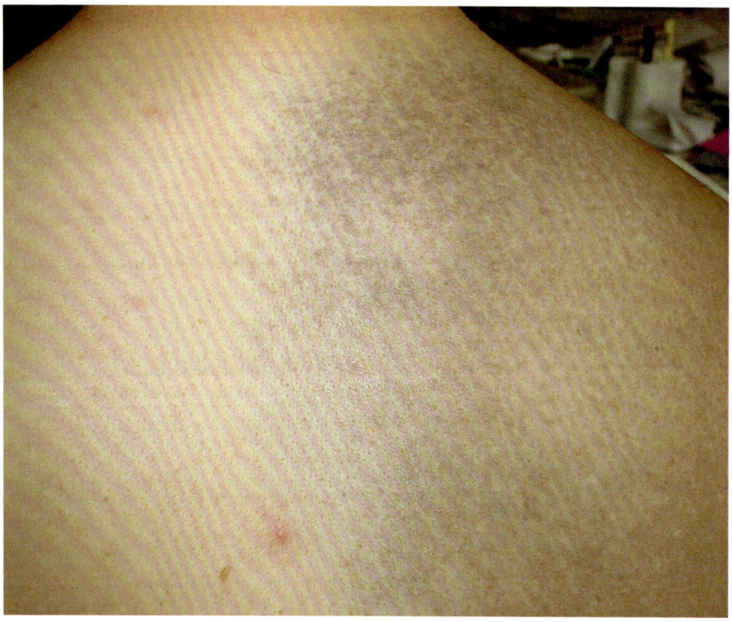

▶ **临床特征：**右上背部及肩部可见褐青色斑

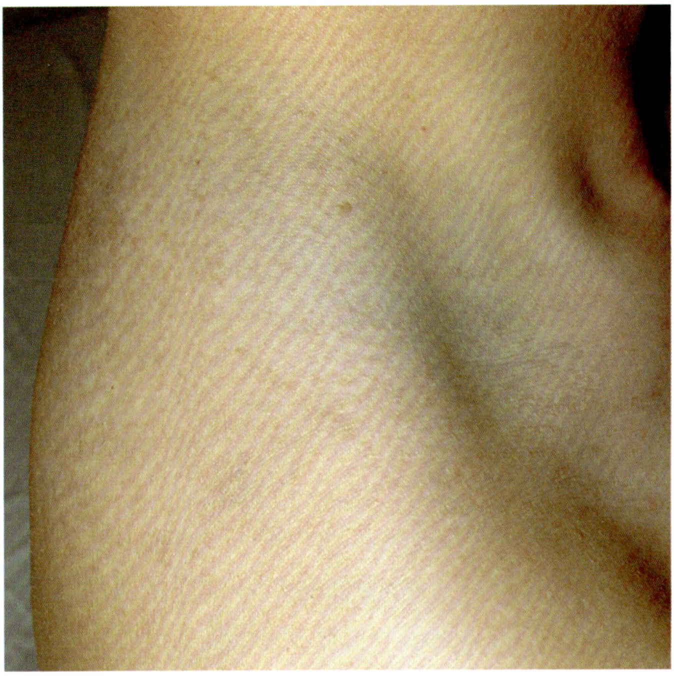

◀ **临床特征：** 右上肩部可见褐青色斑

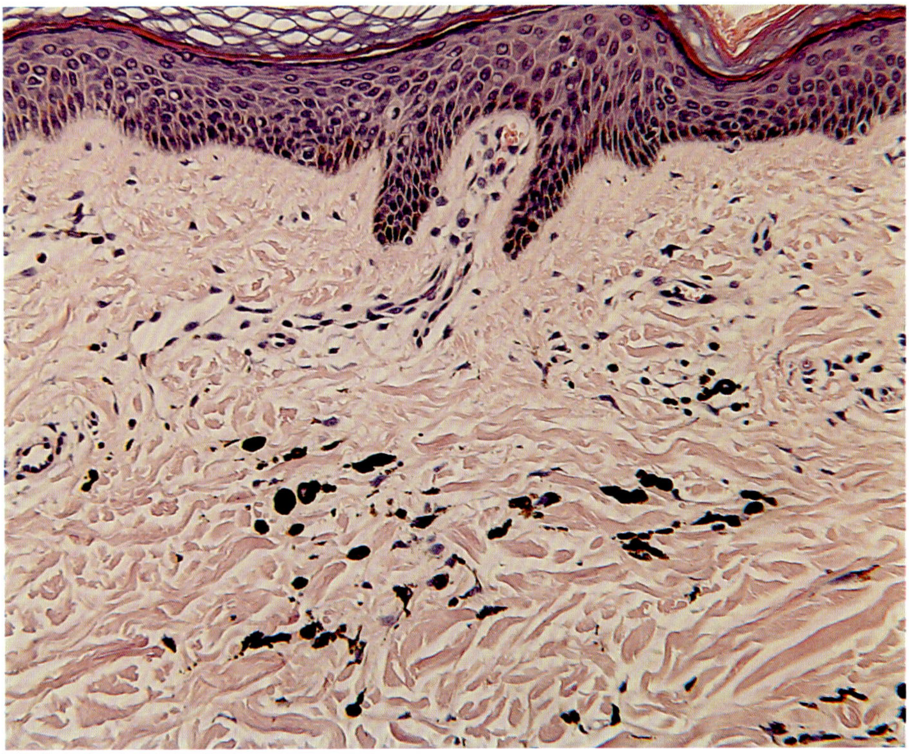

▲ **病理特征：** 真皮中部胶原纤维之间可见散在圆形、椭圆形及梭形的黑素细胞

临床要点

- 伊藤痣又称肩峰三角肌蓝褐痣，由伊藤于1954年首次描述类似太田痣的色素斑。
- 本病表现为淡青色、灰蓝色、褐青色至蓝黑色的斑片或斑点。
- 皮损可为颜色均一的斑片，也可为在斑片中散在的斑点。
- 偶尔在色素斑的某些区域出现粟粒大的丘疹或隆起的结节。
- 伊藤痣主要分布于后锁骨上神经和臂外侧神经区域，即主要分布于一侧肩部、颈侧、锁骨上区、肩胛、上臂外侧。
- 有的病例可发生于双侧。
- 色素斑按神经分布的特点提示黑素细胞可能来源于神经组织。
- 病理上类似于蒙古斑、太田痣、蓝痣，主要表现为真皮网状层胶原纤维之间散在菱形、树枝状或星形的黑素细胞。
- 本病需与太田痣鉴别。太田痣分布于三叉神经支配的面部皮肤及巩膜。除了分布区域不同外，二者的临床表现和病理表现完全相同。
- 太田痣与伊藤痣可同时发生于同一患者。
- 也有人认为伊藤痣是发生在躯干、四肢的太田痣。

（北京医院皮肤科 常建民）

83 病例

颧部褐青色痣

Nevus fusco-caeruleus zygomaticus

临床资料

- 患者女，43 岁。
- 因面部皮疹 10 余年就诊。
- 患者 10 余年前无明显诱因于面部两侧出现多个圆形灰褐色斑，无自觉症状。
- 既往体健。
- 父母非近亲结婚，家族中无类似疾病史。
- 皮肤科检查：双侧颧部对称分布的圆形和椭圆形色素斑，呈灰褐色。

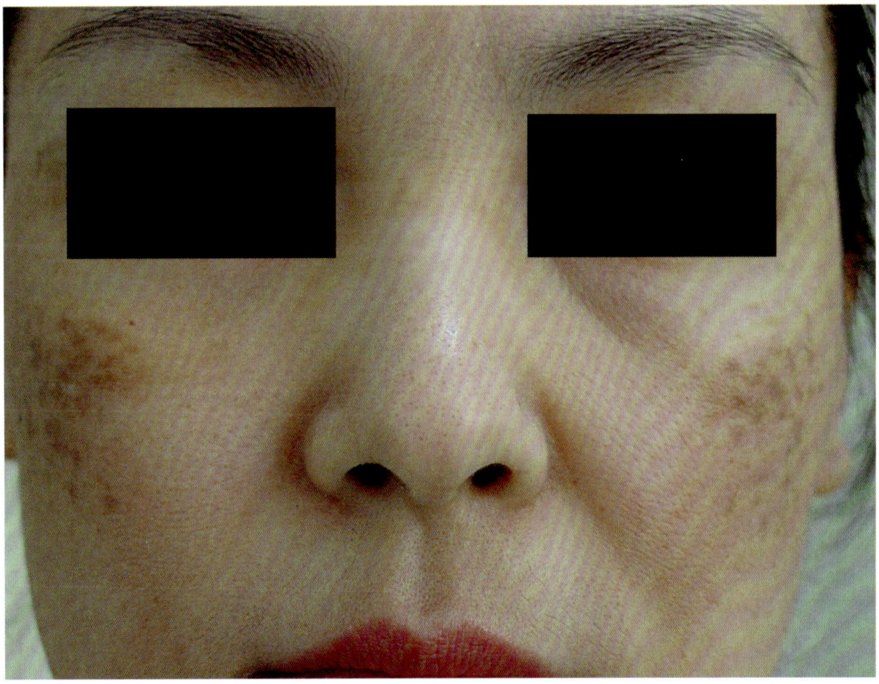

▲ **临床特征：**双侧颧部对称分布的圆形和椭圆形色素斑，呈灰褐色

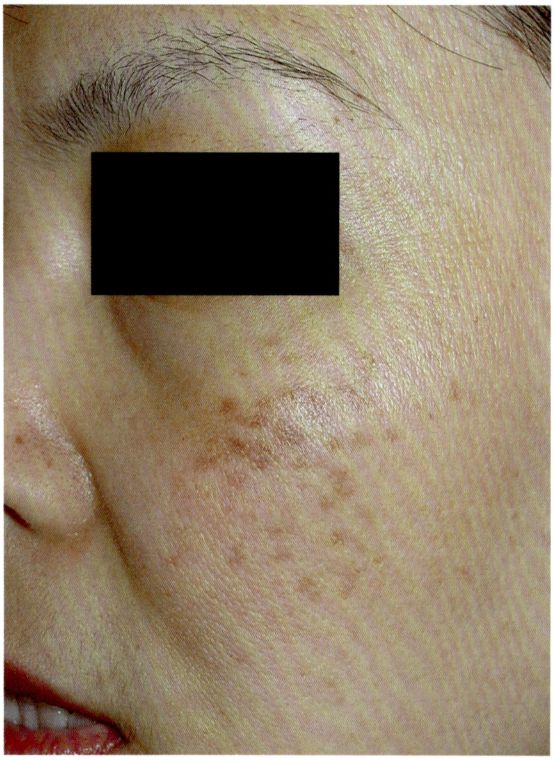

◀ **临床特征：**左侧颧部圆形的色素斑，呈灰褐色

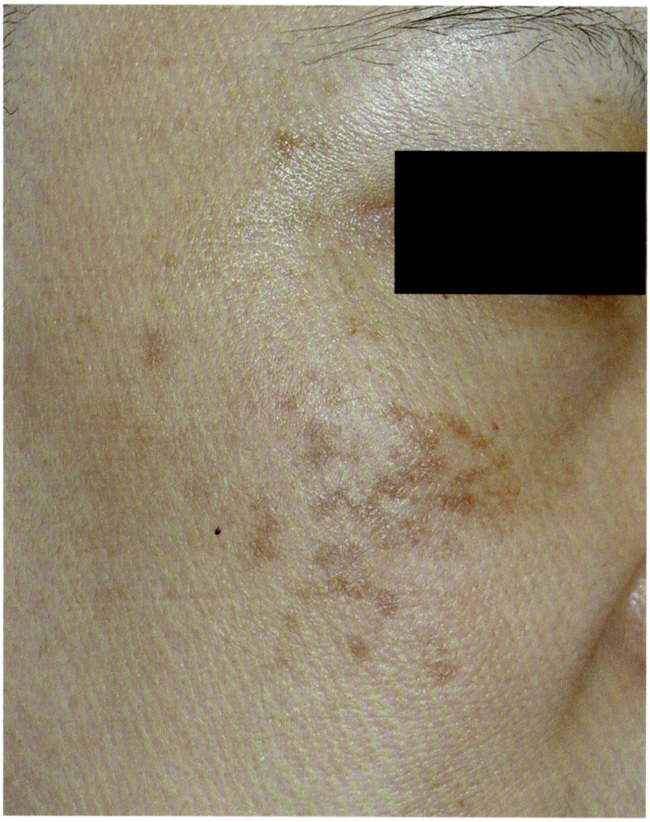

▶ **临床特征：**右侧颧部圆形的色素斑，呈灰褐色，部分融合

临床要点

- 本病于 1987 年由 Sun 首次报道。
- 目前病因不明，可能在胚胎发育阶段黑素细胞自神经嵴向表皮移行过程中，由于某种原因未能通过表皮与真皮交界，停滞于真皮内而形成病变。
- 大部分有家族史。
- 发病年龄多在 16~40 岁之间。
- 女性多见，男女比例为 1∶12.8。
- 皮损位于双侧颧部、颞部、双上眼睑外侧、下眼睑，对称分布。
- 皮损表现为圆形或椭圆形、粟粒至黄豆大小的、孤立不融合的色素斑，呈灰褐色、黑灰色或黑褐色，色素斑之间为正常皮肤。
- 常无自觉症状。
- 病理特征：真皮内散在梭形黑素细胞。
- 本病在临床上应与黄褐斑相鉴别，二者均好发于女性，黄褐斑一般发病较晚，颜色多为黄褐色，多呈蝴蝶状均匀分布于两面颊。

（北京医院皮肤科 刘琬 常建民）

84 病例

母女同患颧部褐青色痣，女儿并发白癜风

Nevus fusco-caeruleus zygomaticus inflicting both mother and her daughter while vitiligo inflicting daughter

临床资料

例 1

- 患者女，5 岁。
- 因面部白斑半年就诊。
- 患者半年前无明显诱因右眼周围皮肤出现白斑，逐渐扩大，无自觉症状。
- 自 3 岁开始双颧部出现褐色斑点，逐渐增大，数量增多，无自觉症状。
- 家族中无白癜风病史。
- 皮肤科检查：双颧部对称分布的多个褐青色斑，呈圆形，边界清楚，色素斑相互不融合。在右眼内侧及外侧皮肤，各有 1 个白斑。

例 2

- 患者女，例 1 之母，36 岁。
- 因面部色素斑与病例 1 同时就诊。
- 患者自 20 岁开始双颧部出现色素斑，逐渐增多，无自觉症状。
- 既往体健，除女儿外家族其他成员中无类似病史。
- 皮肤科检查：双颧部对称分布的多个褐青色斑，呈圆形，色素斑相互不融合。

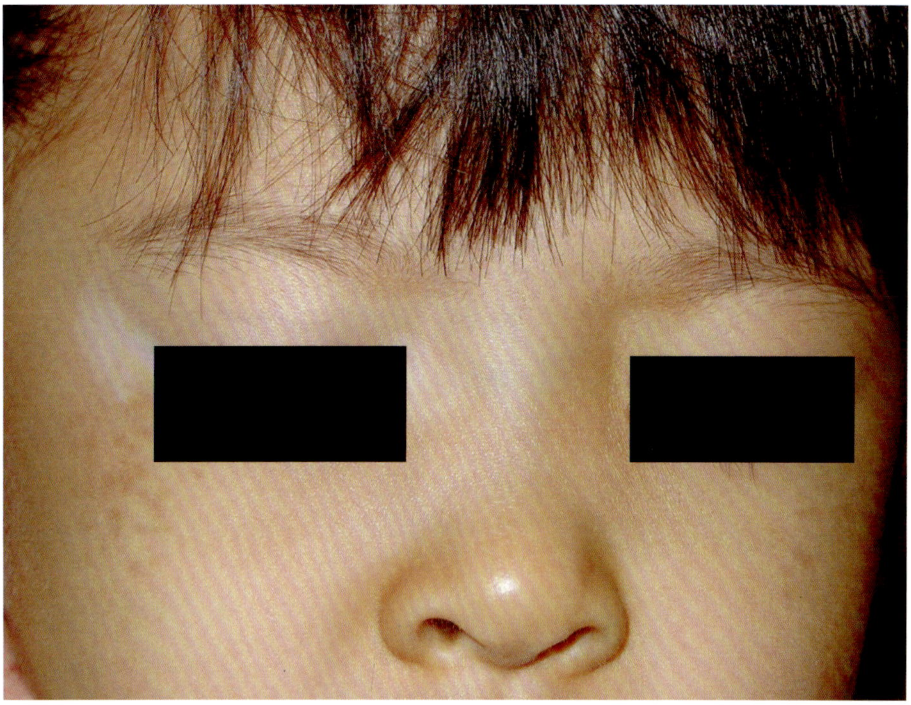

▲ **临床特征（例 1）：**双颧部对称分布的多个褐青色斑，呈圆形，在右眼角可见白斑（白癜风）

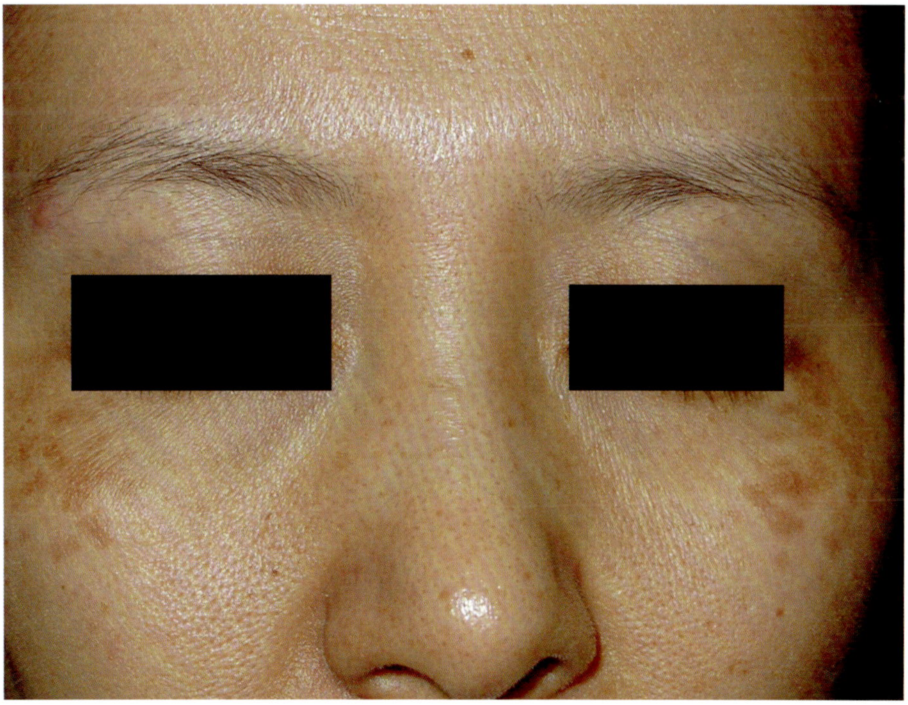

▲ **临床特征（例 2）：**双颧部对称分布的多个褐青色斑，呈圆形

临床要点

- 颧部褐青色痣发病年龄多在 25~45 岁。
- 21 岁以后发病的占 60%。
- 本文报告的母女患者女儿 3 岁即开始发病，临床上较为少见。
- 大约有 20% 的患者有家族史。
- 女性多见，男女比例约为 1：12。
- 发病部位位于双侧颧部、颞部、双上眼睑外侧、下眼睑。
- 对称分布。
- 为圆形或椭圆形孤立不融合的斑点。
- 眼及上腭黏膜一般不受累。
- 病理特征：真皮内散在梭形黑素细胞。
- 本文报告的例 1 患者除了患有颧部褐青色痣，还出现了白癜风。二者之间是否有一定联系，目前尚不能肯定。
- 有人认为这类患者的黑素细胞可能存在先天缺陷，使得这类患者的黑素细胞或者易于受到破坏出现白癜风，或者易于出现增殖或转化，产生色素痣或恶性黑色素瘤。

（北京医院皮肤科 常建民）

85 病例 Ⅱ型色素血管性斑痣性错构瘤病

Phakomatosis pigmentovascularis

临床资料

- 患者男，32 岁。
- 因躯干部大片色素性皮疹 32 年就诊。
- 自诉出生时全身皮肤发黑，以后皮肤逐渐变浅，遗留大片色素性皮疹，无自觉症状。
- 既往体健，无肿瘤病史。
- 家族中无类似病史。
- 皮肤科检查：背部大片浅灰蓝、暗蓝色斑片，约 40cm×25cm 大小，边缘逐渐移行为正常皮肤色，符合蒙古斑表现。左侧后腰部网状红色斑片，约 16cm×10cm 大小，边缘不整，不高出皮面，压之易褪色，符合鲜红斑痣表现。胸口 v 形区可见大小不一浅白色网状斑片，约 15cm×12cm 大小，摩擦白斑后不发红，符合贫血痣表现。

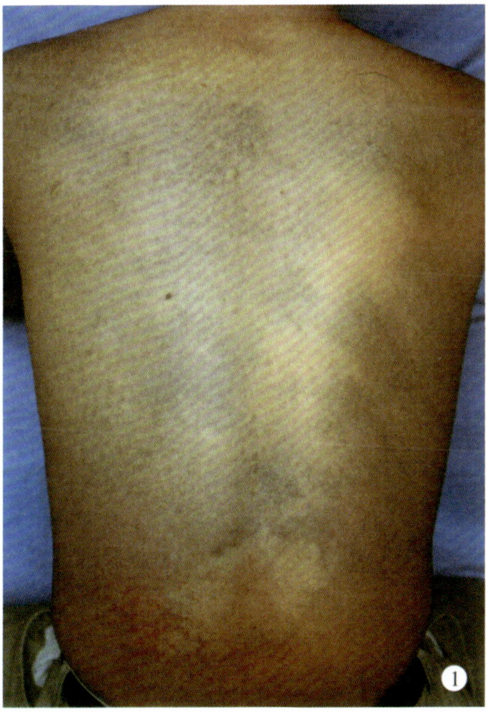

◀ **临床特征：**背部大片浅灰蓝、暗蓝色斑片，边缘逐渐移行为正常皮肤色，符合蒙古斑表现

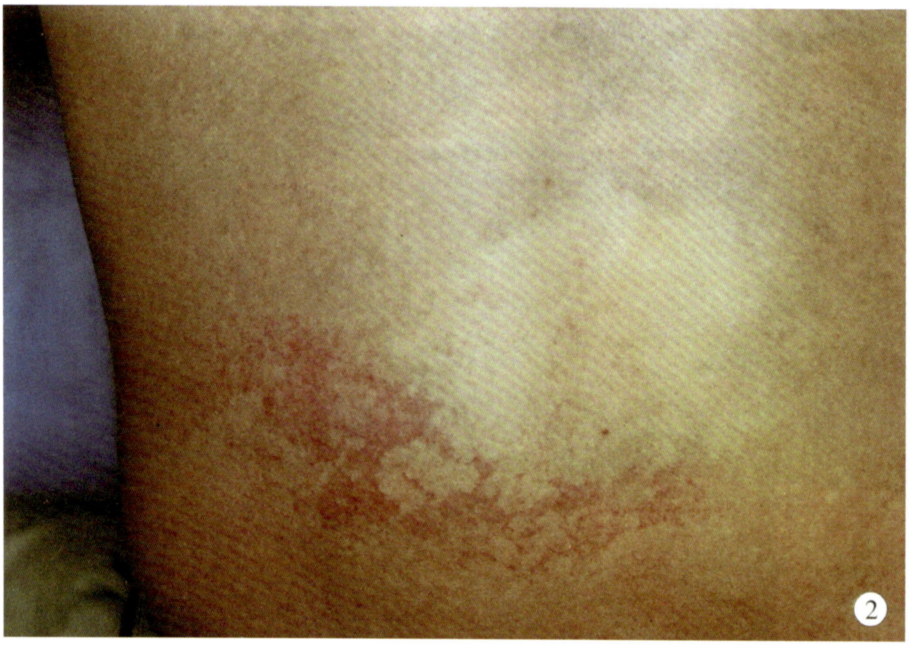

▲ **临床特征：** 左侧后腰部网状红色斑片，边缘不整，不高出皮面，压之易褪色，符合鲜红斑痣表现

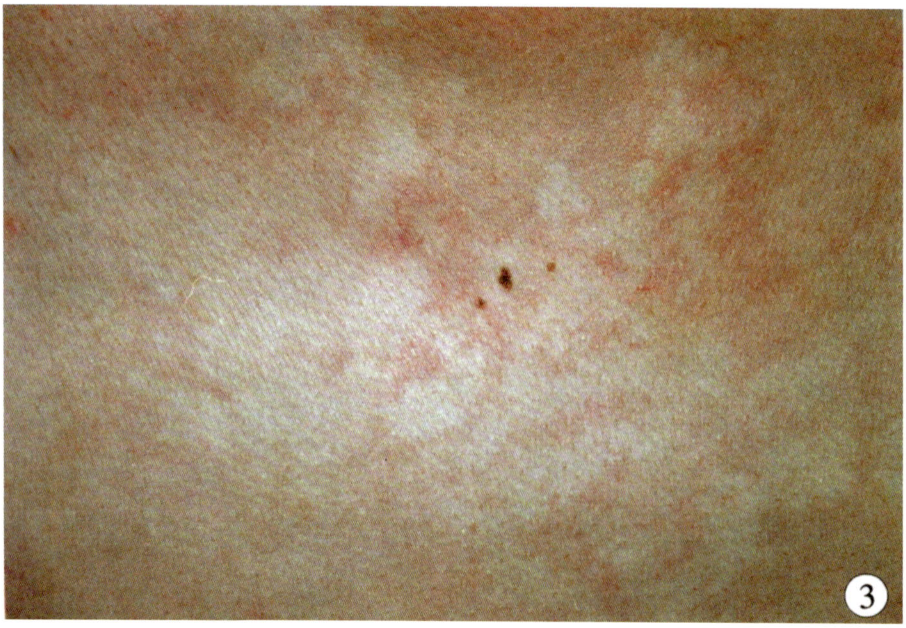

▲ **临床特征：** 胸口 v 形区可见大小不一浅白色网状斑片，摩擦白斑后不发红，符合贫血痣表现

临床要点

- 色素血管性斑痣性错构瘤病（phakomatosis pigmentovascularis，PPV）是一种少见的以皮肤血管瘤合并广泛性黑素细胞痣或表皮痣的综合征。
- 本病一般出生时即有，色素和血管痣性皮损的形成是由于胚胎期神经嵴的血管、神经细胞和黑素细胞发育异常所致，而伴有系统损害者可能还有胚胎间质来源细胞的异常。
- 传统上根据皮肤血管瘤伴发的色素性病变的性质，将PPV分为五型。Ⅰ型为鲜红斑痣合并线状表皮痣；Ⅱ型为鲜红斑痣合并异位性蒙古斑，可伴有或不伴有贫血痣；Ⅲ型为鲜红斑痣合并斑痣，可伴有或不伴有贫血痣；Ⅳ型为鲜红斑痣合并异位性蒙古斑和斑痣，可伴有或不伴有贫血痣；Ⅴ型为先天性毛细血管扩张性大理石样皮肤和真皮的黑素细胞增多。
- 每型又分a、b两个亚型：a亚型仅有皮肤病变，无系统损害；b亚型为伴有皮肤外的系统损害。
- 皮损表现为皮肤血管瘤伴黑素细胞痣或表皮痣。皮肤血管瘤为广泛的鲜红斑痣，黑素细胞痣可为异位蒙古斑或斑痣、太田痣、伊藤痣等。
- Ⅱ型最为常见，约占报告病例的85%，男女比例约为1∶1.34，所报道的病例多数是亚洲人，以日本报告最多。
- 本病例符合Ⅱ型。

（北京大学人民医院皮肤科　李文海）

86 病例 Ⅲ型色素血管性斑痣性错构瘤病

Phakomatosis pigmentovascularis

临床资料

- 患儿男，10 岁。
- 因全身色素性斑疹 8 年，四肢红斑 6 年就诊。
- 既往体健，无肿瘤病史。
- 家族中无类似患者。
- 系统检查未见异常。
- 皮肤科检查：右面部、左颈部及上胸部、右侧胸腹部及右上肢可见淡褐色斑片，表面散在大小不等的棕褐色斑点，腰骶部及双下肢可见片状红斑，压之褪色。
- 病理检查：躯干部褐色皮损处病理表现为表皮角化过度，表皮下部可见黑素细胞增多，真皮浅层可见大量的噬黑素细胞和黑素颗粒；下肢红斑皮损处病理表现为真皮浅层较多的毛细血管增生与扩张。

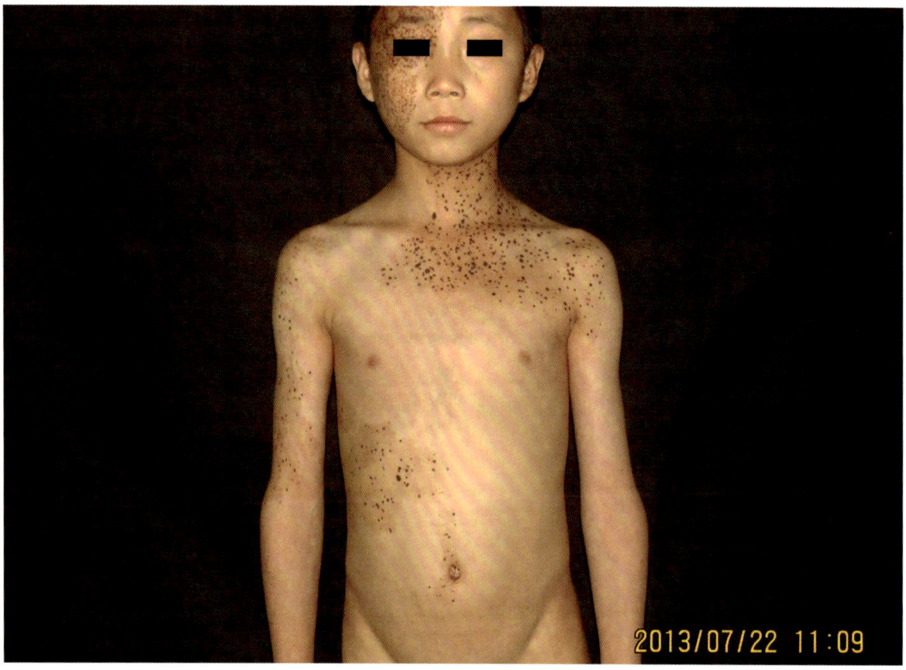

▲ **临床特征：** 右面部、左颈部及上胸部、右侧上腹部及右上肢肢可见淡褐色斑片，表面散在大小不等的棕褐色斑点，符合斑痣

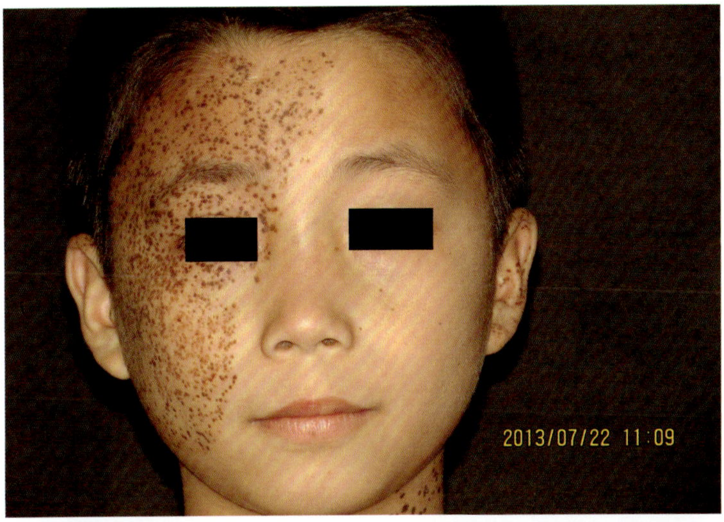

◀ **临床特征：**右面部可见淡褐色斑片，表面散在大小不等的棕褐色斑点，符合斑痣

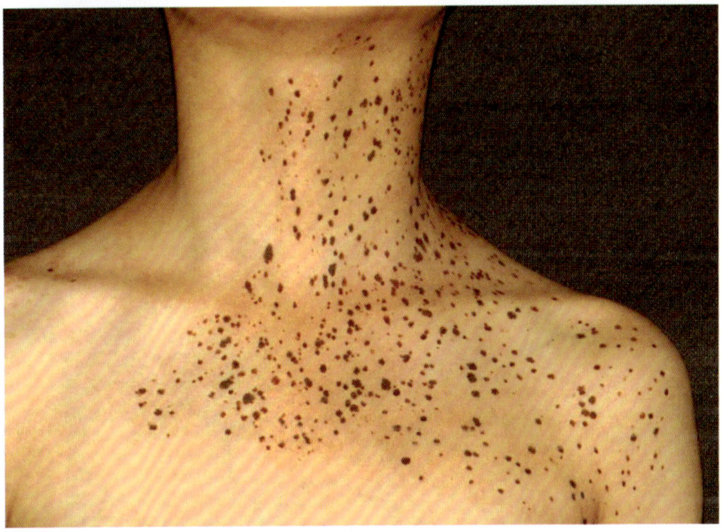

◀ **临床特征：**左颈部及上胸部可见淡褐色斑片，表面散在大小不等的棕褐色斑点，符合斑痣

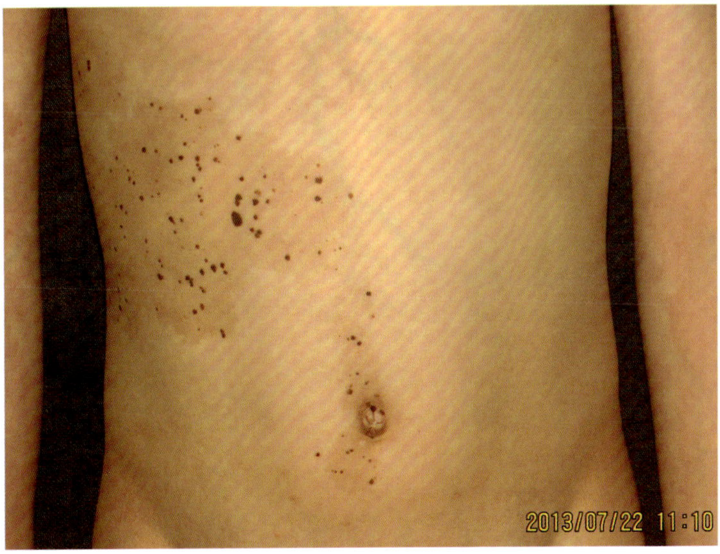

◀ **临床特征：**右侧胸腹部可见淡褐色斑片，表面散在大小不等的棕褐色斑点，符合斑痣

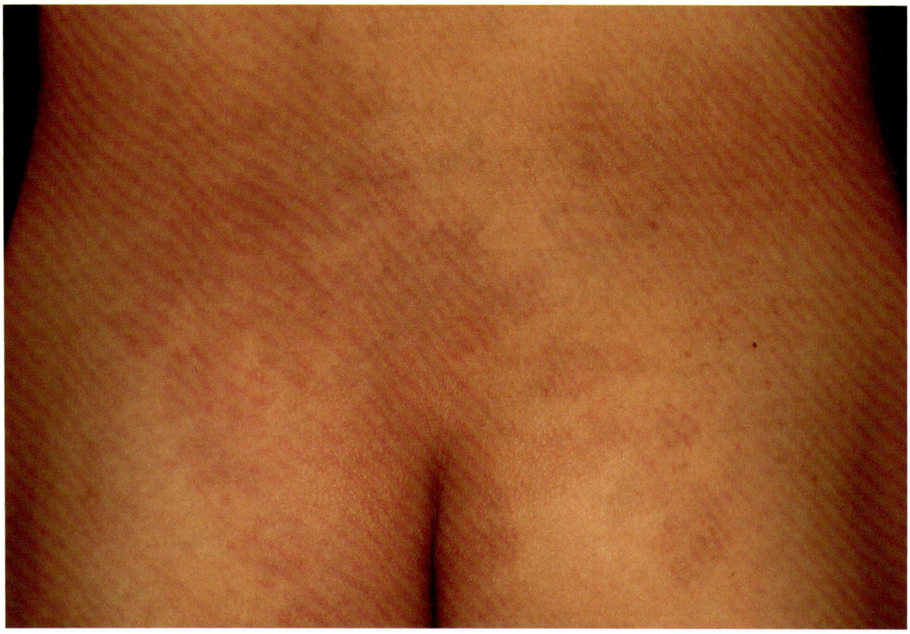

▲ **临床特征：**腰骶部大片淡红色斑，边界不清，压之褪色，符合鲜红斑痣

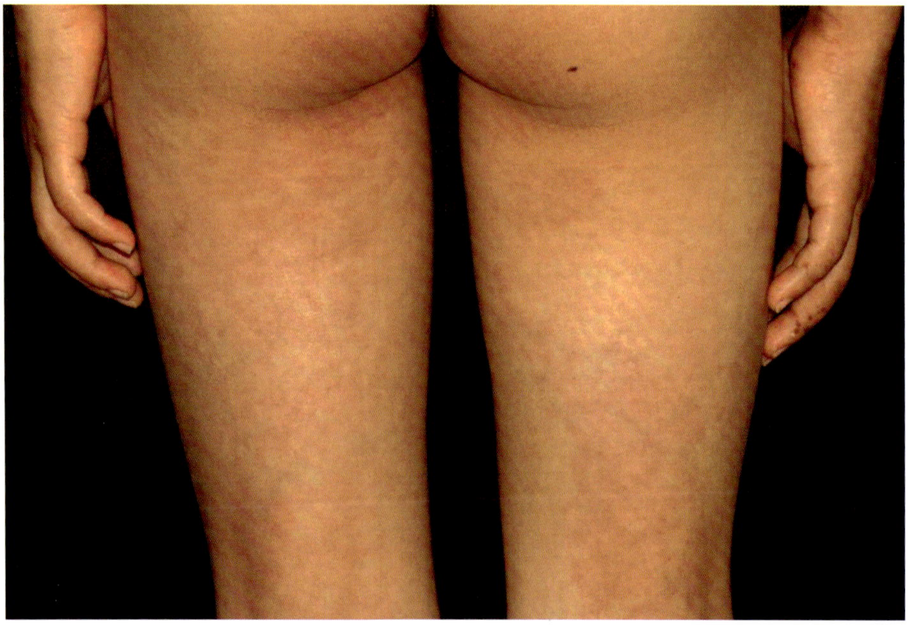

▲ **临床特征：**双下肢淡红色斑，边界不清，压之褪色，符合鲜红斑痣

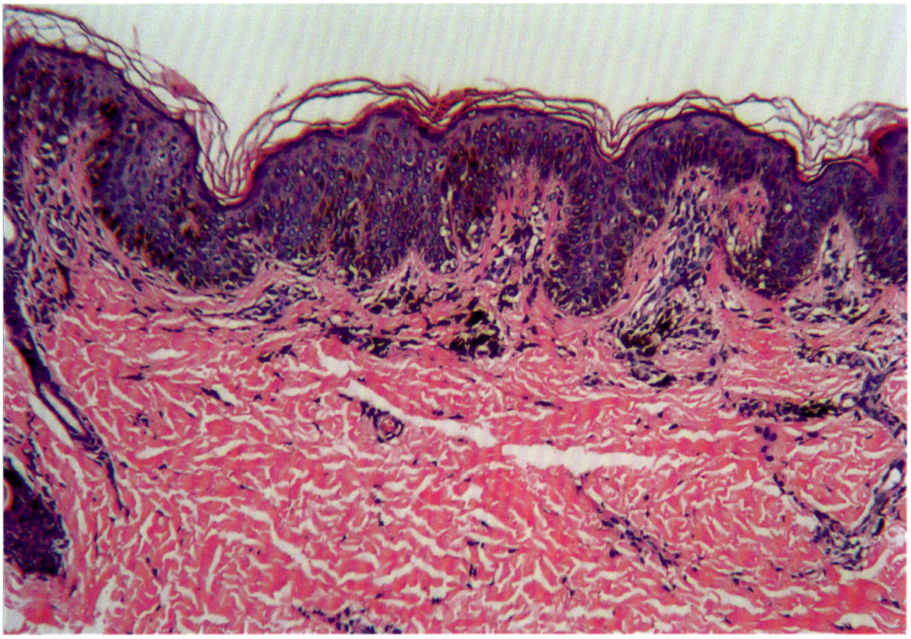

▲ **病理特征（躯干部褐色皮损处）：**表皮角化过度，表皮下部可见黑素细胞增多，真皮浅层可见大量的噬黑素细胞和黑素颗粒

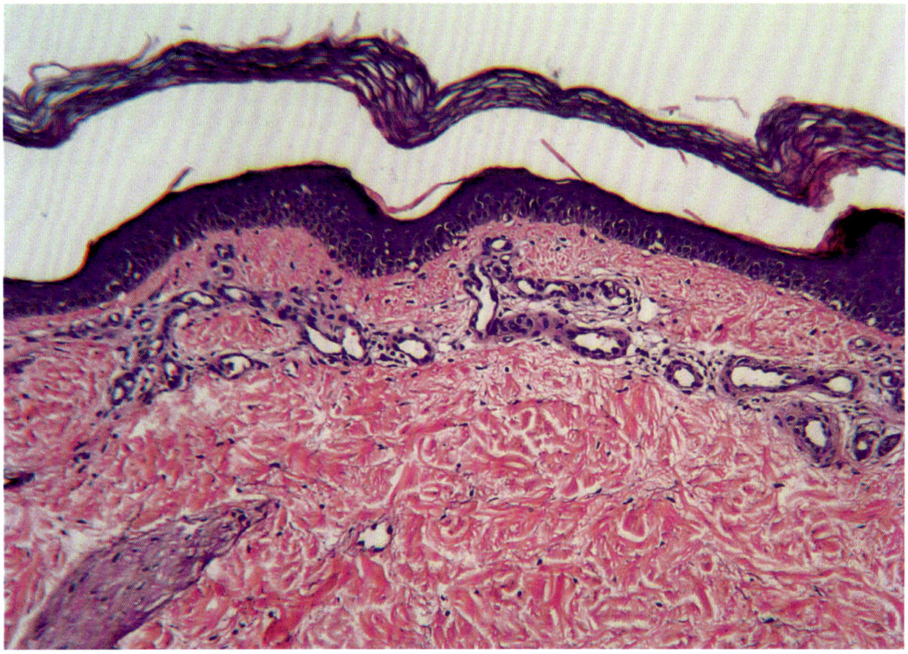

▲ **病理特征（下肢红斑皮损处）：**真皮浅层可见较多的毛细血管增生与扩张

临床要点

- 根据伴发色素病变的性质，将色素血管性斑痣性错构瘤病分为四型。
- 每型又分 a、b 两个亚型：a 亚型仅有皮肤病变，无系统损害；b 亚型为伴有皮肤外的系统损害。
- Ⅰ型又称 Adamson-Best 综合征，为鲜红斑痣伴线状表皮痣。
- Ⅱ型又称 Takano-Kruger Doi 综合征，为鲜红斑痣伴太田痣、伊藤痣和异位蒙古斑，伴或不伴有贫血痣。
- Ⅲ型又称Kobor-Toda综合征，为鲜红斑痣伴斑痣，伴或不伴有贫血痣。
- Ⅳ型为鲜红斑痣伴太田痣、伊藤痣、异位性蒙古斑和斑痣，伴有或不伴有贫血痣、骨骼畸形。
- Ⅴ型为先天性毛细血管扩张性大理石样皮肤和真皮的黑素细胞增多。
- 本病例主要特征是斑痣（nevus spilus）伴发鲜红斑痣，属于Ⅲ型。
- 本病例患者所患斑痣，为双侧多发，节段分布，临床少见。

（四川省人民医院皮肤病性病研究所 万慧颖）

87 病例

先天性色素性隆凸性皮肤纤维肉瘤

Congenital pigmented dermatofibrosarcoma protuberans

临床资料

- 患者女，7 岁。
- 因左手腕部伸侧青褐色斑 7 年就诊。
- 患者出生时即发现左手腕部伸侧片状青褐色斑，皮损逐渐扩大。
- 近 3 年来皮损内出现数个米粒至黄豆大小触痛性皮下结节。
- 局部无外伤史，生长发育史正常。
- 家族中无类似患者，无遗传病史。
- 皮肤科检查：左手腕部伸侧可见一约 5cm × 3cm 大小的青褐色斑片，边界不清，皮损内可触及数个米粒至黄豆大小皮下结节。
- 病理检查：真皮网状层萎缩变薄，真皮内可见弥漫性梭形细胞浸润，局部呈“席纹状”排列模式，并浸润至皮下脂肪组织，形成“花边样”外观。梭形细胞间可见散在分布的黑素细胞及色素颗粒。

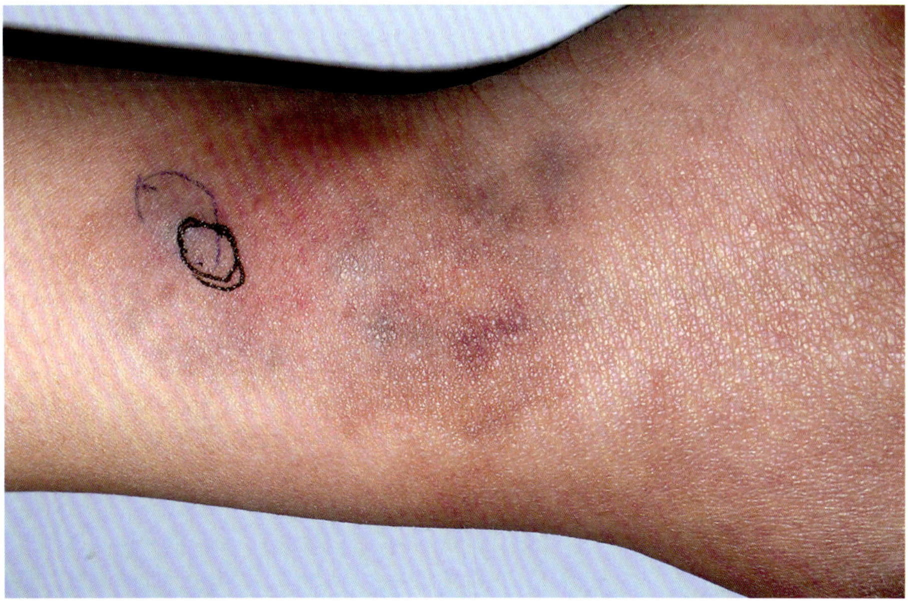

▲ **临床特征：**左手腕部伸侧可见一约 5cm × 3cm 大小的青褐色斑片，边界不清

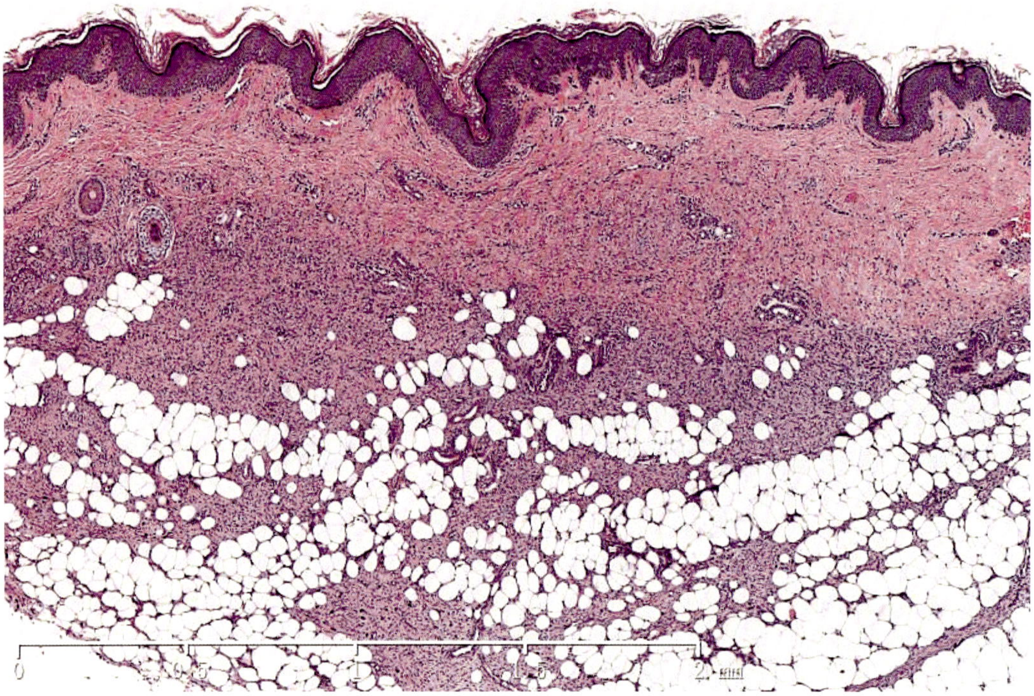

▲ **病理特征：**表皮大致正常，真皮萎缩变薄，真皮中深层及皮下组织弥漫性梭形细胞浸润

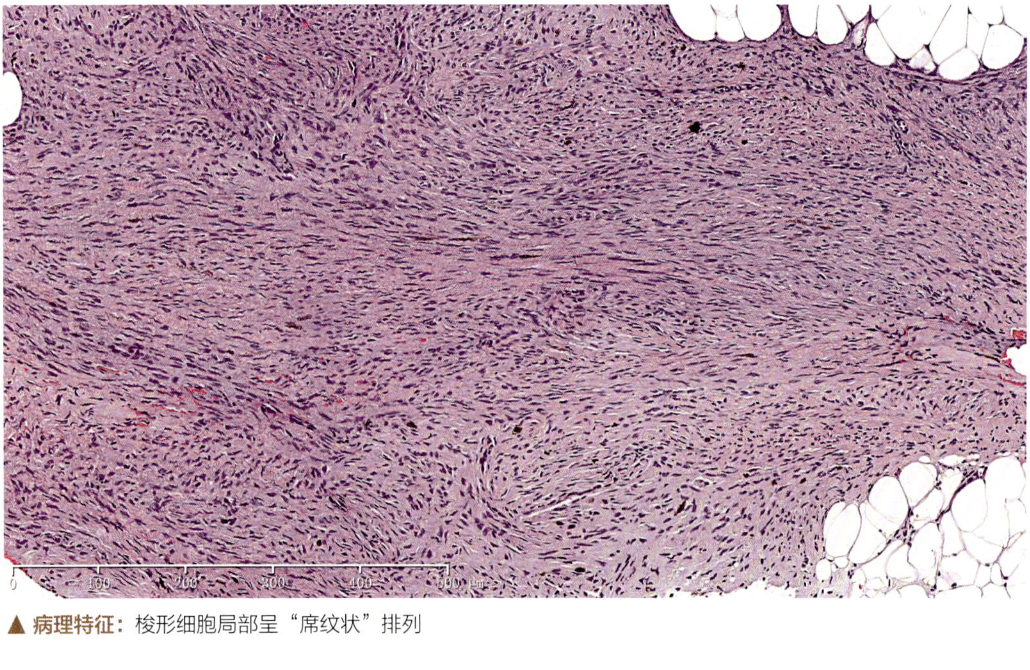

▲ **病理特征：**梭形细胞局部呈“席纹状”排列

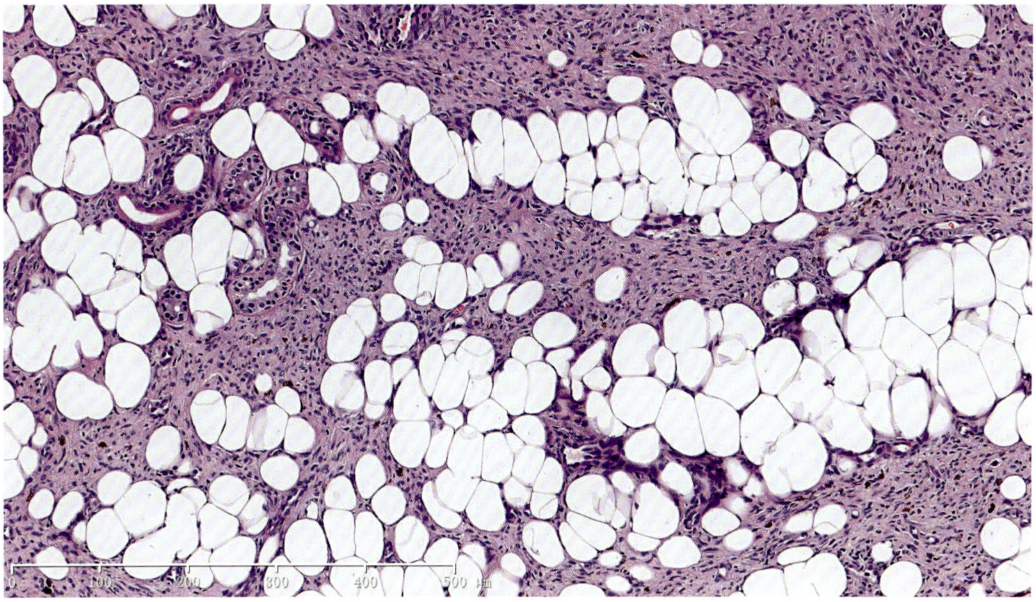

▲ **病理特征：**梭形细胞穿插于脂肪细胞间，分割脂肪细胞，呈“花边样”外观

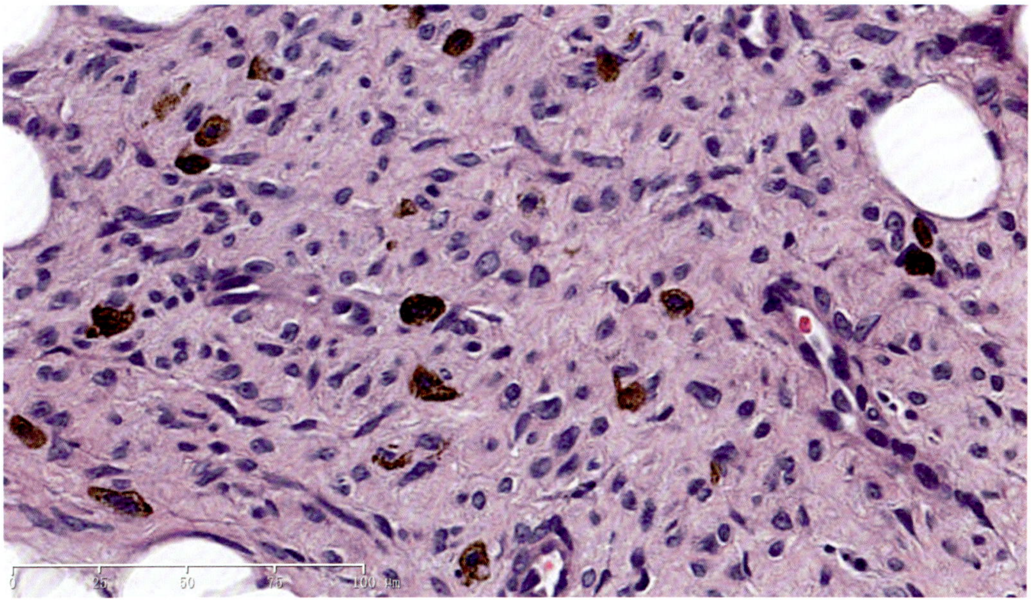

▲ **病理特征：**梭形细胞间可见散在黑素细胞及色素颗粒

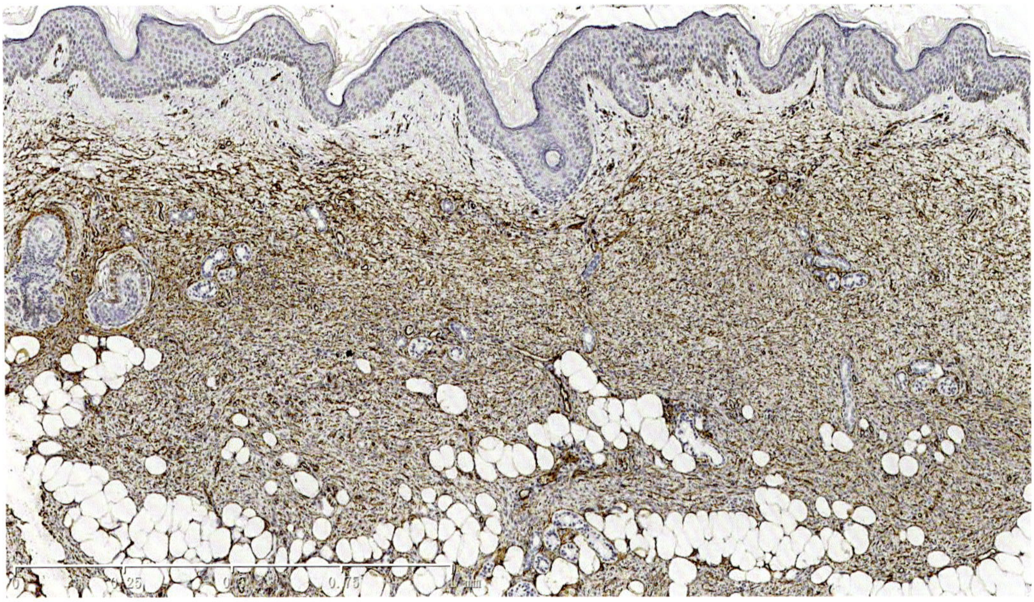

▲ **免疫组化：**CD34 染色显示梭形细胞弥漫强阳性表达

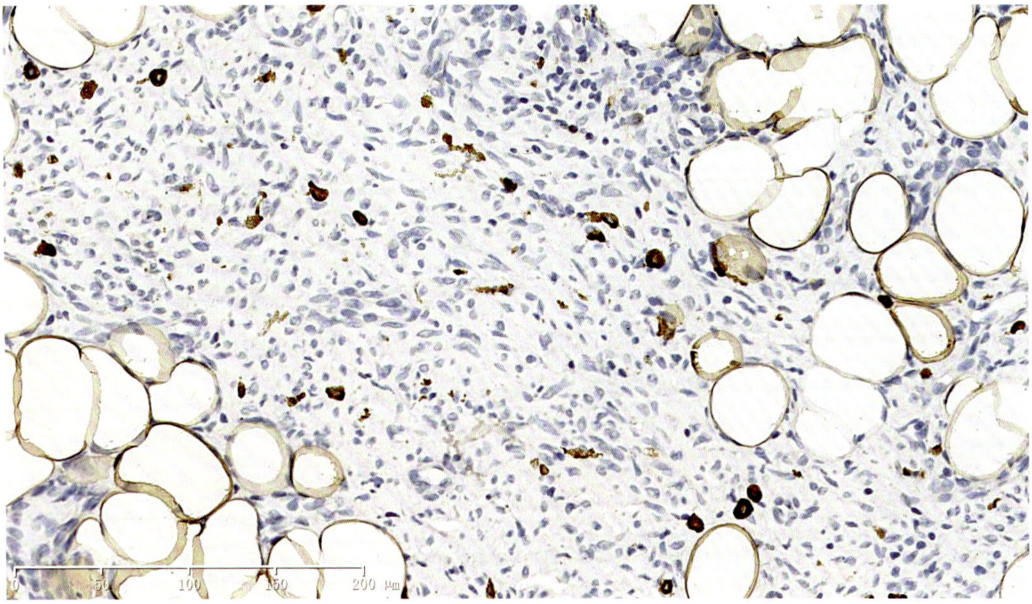

▲ **免疫组化：**S100 染色显示梭形细胞阴性，黑素细胞阳性表达

临床要点

- 隆凸性皮肤纤维肉瘤（dermatofibrosarcoma protuberans, DFSP）是一种少见的低度恶性纤维性肿瘤。
- 色素性隆凸性皮肤纤维肉瘤（pigmented dermatofibrosarcoma protuberans）又称 Bednar 瘤或色素性涡纹状神经纤维瘤，是 DFSP 的一种罕见亚型，占所有 DFSP 病例的不到 5%。
- 色素性隆凸性皮肤纤维肉瘤基本特征和 DFSP 一致，但病变组织中可见黑素细胞及色素颗粒沉积。
- DFSP 好发于 30～50 岁；但 Bednar 瘤发病年龄相对较小，儿童常见，部分为先天发生。
- DFSP 好发于躯干部，但 Bednar 瘤更常见于四肢。
- 临床上 DFSP 常表现为质韧的红色斑块、结节，局部可有萎缩；Bednar 瘤多表现为青褐色斑片，边界不清，局部可触及皮下结节。
- DFSP 的病理特征：在真皮内见弥漫性梭形细胞浸润，呈“席纹状”“涡纹状”“车辐状”排列，肿瘤细胞向皮下组织呈侵袭性生长，分割脂肪细胞形成“花边状”“蜂窝煤”状外观，肿瘤细胞异型性及核分裂象少见；Bednar 瘤的基本病理表现与 DFSP 一致，但病变组织中可见黑素细胞及色素颗粒沉积。
- 免疫组化：DFSP 中肿瘤细胞 CD34 呈弥漫强阳性表达，但不表达 S100；Bednar 瘤中，黑素细胞呈 S100 阳性表达。
- Bednar 瘤与 DFSP 预后均较好，可局部复发，但很少转移。

（中国医学科学院皮肤病医院病理科 张莹 陈浩）

88 病例

先天性色素性隆凸性皮肤纤维肉瘤

Congenital pigmented dermatofibrosarcoma protuberans

临床资料

- 患儿男，15 个月。
- 因背部紫红色结节 15 个月就诊。
- 患儿生后背部即出现黄豆大小红色结节，后肿物缓慢增大至3cm×3cm，隆起于皮面。
- 父母非近亲结婚。
- 家族中未见类似病史。
- 生长发育无异常，营养良好，系统检查未见明显异常。
- 皮肤科检查：背部可见一 3cm×3cm 青紫色扁平结节，隆起于皮面，边界不清，触之质韧。

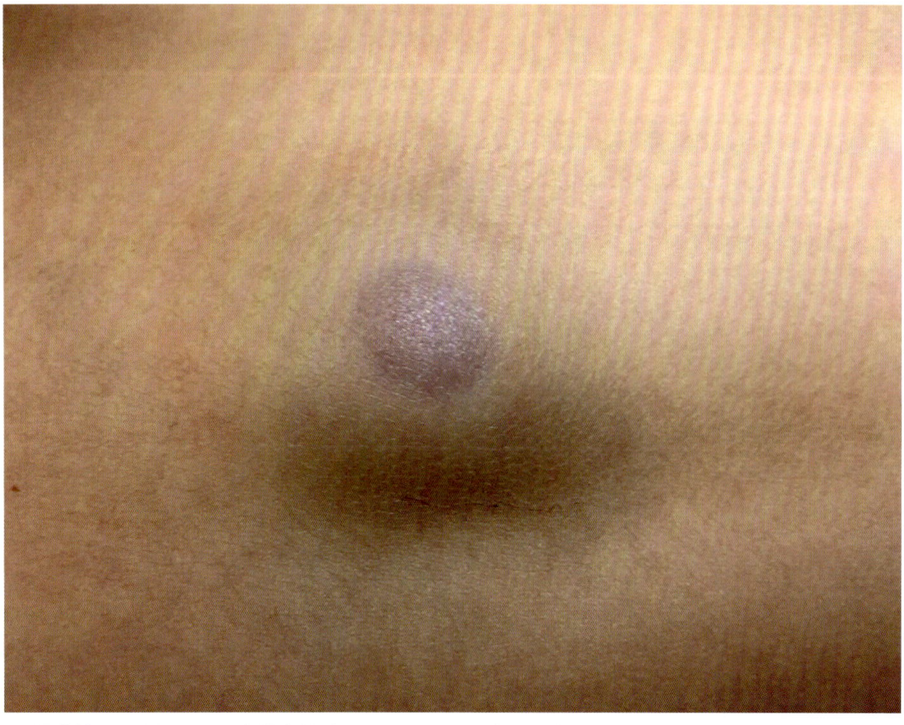

▲ **临床特征：**背部可见一青紫色结节，3cm×3cm，隆起于皮面

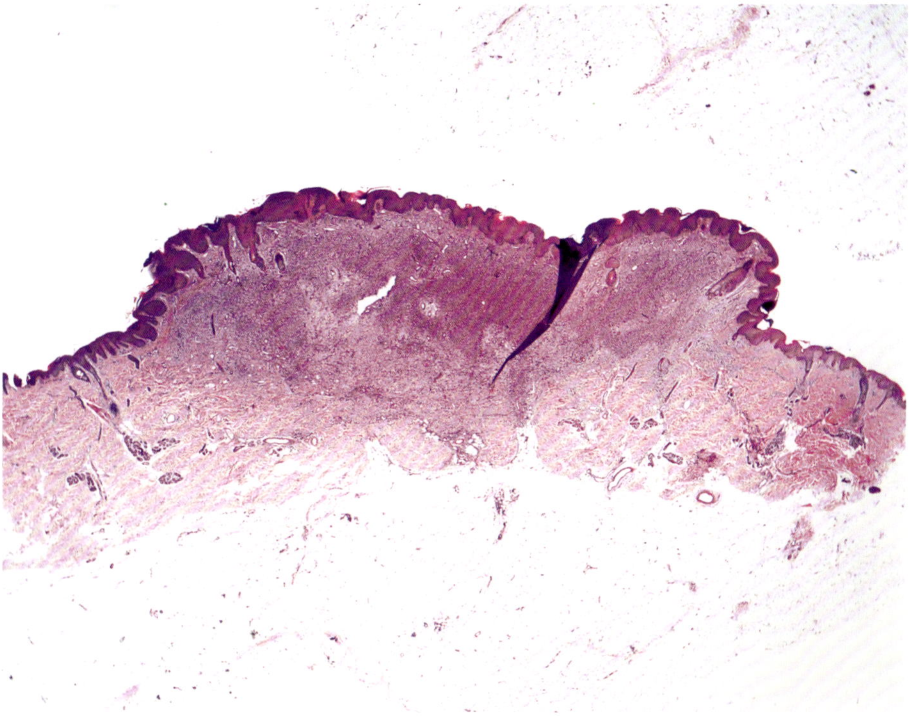

▲ **病理特征：**肿瘤位于真皮全层，边界较清，主要由梭形细胞组成

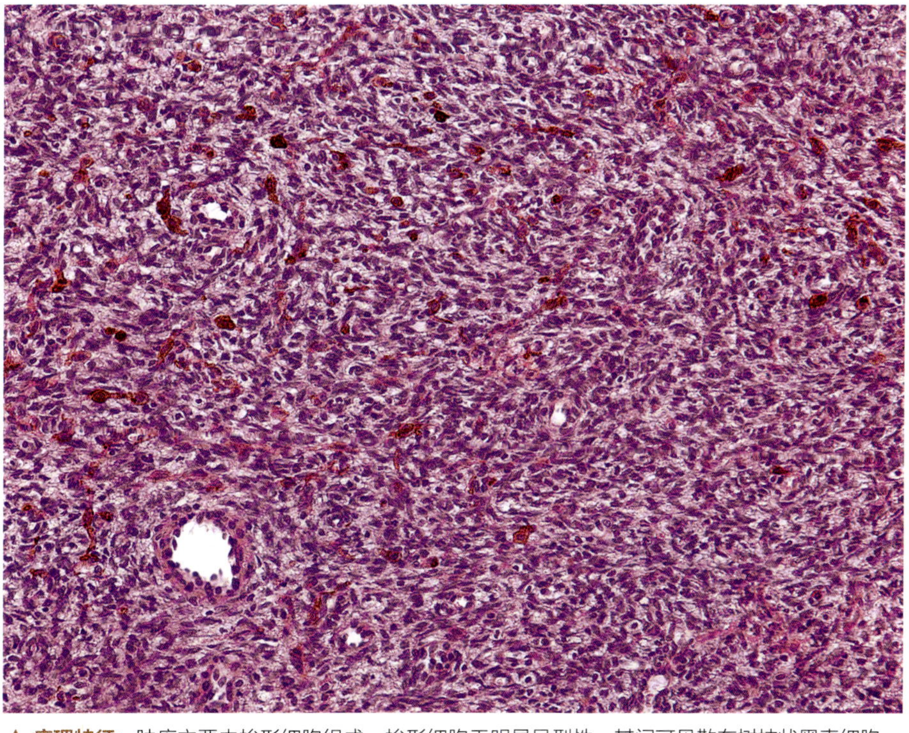

▲ **病理特征：**肿瘤主要由梭形细胞组成，梭形细胞无明显异型性，其间可见散在树枝状黑素细胞

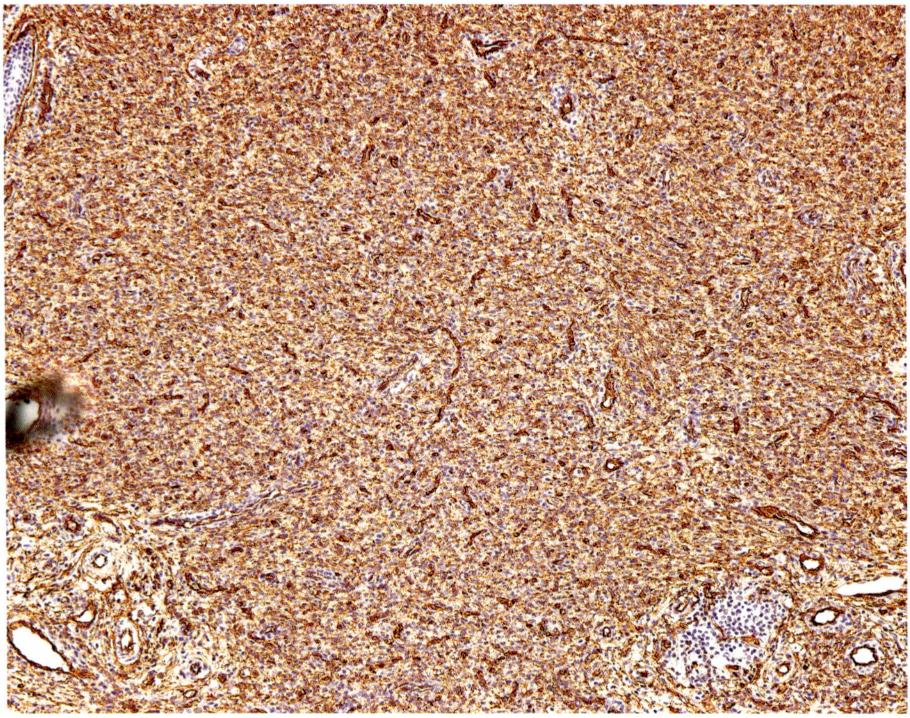

▲ **病理特征：** 肿瘤细胞 CD34 表达阳性

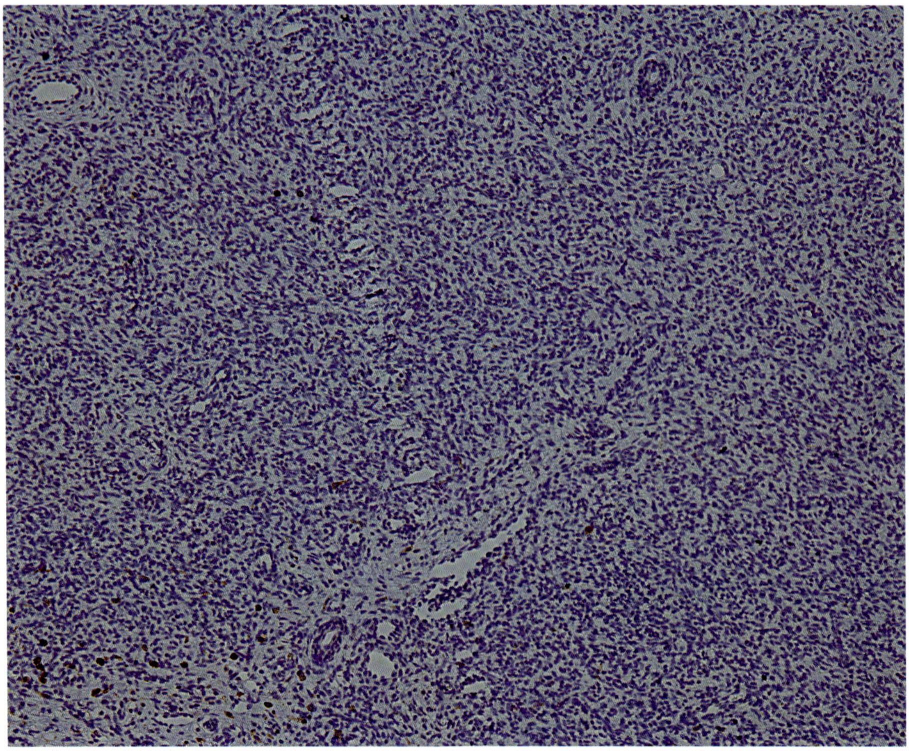

▲ **病理特征：** 肿瘤细胞 FXⅢa 表达阴性

临床要点

- 色素性隆凸性纤维肉瘤（pigmented dermatofibrosarcoma protuberans）又称 Bednar 肿瘤。
- 是隆凸纤维肉瘤的一种少见亚型。
- 多无明显侵袭性生长及局部转移。
- 占隆凸纤维肉瘤的 1%～5%。
- 先天性色素性隆凸纤维肉瘤更加罕见。
- 临床表现与经典型隆凸纤维肉瘤相似。
- 先天性色素性隆凸纤维肉瘤临床上易误诊为血管瘤。
- 病理上与经典的隆凸纤维肉瘤相似。瘤体多局限于真皮层，无明显侵袭性生长，肿瘤细胞分布更松散，可能看不到席纹状结构，肿瘤中可见树枝状黑素细胞。
- 免疫组化：肿瘤细胞 CD34 阳性表达，FXⅢa 阴性表达。

（首都儿科研究所皮肤科 邓维 高莹）

89 病例

色素性毛母细胞瘤

Pigmented trichoblastoma

临床资料

- 患者男，90 岁。
- 因下腹部黑色肿物 10 余年就诊。
- 患者 10 余年前无明显诱因于下腹部出现一黑色肿物，缓慢增大，无自觉症状。
- 既往患高血压、冠心病。
- 家族中无肿瘤病史及类似疾病史。
- 皮肤科检查：下腹部可见一呈外生性黑色结节，质地中等，带蒂，表面呈分叶状。

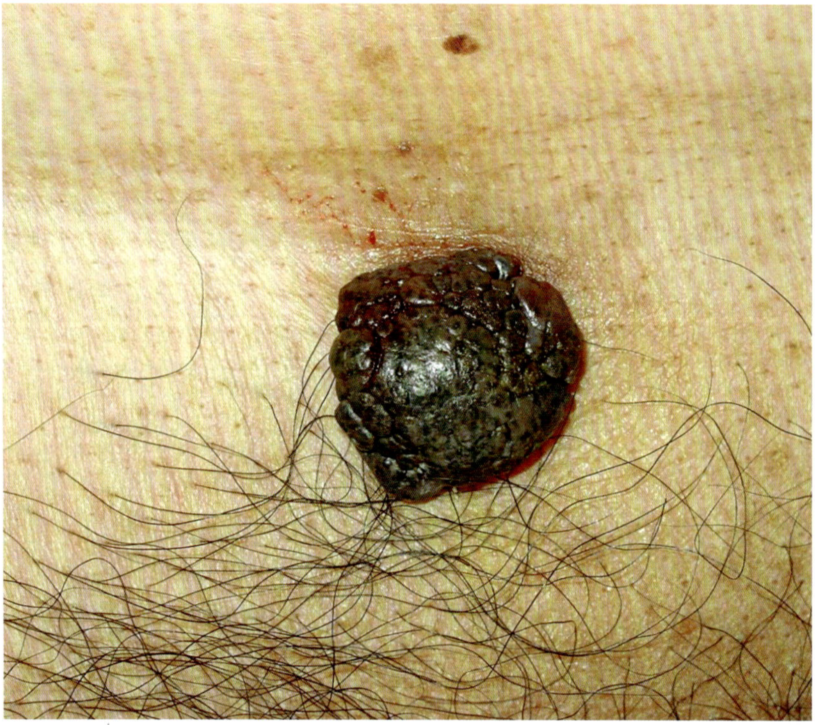

▲ **临床特征：**下腹部呈外生性黑色结节，质地中等，带蒂，表面呈分叶状

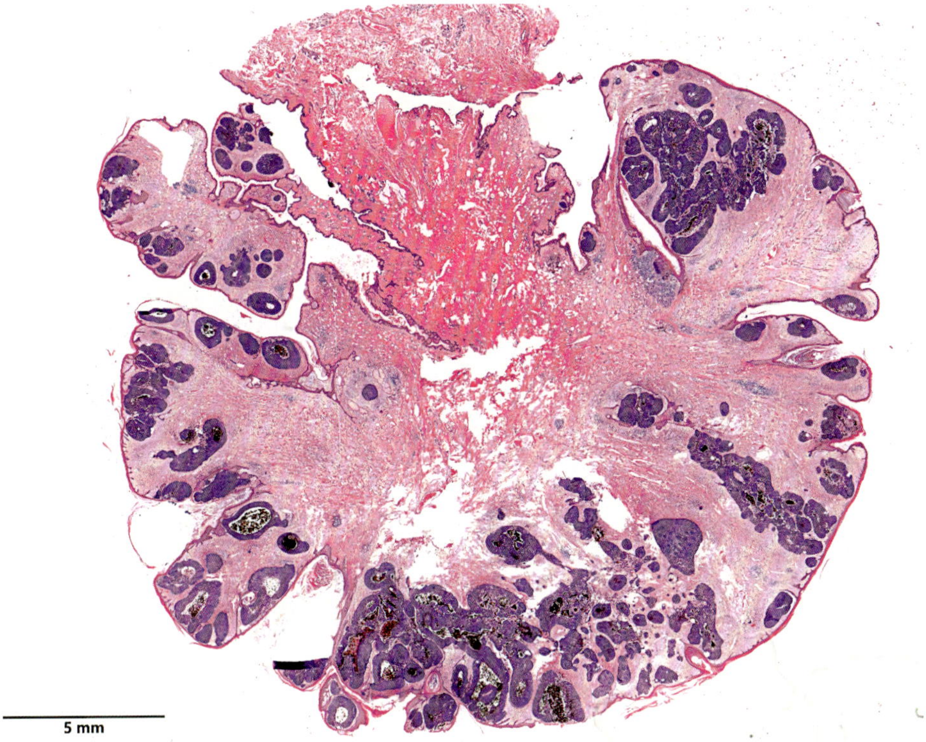

▲ **病理特征：** 肿瘤呈外生性生长，真皮内可见多个结节状基底样细胞团块，部分与表皮相连，肿瘤内可见角囊肿及大量色素

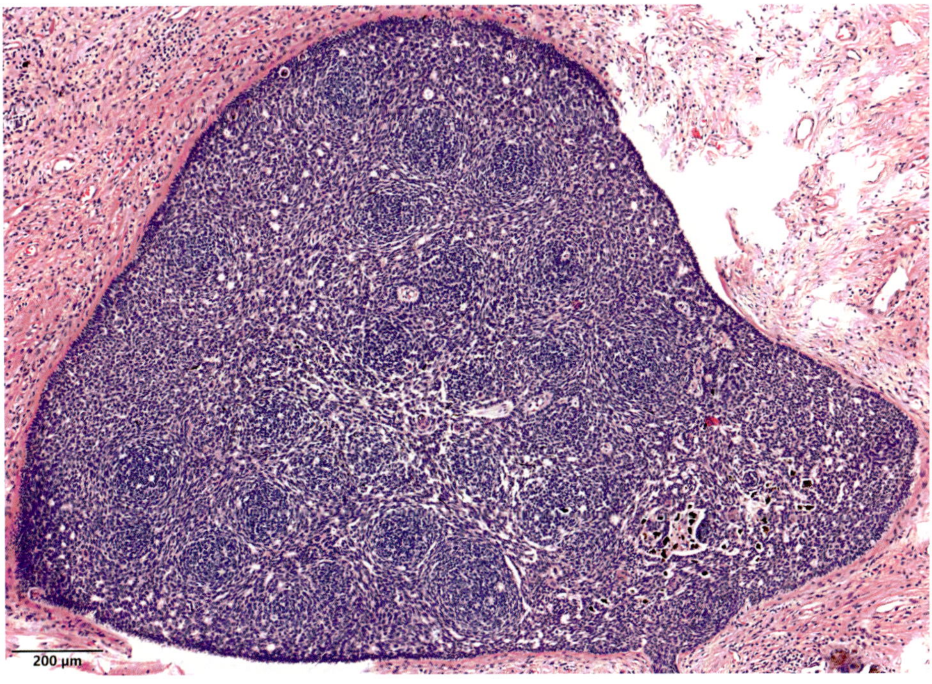

▲ **病理特征：** 基底样细胞组成的肿瘤团块，边缘细胞呈栅栏状排列，肿瘤内可见多个原始毛乳头结构；周围间质丰富，有假包膜

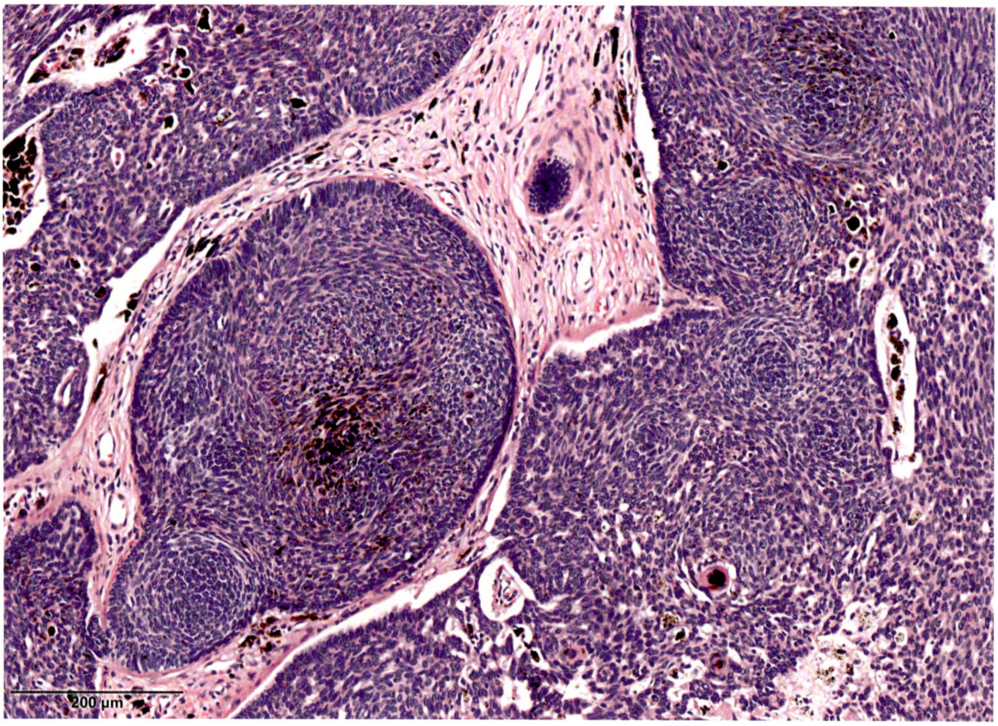

▲ **病理特征：**基底样细胞组成的肿瘤团块，边缘细胞呈栅栏状排列，肿瘤内可见大量色素及多个原始毛乳头结构

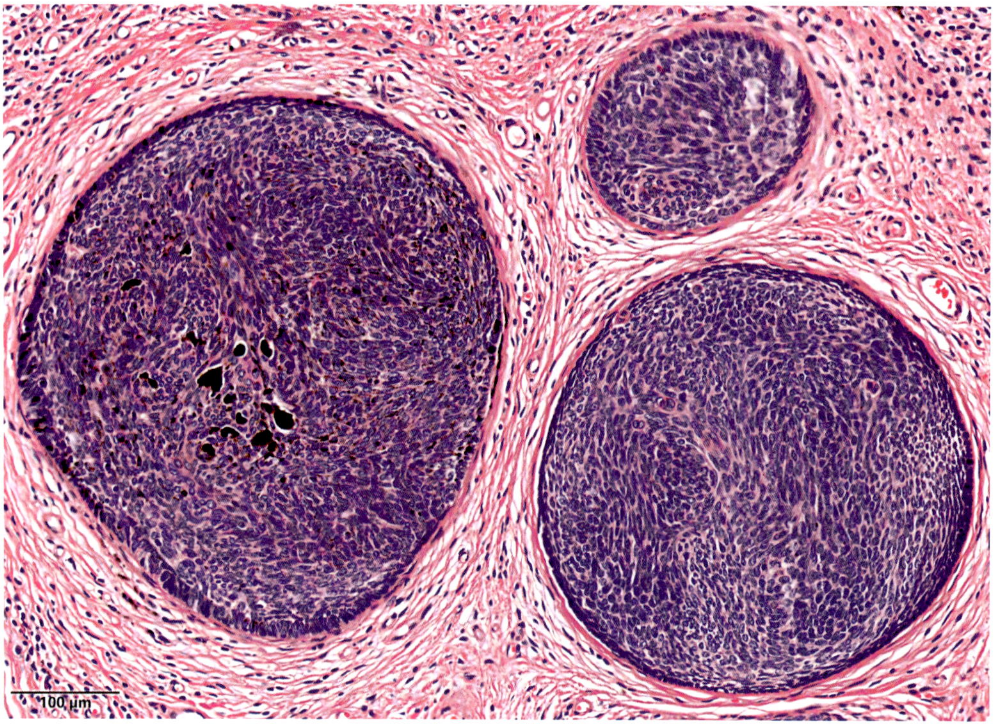

▲ **病理特征：**基底样细胞组成的肿瘤团块，边缘细胞呈栅栏状排列，细胞无明显异型性，肿瘤内可见色素；周围间质丰富，有假包膜，无收缩间隙

临床要点

- 毛母细胞瘤是指有发育能力的毛球及其相关的间叶细胞形成的新生物。
- 好发于 50~70 岁成年人，男女发病率均等。
- 好发于头颈部，也可发生于躯干、四肢、肛周或外生殖器。
- 皮损表现为孤立、界限清楚的结节，生长缓慢，无自觉症状，多为皮色。
- 色素型毛母细胞瘤是毛母细胞瘤的一个特殊类型。
- 色素型毛母细胞瘤临床上表现为黑褐色的丘疹或结节。
- 多为单独发生，偶尔并发其他附属器良性肿瘤，如皮脂腺痣。
- 病理特征：真皮内肿瘤团块呈分叶状，由基底样细胞组成，周边细胞呈栅栏状排列，细胞无明显异型性；可形成角囊肿；周围间质致密，无收缩间隙，间质成分主要为成纤维细胞，可见原始毛乳头形成；色素型可见大量树枝状黑素细胞及色素。
- 在组织病理上可分为大结节型、小结节型、筛状、花串状及网状；也可有多种变异亚型：色素型、皮下型、巨大型、波纹状及透明细胞型。
- 色素性毛母细胞瘤在病理上应与色素性基底细胞癌相鉴别。

（北京医院皮肤科 刘琬 常建民）

90病例 色素性小汗腺汗孔瘤

Pigmented eccrine poroma

临床资料

- 患者女，55 岁。
- 因右前臂肿物 2 年就诊。
- 患者 2 年前偶然发现右前臂出现一黑色绿豆大小的皮疹，无自觉症状。此后逐渐缓慢长大。
- 既往体健，家族中无类似疾病患者。
- 系统检查未发现异常。
- 皮肤科检查：右前臂伸侧见一 1.3cm × 1.5cm 大小、边界清楚的黑色圆形结节，周围隆起，中央可见轻度糜烂、结痂，触之较硬。
- 病理检查：表皮角化不全，可见肿瘤与表皮相连并向真皮呈索带状延伸，肿瘤细胞为大小一致的立方或圆形排列紧密的基底样细胞团块，胞核呈深嗜碱性，与角质形成细胞分界清楚。部分肿瘤细胞区域可见较多黑素颗粒。真皮乳头层可见毛细血管扩张及组织细胞、淋巴细胞浸润，并可见大量噬黑素细胞。

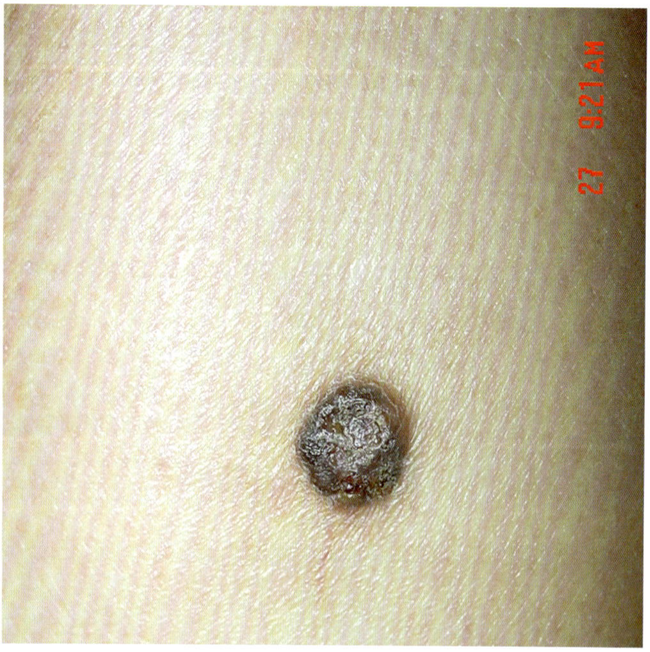

▶ **临床特征：**右上臂伸侧褐色圆形结节

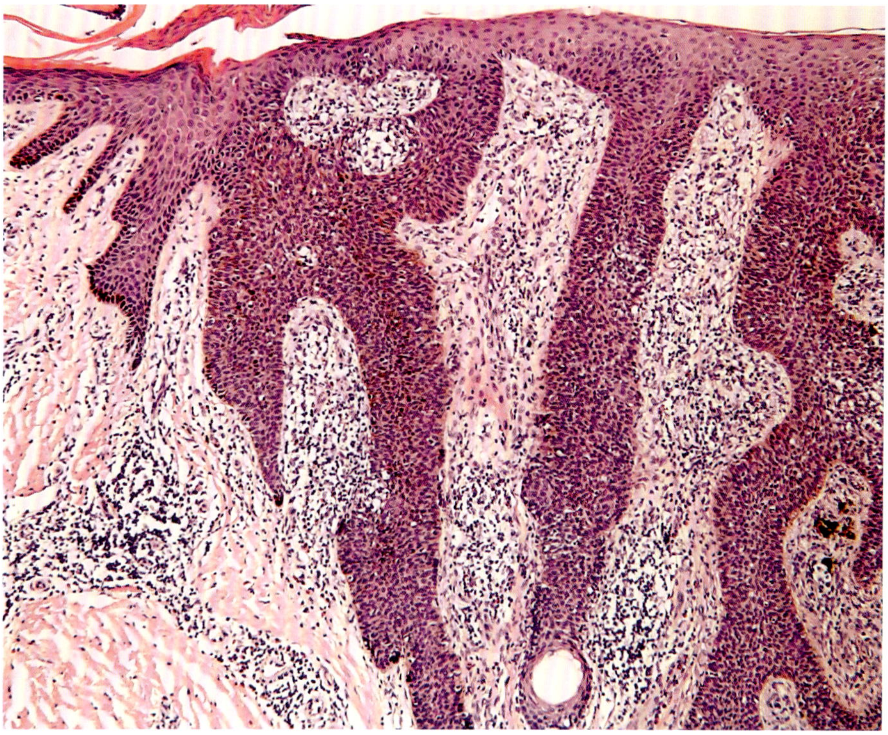

▲ **病理特征：**肿瘤与表皮相连，肿瘤细胞为大小一致的立方或圆形基底样细胞团块，与角质形成细胞分界清楚，肿瘤细胞区域可见大量黑素颗粒

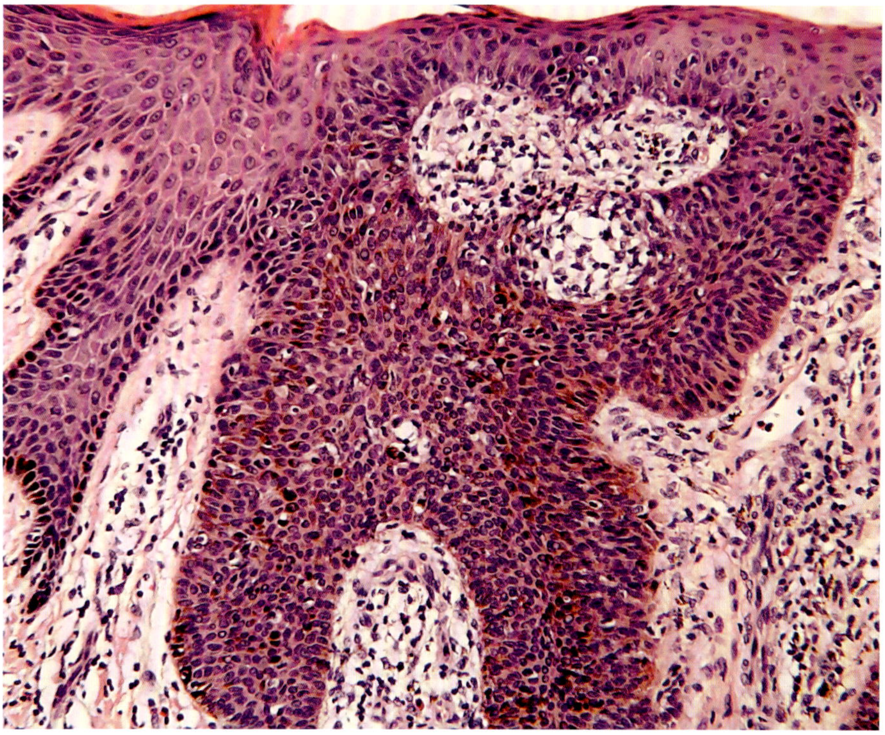

▲ **病理特征：**肿瘤与表皮相连，与角质形成细胞分界清楚，肿瘤细胞区域可见大量黑素颗粒

临床要点

- 小汗腺导管良性肿瘤分为单纯性汗腺棘皮瘤、小汗腺汗孔瘤、真皮导管瘤、汗孔样汗腺瘤。
- 瘤体局限在表皮层称为单纯性汗腺棘皮瘤。
- 瘤体突破基底层细胞向真皮浅层延伸时称为小汗腺汗孔瘤。
- 若瘤体存在于真皮不与表皮相连，并且没有囊性结构则称为真皮导管瘤。
- 若瘤体存在于真皮，实性与囊性结构并存，甚至以囊性结构为主则称为汗孔样汗腺瘤。
- 在临床中还可见同一皮损中两种甚至多种亚型并存。
- 小汗腺汗孔瘤一般不含色素，但也有少数色素性汗孔瘤的报道。
- 目前所报道的色素性汗腺汗孔瘤多为亚洲人。
- 有人对色素性小汗腺汗孔瘤和一般小汗腺汗孔瘤分析后认为：肿瘤团块中的黑素细胞可能是邻近肿瘤的正常表皮内的黑素细胞在肿瘤细胞增殖过程中迁移而来。
- 发生机制可能是肿瘤细胞分泌某种物质引起周围黑素细胞向肿瘤团块迁移并激发其活性使其增殖。
- 临床表现为褐色的丘疹或结节。
- 临床上容易误诊为脂溢性角化。
- 病理上与经典的汗孔瘤类似，不同之处是在肿瘤细胞中有较多的色素颗粒。

（北京医院皮肤科 常建民）

91
病例

色素性小汗腺汗孔瘤

Pigmented eccrine poroma

临床资料

- 患者男，38 岁。
- 因左足背结节 4 年就诊。
- 患者 4 年前偶然发现左足背外侧缘出现一暗红色米粒大小的丘疹，无自觉症状。
- 皮疹逐渐缓慢增大，颜色较前略加深，表面光滑。
- 既往体健。
- 皮肤科检查：左足背可见一直径 1cm 大小的暗红色圆形结节，境界清楚，表面光滑。

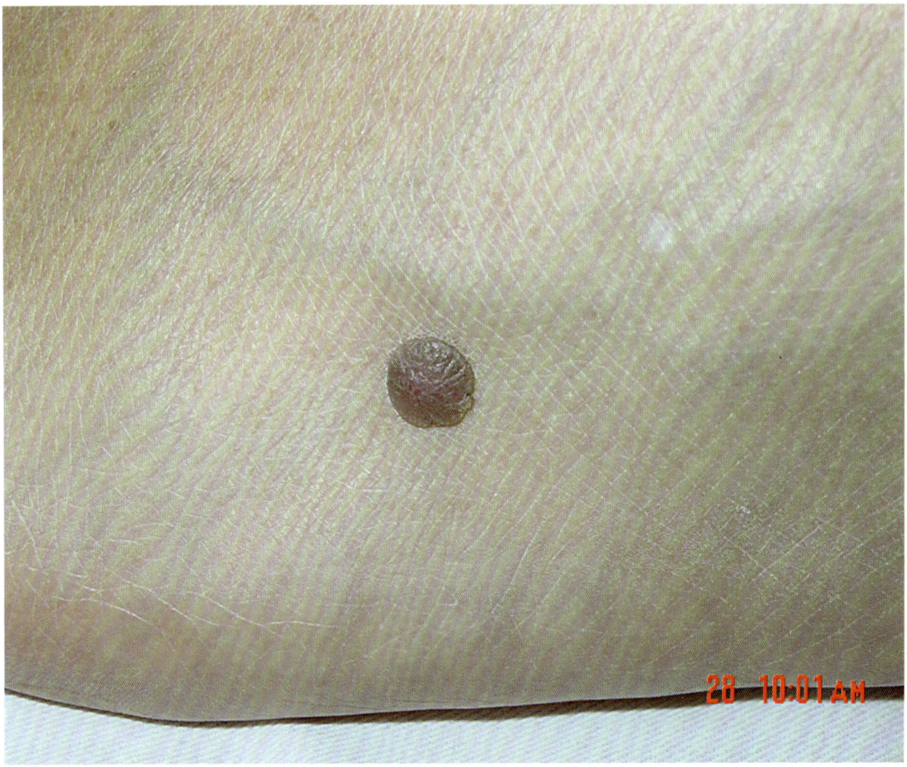

▲ **临床特征：**左足背可见一直径 1cm 大小暗红色圆形结节，境界清楚，表面光滑

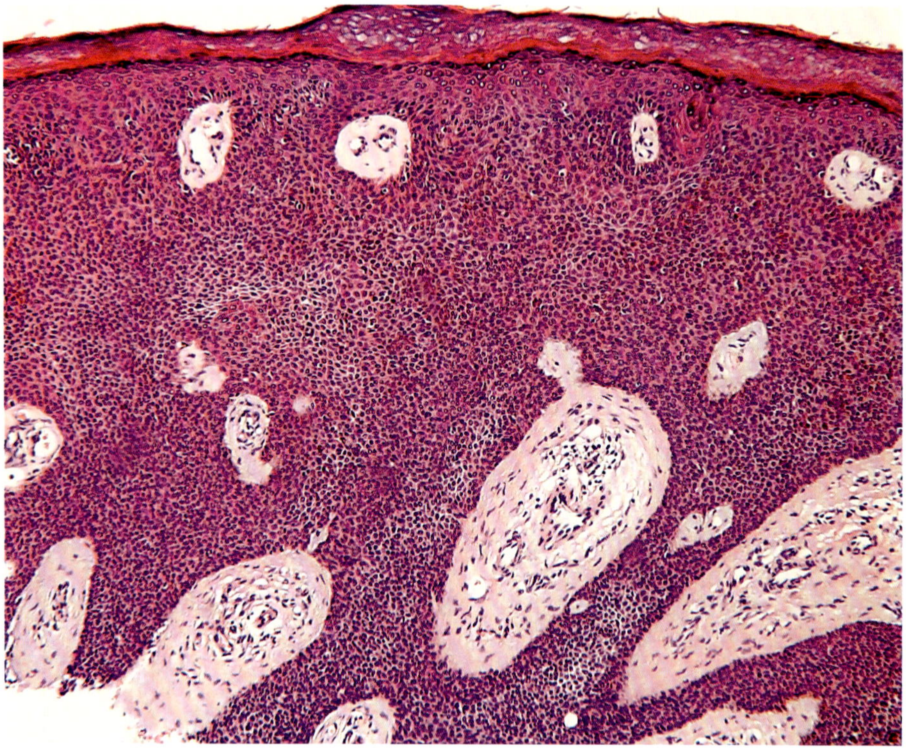

▲ **病理特征：**棘层肥厚，表皮突延长，表皮下半部肿瘤与表皮相连并向真皮延伸

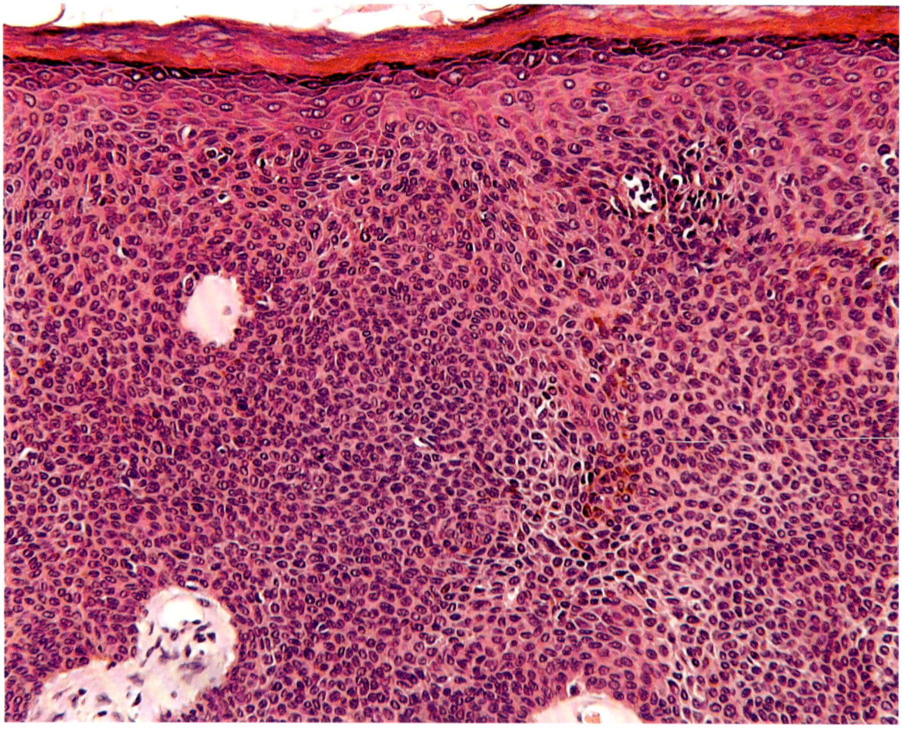

▲ **病理特征：**肿瘤细胞呈圆形或立方形，大小一致，呈嗜碱性，与周围的角质形成细胞界限清楚。部分区域内的肿瘤细胞可见较多黑素颗粒

临床要点

- 色素性小汗腺汗孔瘤（pigmented eccrine poroma）是小汗腺汗孔瘤的一个类型。
- 目前报道的色素性小汗腺汗孔瘤主要为非白种人。
- 临床上呈单发的结节。
- 好发于肢体远端。
- 病理特征：除了具备汗孔瘤的病理特征外，突出的特点是肿瘤内可见较多黑素颗粒。
- 临床上需与脂溢性角化鉴别。

（北京医院皮肤科 张秋鹂 常建民）

92 病例

色素性乳房外 Paget 病

Pigmented extramammary Paget's disease

临床资料

- 患者女，66 岁。
- 因左侧外阴色素性斑片 5 年就诊。
- 患者 5 年前左侧外阴出现蚕豆大小红斑，无自觉症状，红斑缓慢扩大，并逐渐出现较多点状或小片状黑色斑片，部分融合。
- 近 1 年皮疹增大明显。
- 既往体健，无肿瘤病史。
- 家族中无类似患者。
- 皮肤科检查：左侧大阴唇处见一 5cm × 3cm 大小黑色斑片，色素不均匀，边界清楚。
- 病理检查：轻度角化过度，棘层增生肥厚，细胞排列紊乱，表皮全层见较多肿瘤细胞，瘤细胞体积大，胞质淡染，核大，部分胞质内见较多色素颗粒。
- 免疫组化：肿瘤细胞 CK7 阳性，CEA 阳性，HMB-45 阴性，Melan-A 阴性。

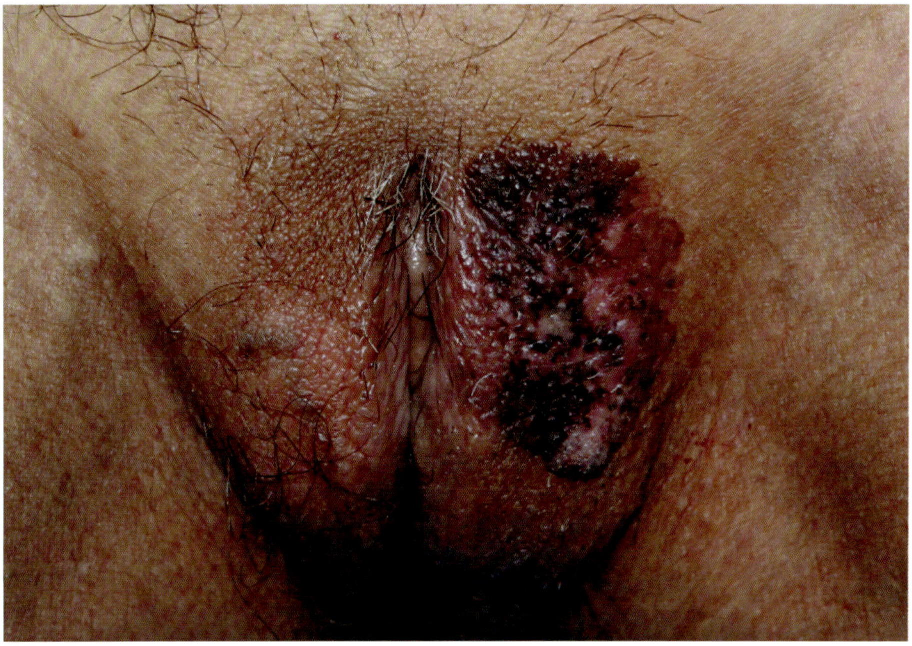

▲ **临床特征：**左侧大阴唇处见一 5cm × 3cm 大小黑色斑片，色素不均匀，边界清楚

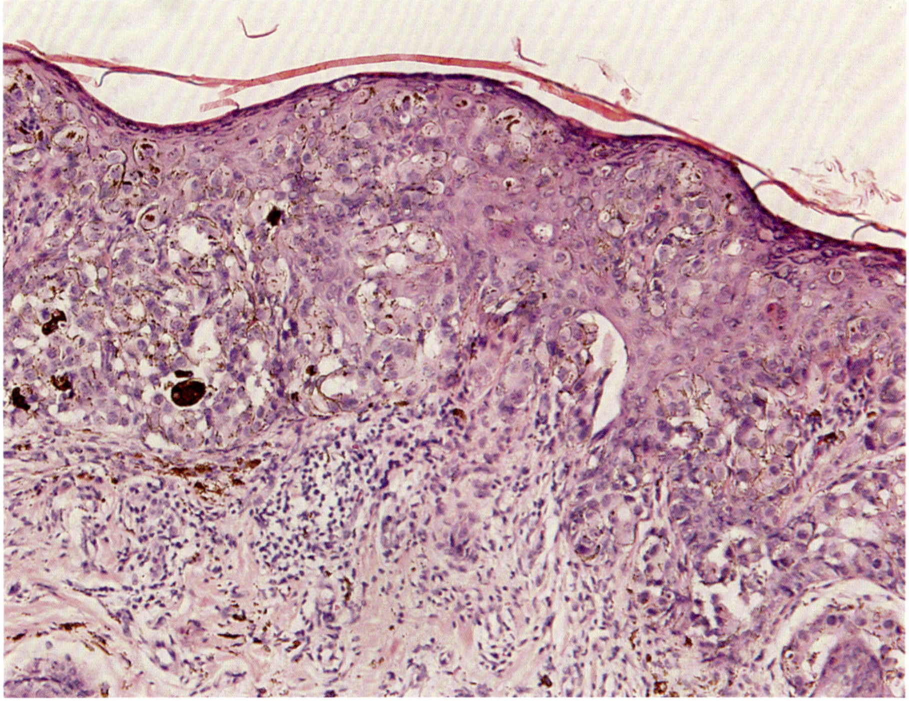

▲ **病理特征：**轻度角化过度，棘层增生肥厚，细胞排列紊乱，表皮全层见较多肿瘤细胞，瘤细胞体积大，胞质淡染，核大，部分胞质内见较多色素颗粒

临床要点

- 乳房外 Paget 病又名乳房外湿疹样癌（extramammary eczematous carcinoma）。
- 色素性乳房外 Paget 病是乳房外 Paget 病的一种特殊类型，临床少见。
- 本病好发于中老年人外阴、肛周、腋窝等顶泌汗腺区，偶有发生于腹部或大腿。
- 肿瘤细胞源于表皮内汗腺导管，也可能来自邻近恶性肿瘤向表皮转移，如直肠癌、膀胱癌、前列腺癌或子宫内膜癌等。
- 皮损表现为边界清楚的色素性斑片，色素常分布不均，缓慢增大，随着病程的延长可出现浸润性斑块。
- 病理特征：表皮内较多 Paget 样肿瘤细胞单个或成巢分布，胞质丰富，其内有较多黑素颗粒，肿瘤细胞周围有树突状的黑素细胞包绕，而正常角质形成细胞周围则无。
- 临床及组织病理均需与浅表扩散性原位恶性黑色素瘤鉴别。色素性乳房外 Paget 病免疫组化特征是肿瘤细胞 CK7（+），CEA（+），HMB-45（-），Melan-A（-），而恶性黑色素瘤免疫组化结果则相反，后者肿瘤细胞 HMB-45 及 Melan-A 呈弥漫性阳性表达。

（重庆市中医院皮肤科 高涛）

93 病例

脱色素性乳房外 Paget 病

Depigmented extramammary Paget's disease

临床资料

- 患者男，80 岁。
- 因阴茎、阴囊部皮疹半年就诊。
- 患者半年前发现阴囊潮湿，局部皮肤轻度发红，稍痒，外用抗炎药物效果不佳，4 个月前发现红斑处出现白斑，且有增大趋势。
- 既往体健，无肿瘤病史。
- 家族中无类似患者。
- 皮肤科检查：阴囊潮红，上有 3 处境界清楚的色素脱失斑，直径分别为 6cm × 4cm，3cm × 3cm 和 3cm × 2cm，局部淋巴结无明显肿大。
- 病理检查：表皮不增生，棘层及皮突部可见散在或成巢分布的胞质丰富的 Paget 细胞，部分有异型性，基底层色素基本消失；表皮内胞质丰富的细胞 PAS 染色（+）、S100 染色（—）、EMA 染色（+）。

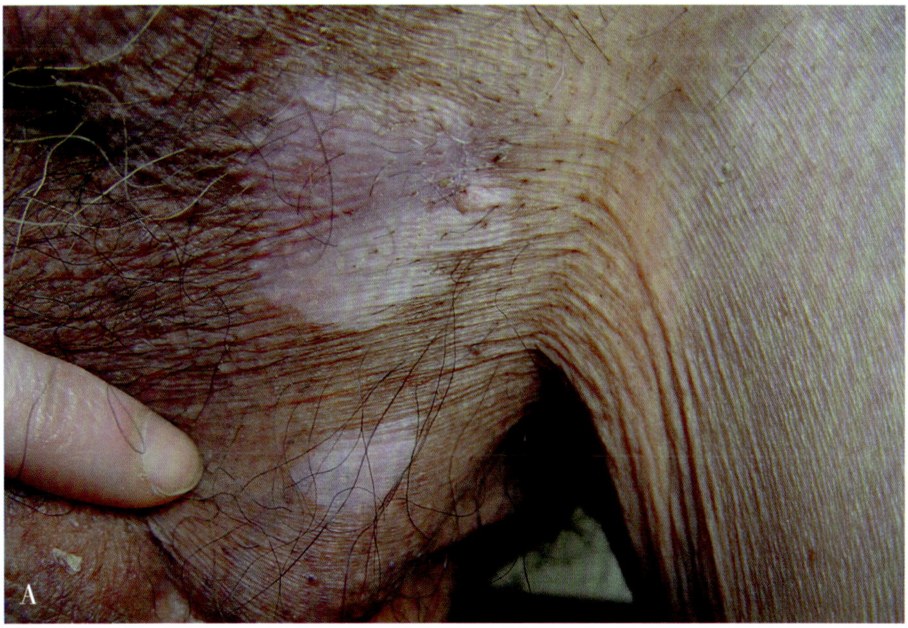

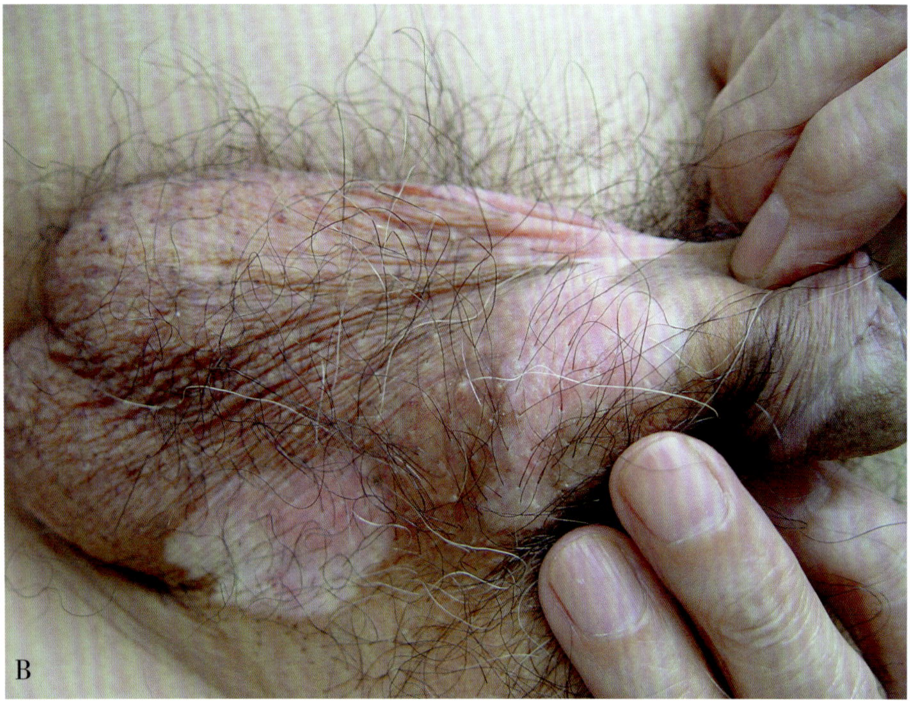

▲ **临床特征（A、B）：**阴囊可见三处大小不等的色素脱失斑

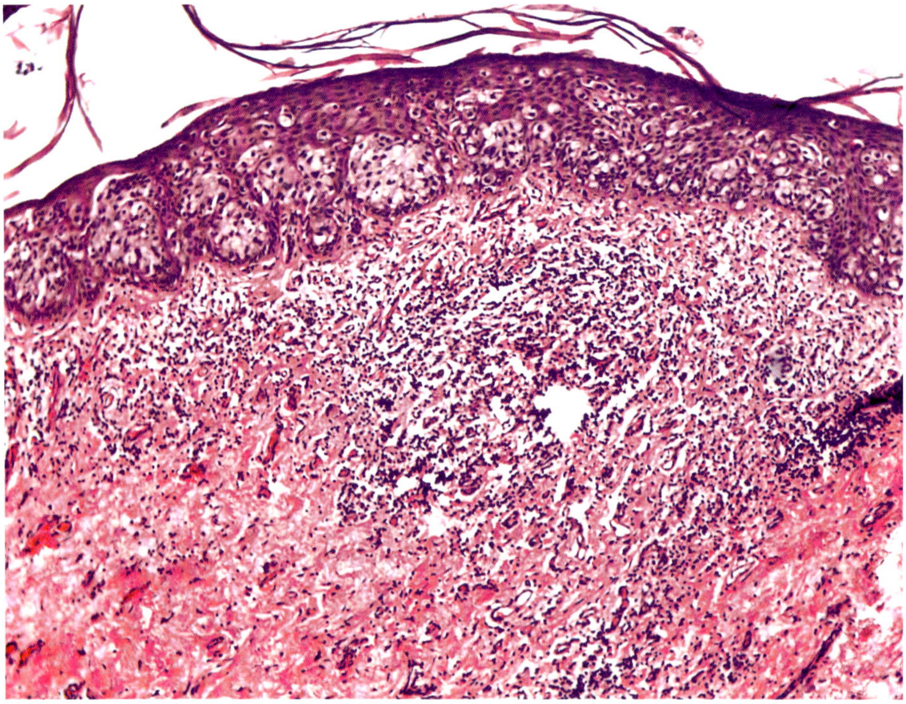

▲ **病理特征：**表皮中下部可见 Paget 细胞单个或成巢分布

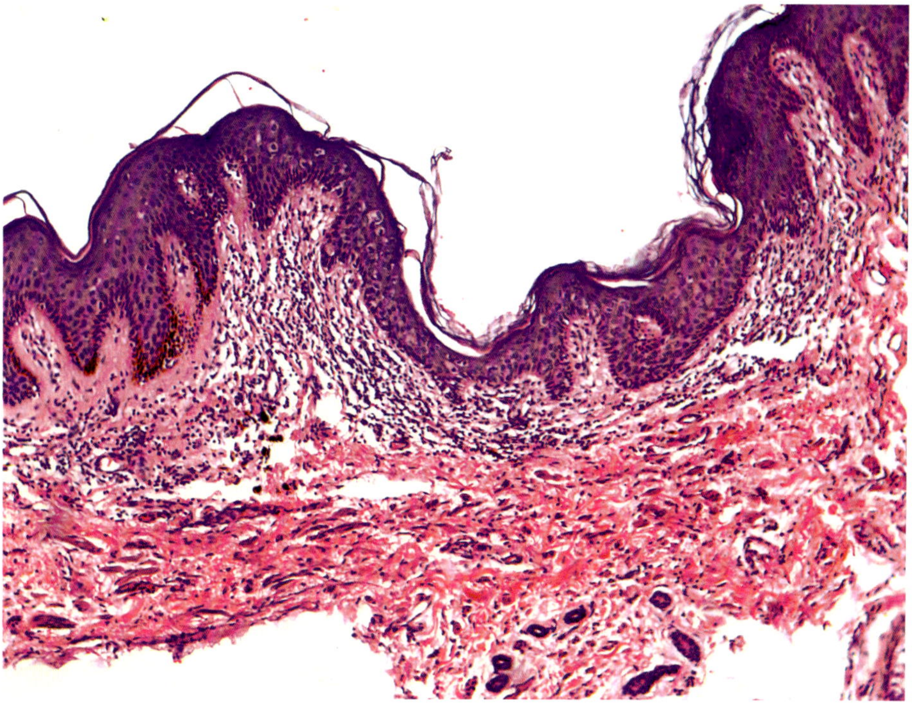

▲ **病理特征：** 基底层色素明显减少（与临近正常皮肤相比）

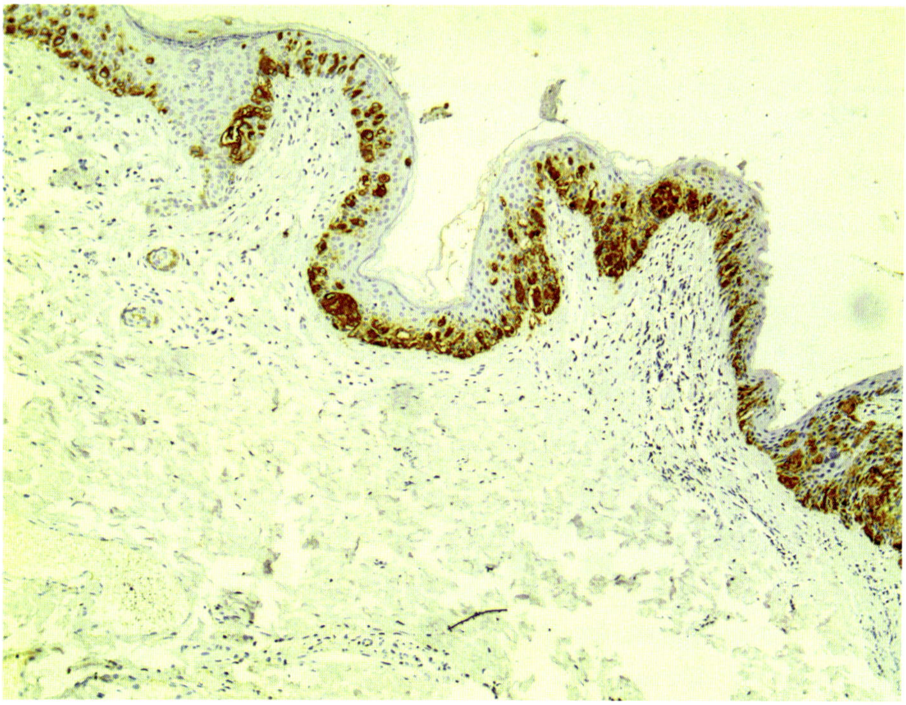

▲ **病理特征：** EMA 染色显示 Paget 细胞阳性

临床要点

- 乳房外 Paget 病（extramammary Paget's disease，EMPD）在临床上不少见。
- 多累及生殖器、肛周和腋下，老年人多发。
- 临床表现多为境界清楚的红斑，边缘稍隆起，中央潮红、糜烂，上覆鳞屑结痂，自觉瘙痒。
- 本病例以阴囊处白斑为主要临床表现，临床少见。
- EMPD 表现为脱色性皮损的现象有如下假说：黑素细胞－角质形成细胞共同生长机能紊乱的学说，肿瘤细胞替代正常表皮细胞的学说，黑素细胞生长因子缺少学说等。
- EMPD 需要和其他表现为表皮内非典型 Paget 样细胞的恶性肿瘤鉴别，尤其是恶性黑色素瘤和鲍恩病。

——（南京市第二医院皮肤科 蒋洁瑶 江苏省人民医院皮肤科 张美华）

94 病例 色素减退型蕈样肉芽肿

Hypopigmented mycosis fungoides

临床资料

- 患者女，63 岁。
- 因躯干、四肢色素减退斑 40 年就诊。
- 患者 40 年前躯干、四肢开始出现色素减退斑，无自觉症状，皮疹逐渐增多。
- 曾被诊断为白癜风，外用糖皮质激素略有好转。
- 既往患高血压病多年。
- 家族中无类似患者。
- 皮肤科检查：躯干、四肢可见多发的色素减退斑，边界不清，大小不一，部分皮损上有细薄鳞屑。

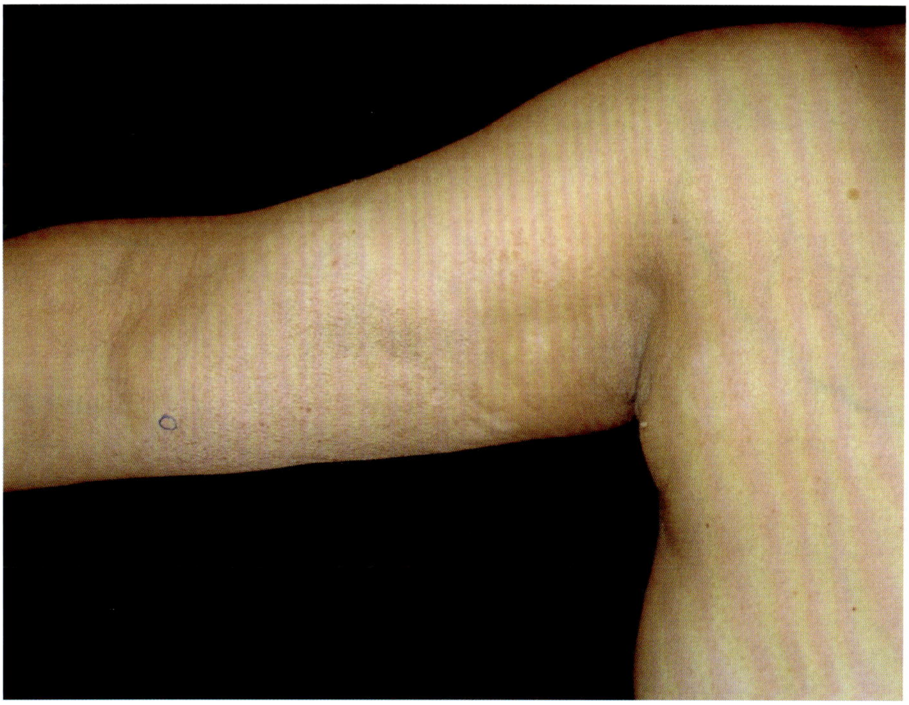

▲ **临床特征：** 右上肢大小不一的色素减退斑

▶ **临床特征：**右侧躯干、上肢大小不一的色素减退斑

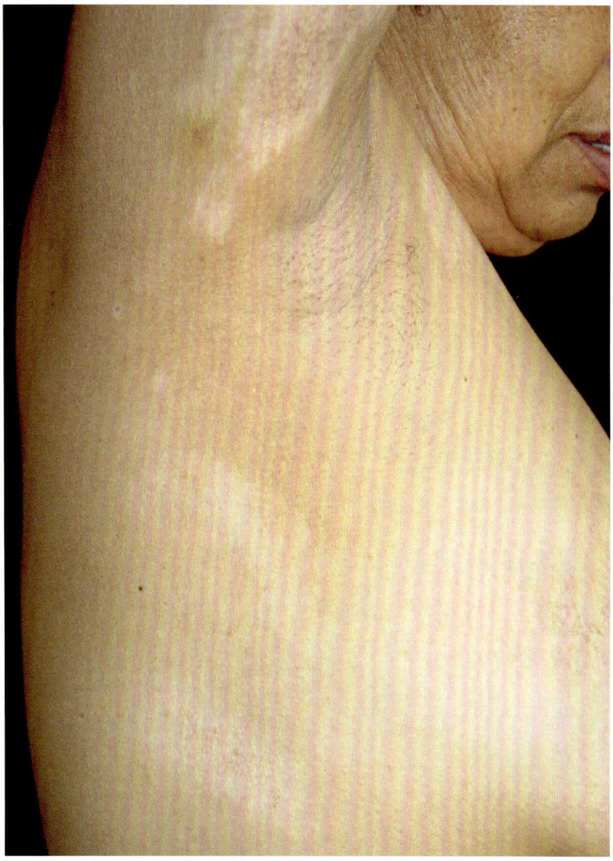

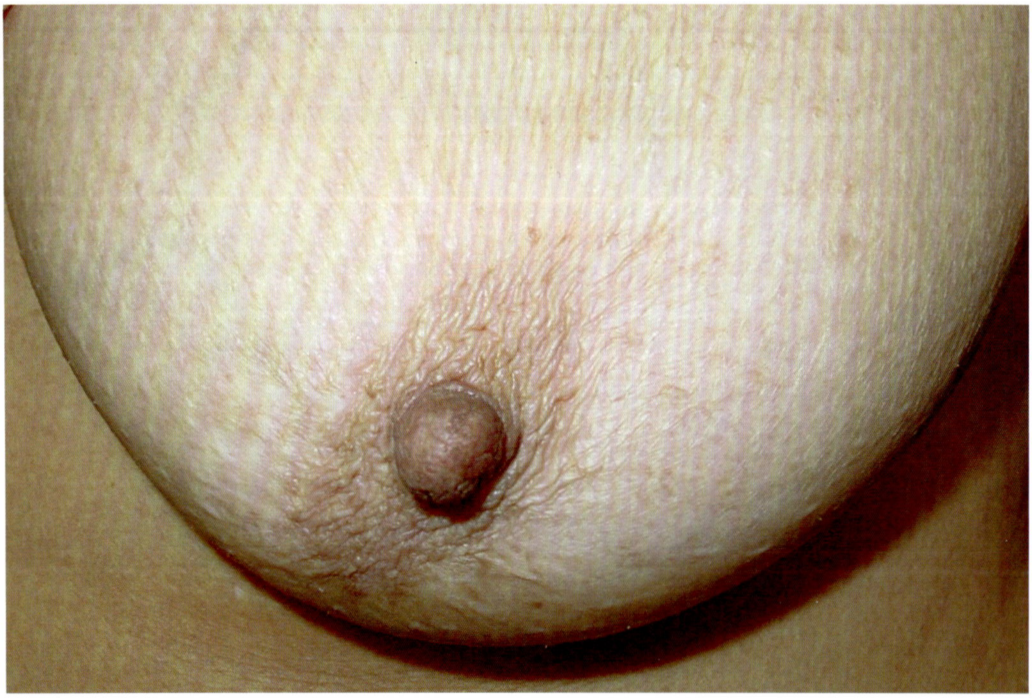

▲ **临床特征：**乳房色素减退斑

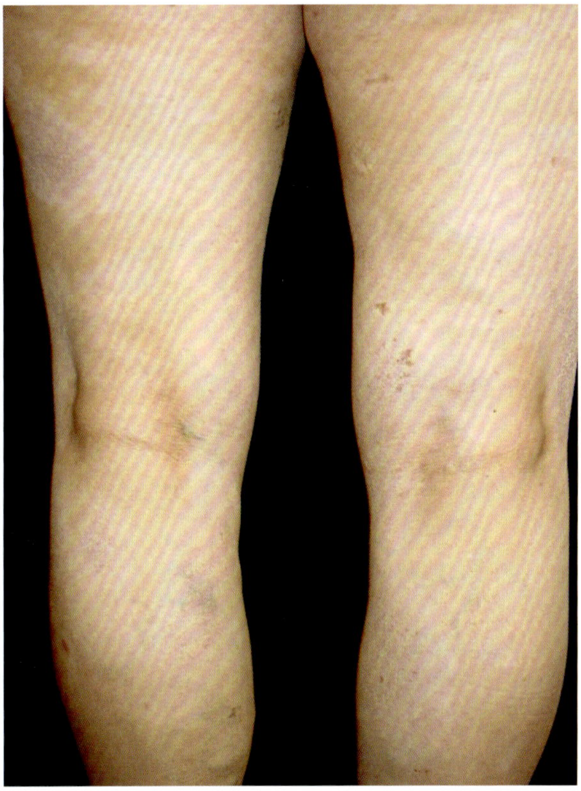

◀ **临床特征：** 下肢大小不一的色素减退斑，部分表面覆薄层糠屑

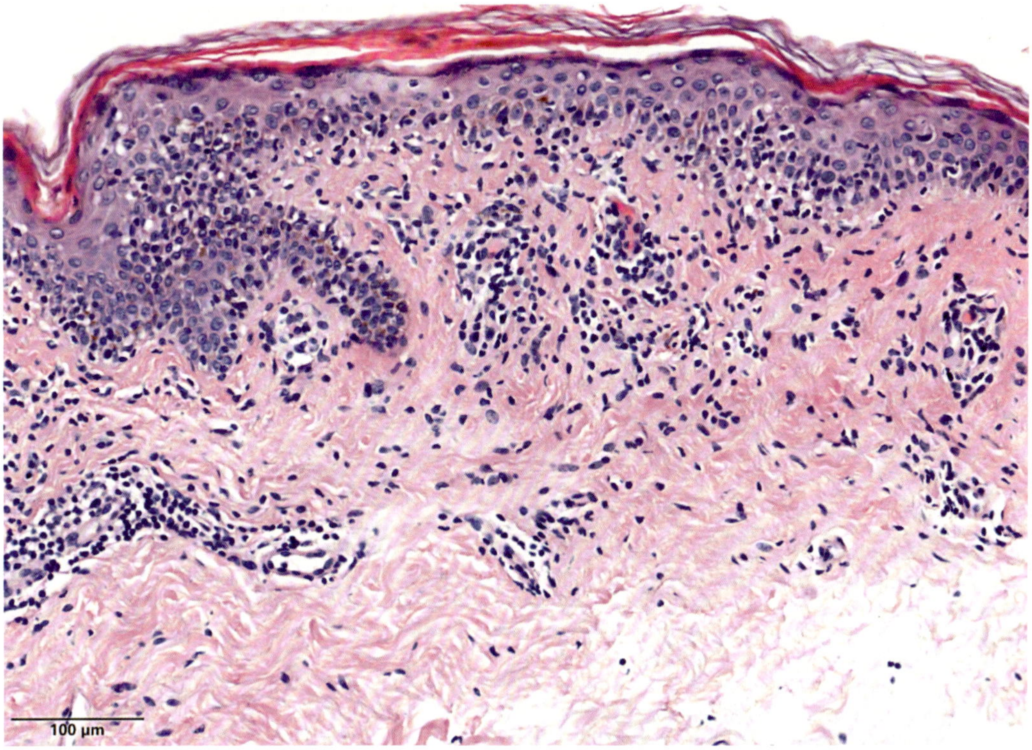

▲ **病理特征：** 表皮有淋巴样细胞侵入，可见 Pautrier 微脓肿，真皮可见异形淋巴细胞浸润

临床要点

- 色素减退型蕈样肉芽肿（hypopigmented mycosis fungoides）是蕈样肉芽肿中一种少见的临床类型。
- 色素减退的原因可能由于 $CD8^{+}T$ 细胞破坏黑素细胞所致。
- 在黑人及亚洲人种容易发生。
- 起始发病年龄相对较年轻，国外报道大多数患者发病年龄为20～30岁。
- 临床主要表现为色素减退斑。
- 皮损多为多发，少数也可单发，躯干及四肢均可发生。
- 可同时伴有红色斑片和斑块，皮损通常无自觉症状。
- 临床上常易误诊为白癜风、花斑癣、炎症后色素减退、麻风等疾病。
- 病理特征与典型蕈样肉芽肿相同，表皮可见Pautrier微脓肿，真皮可见异形淋巴细胞浸润。

（北京医院皮肤科 张秋鹂 常建民）

95 病例

色素增加性蕈样肉芽肿

Hyperpigmented mycosis fungoides

临床资料

- 患者男，33 岁。
- 因全身色素沉着斑伴痒 3 年就诊。
- 患者 10 年前胸部起 2 处红色斑片，无自觉症状。
- 3 年前躯干、四肢出现淡红色斑，伴瘙痒、脱屑，后变为色素沉着斑。
- 既往体健。否认特殊药物服用史。
- 家族中无类似患者。
- 系统检查：双侧腋窝可触及数个蚕豆大小的淋巴结，无压痛。
- 皮肤科检查：躯干、四肢散在分布暗褐色及灰黑色色素沉着斑，其间散在暗红色斑片。

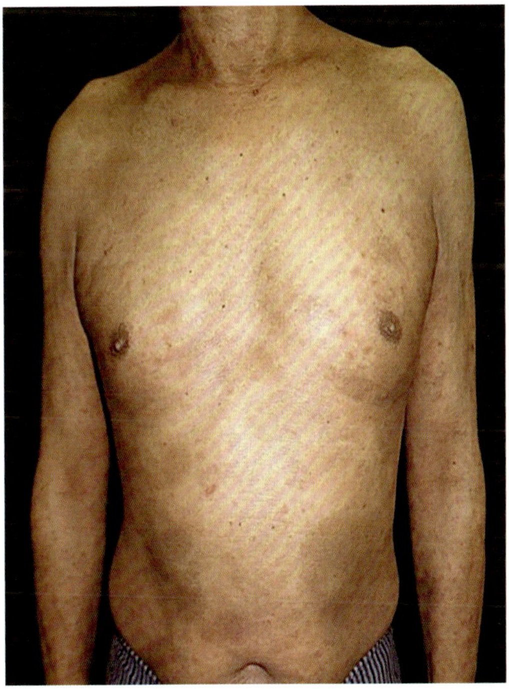

▲ **临床特征：**躯干及上肢多发暗褐色及灰黑色色素沉着斑，其间散在暗红色斑片

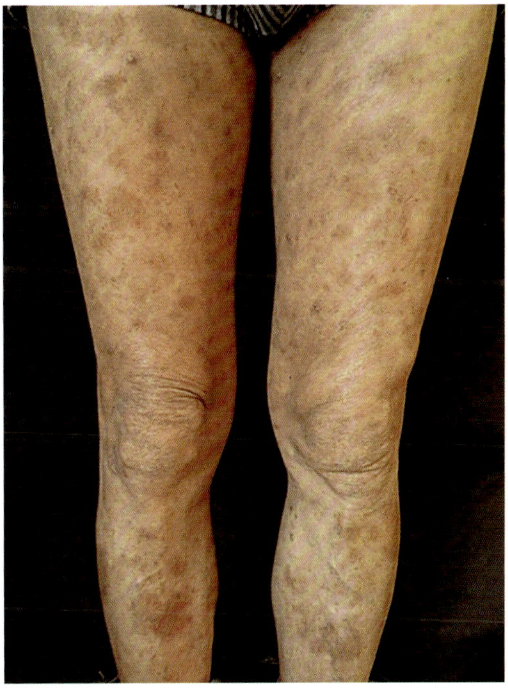

▲ **临床特征：**双下肢多发的色素沉着斑

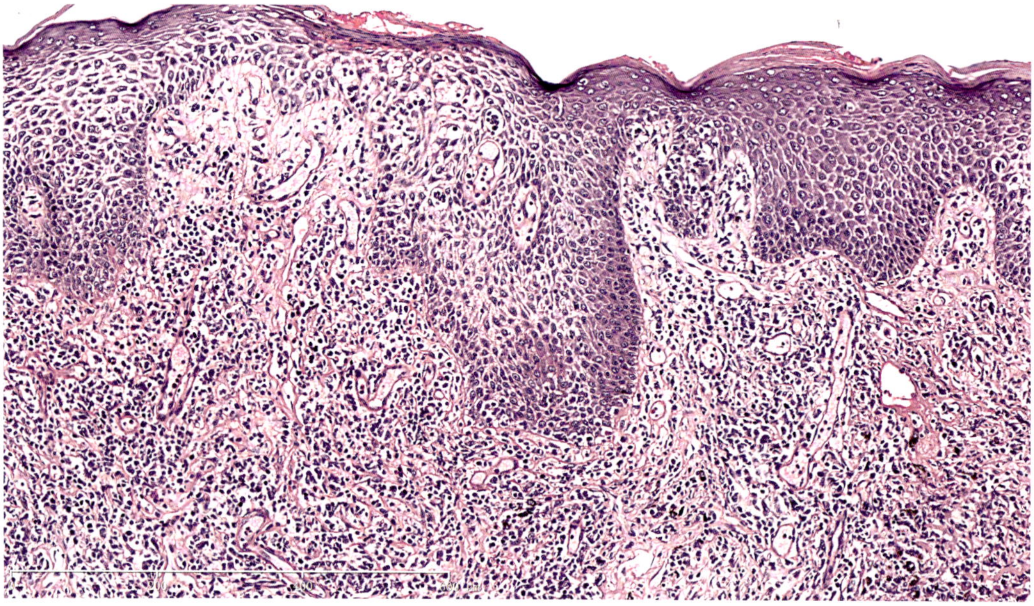

▲ **病理特征：** 表皮棘层肥厚，轻度海绵形成，见 Pautrier 微脓肿，真皮内淋巴样细胞核大、核深染，有明显的异型性，真皮浅层见较多噬黑素细胞

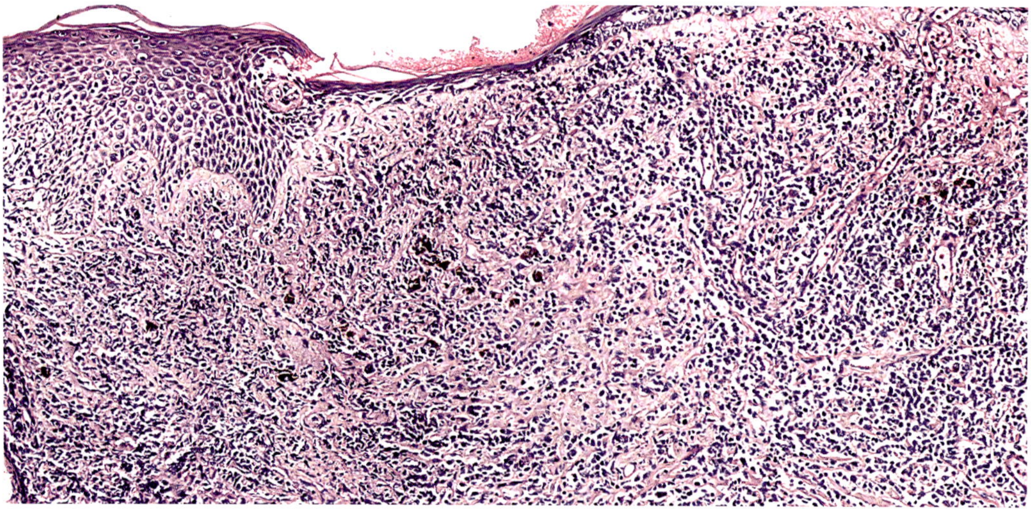

▲ **病理特征：** 真皮浅层见较多噬黑素细胞

临床要点

- 色素增加性蕈样肉芽肿（hyperpigmented mycosis fungoides）是蕈样肉芽肿的少见临床类型。
- 好发于中老年男性。
- 本病以进行性加重的色素沉着斑为特征，伴有不同程度的脱屑和瘙痒。
- 病理特征包括典型的蕈样肉芽肿表现、表皮突延长伴黑素增加以及显著的真皮内噬黑素细胞。
- 本病主要细胞表型为 $CD8^+$ T 细胞。

（北京医院皮肤科 吕嘉琪）

96 病例

恶性雀斑样痣

Lentigo maligna

临床资料

- 患者男，74 岁。
- 因右手背色素斑 3 年就诊。
- 患者 3 年前发现右手背出现一色素斑，无自觉症状。
- 3 年来色素斑逐渐扩大，并出现颜色不均匀。
- 既往体健，无肿瘤病史。曾有常年户外工作史。
- 家族中无类似患者。
- 皮肤科检查：右手背可见一 2cm × 1.5cm 大小的黑褐色斑片，色素不均匀，边缘不规则。
- 病理检查：表皮角化过度，表皮下部可见异型性黑素细胞。

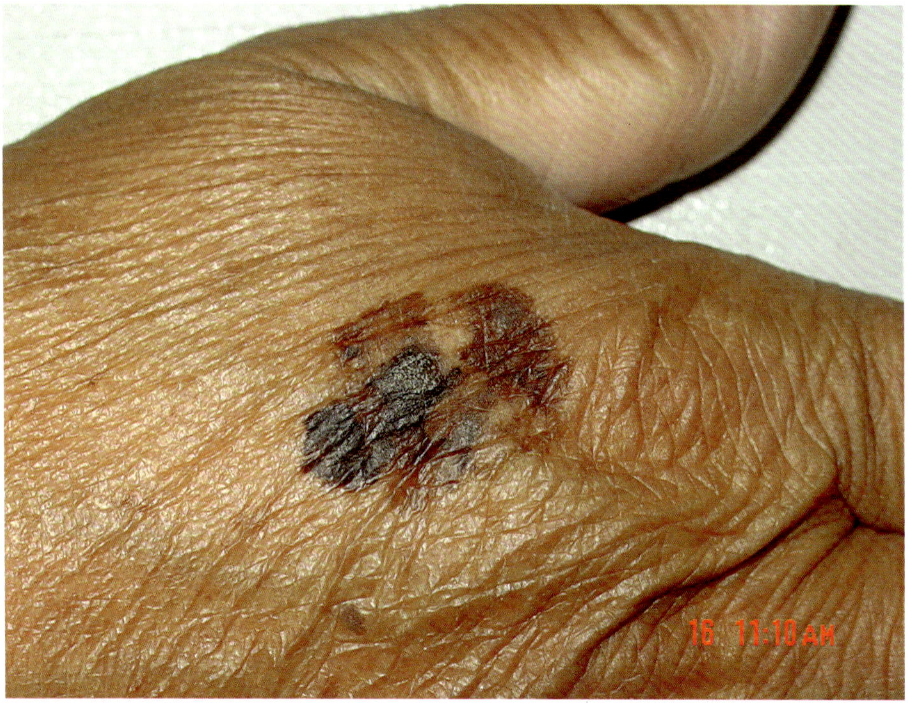

▲ **临床特征：**右手背可见一 2cm × 1.5cm 大小的黑褐色斑片，色素不均匀，边缘不规则

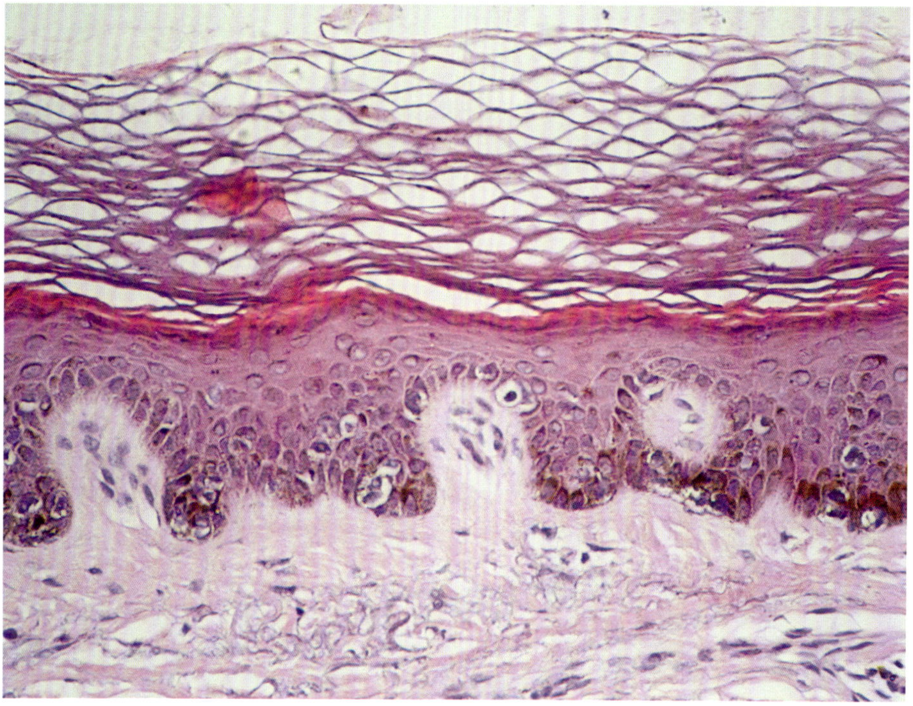

▲ **病理特征：**表皮角化过度，表皮下部可见异常的黑素细胞

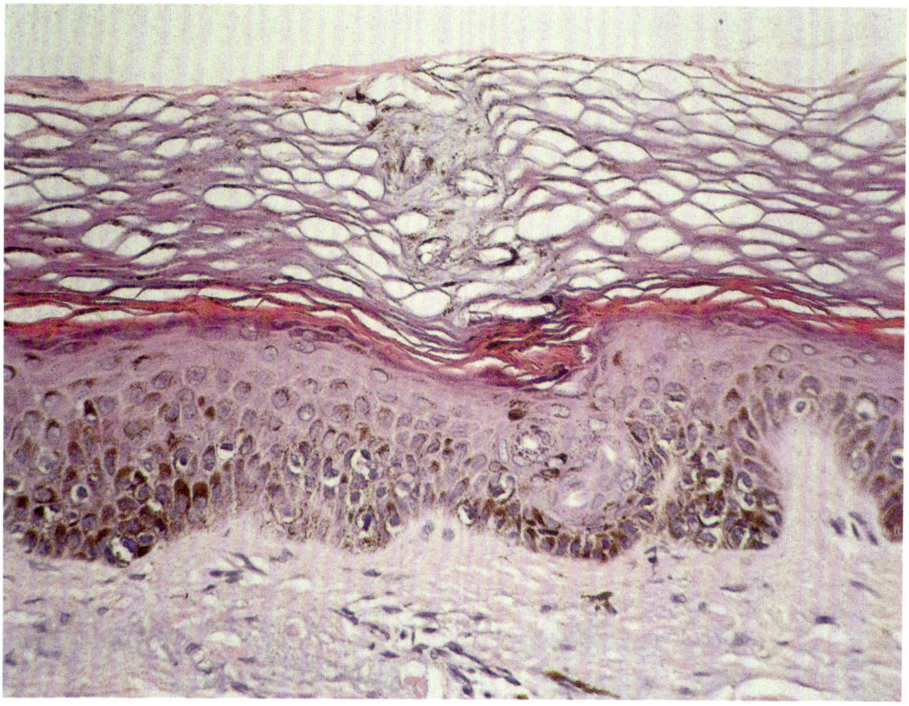

▲ **病理特征：**表皮中下部可见异型性黑素细胞

临床要点

- 恶性黑色素瘤分为原位恶性黑色素瘤（malignant melanoma in situ）和侵袭性恶性黑色素瘤（invasive malignant melanoma）。
- 原位恶性黑色素瘤又分 3 型，分别为恶性雀斑样痣（lentigo maligna）、浅表扩散性原位恶性黑色素瘤（superficial spreading malignant melanoma）及肢端原位恶性黑色素瘤（acral melanoma in situ）。
- 恶性雀斑样痣又名 Hutchinson 黑素雀斑，多发生在老年人。
- 患病率与年龄增长呈正相关。
- 本病多发生在慢性光损伤部位如面部、手背。
- 皮损多为黑色或褐色斑片，色素不均匀，边缘不规则并逐渐向周围扩大。
- 国外资料显示只有 5% 恶性雀斑样痣进展为恶性雀斑样痣黑色素瘤。
- 有文献报道恶性雀斑样痣一般经过 10~15 年的原位生长期后才发生侵袭性生长。
- 病理特征：在表皮内有异形黑素细胞增生。在早期异形黑素细胞主要在表皮下部，以基底层明显，随着病程的延长，异型性黑素细胞可在表皮内扩散。表皮角质层内出现色素颗粒，真皮浅层可见日光弹力纤维变性。
- 临床上恶性雀斑样痣容易误诊为老年斑。

（北京医院皮肤科 常建民）